의학, 가르침과 배움의 기술

Essential Skills for a Medical Teacher:

An Introduction to Teaching and Learning in Medicine

Ronald M. Harden · Jennifer M. Laidlaw 지음
Foreword by Steven L. Kanter
박귀화 · 박이병 · 유효현 · 윤소정 · 이상엽 옮김

아카데미프레스

ELSEVIER

Essential Skills for a Medical Teacher, 1st Edition

ISBN: 978-0-7020-4582-0

This translation of *Essential Skills for a Medical Teacher*, 1st Edition by Ronald Harden and Jennifer Laidlaw was undertaken by Academy Press Publishing, Co. and is published by arrangement with Elsevier Ltd. and Elsevier Korea L.L.C.

의학, 가르침과 배움의 기술, 박귀화 외
Korean ISBN : 978-89-97544-83-7

Essential Skills for a Medical Teacher, 1st Edition, Rondla Harden and Jennifer Laidlaw 의 번역서는 Elsevier Ltd. 와 Elsevier Korea L.L.C. 와의 계약을 통해 아카데미프레스에서 출간 되었습니다.

Notice

Printed in Korea.

역자 서문

교육학을 전혀 이수하지 않은 채 대학교수가 되는 경우는 아마도 의대교수가 대표적일 것이다. 독일식 의학이 일본으로, 그리고 한국으로 다시 도입되는 과정에서 의학은 전수의 개념이었기 때문에 교육학 이론을 모른다고 하더라도 그다지 문제가 되지 않았다. 또 그때는 환자를 앞에 두고 마음껏 외래나 병동 교육이 가능했지만, 지금은 환자들 앞에서 학생을 지도하는 것이 어렵다.

기왕이면 좋은 교수, 더 나아가 우수한 교수가 되고 싶지 않은가. 예전에는 그렇게 되고 싶어도 누구 하나 가르쳐 주는 이가 없었다. 약 20년 전의 학창시절을 더듬어 보면, 열정은 있어 보이는데 지식 전달력이 부족한 선생님, 교과서를 줄줄 읽는 선생님, 학생일 때 성적이 그리 좋지 않았을 것 같은데 정말 잘 가르치는 선생님이 있었다. 모두 나름의 방식으로 가르쳤다. 당시에는 그 누구도 교육학의 'ㄱ'자도 몰랐다. 그저 선임교수가 강의해 보라고 시간을 떼어 주면 황송해서 감사할 뿐이었다. 하지만 정작 어떻게 가르쳐야 하는지를 가르쳐 주지는 않았다.

하지만 기초 및 임상의학의 세계화와 더불어 세계의학교육의 영향이 한국에까지 미치게 되었다. 안으로부터의 자성도 있었겠지만, 1990년대 들어서면서 한국의학교육학회가, 2000년대 들어오면서 한국의학교육평가원 등의 외부적인 요인이 본격적으로 각 대학의 의학교육에 영향을 미쳤고, 그 과정이 그리 순탄치만은 않았지만, 결국 의학에도 교육이라는 단어가—마치 가지를 나무에 접붙이듯이—의학교육실, 의학교육학교실 등으로 스며들었다.

그럼에도 아직 개별 교수에까지 학생 교육의 최고를 실현하려는 마음이 전파된 것 같지는 않다. 교수들은 학생 교육을 환자 진료, 의학 연구와는 별개로 생각하는 경향이 있다. 진정한 명의는 환자를 공감하고 잘 지도하여 그들의 건강 습관이 바뀌도록 해 줄 것이다. 의학 연구도 혼자서 하는 시대는 지난 지 오래이며, 훌륭한 교수는 여러 동료와 함께 연구하고, 전공을 넘어 융합하며, 후학에게 연구하는 법을 가르칠 것이다. 따라서 환자를 잘 보면, 연구를 잘 하면, 당연히 학생도 잘 가르치게 된다. '환자' 대신에 '연구자', 그 대신에 '학생'으로 대치해 보라.

환자를 잘 보기 위해, 연구를 잘 하기 위해 온갖 노력을 기울이듯이, 의대교수라면 학생을 잘 가르치고 싶은 마음이 생겨야 하고, 교육 전반에 관심을 가져야 한다. 많은 대학에서 수평 또는 수직 통합교육을 시행하고 있다. 학습자의 자율학습과 구성주의 원리에 따른 학습과정을 중요시하고 팀바탕학습, 문제바탕학습 등이 이루어지고 있다. 과정을 시행하고 피드백을 한다. 교육과정을 계획하고, 시행하고, 환류하며 재수정한다. 각 학교마다 나름의 교육 거버넌스를 가진다. 이제 몇 명이 교육에 헌신한다고 의학교육이 유지되고 갱신되는 시대는 지났다. 그렇게 해서 지금 잘 돌아가고 있는가? 과열된 엔진이 폭발하듯이, 곧 탈진해 버리고 말 것이다. 이제는 모든 의대교수가 의학교육자가 되어야 한다. 교육학 과정을 별도로 학부과정에서 이수하지 않았다고 하더라도, 지금이라도 기본적인 교육 원리를 익히고, 교수자로서 자신을 성찰하고, 우리 대학에서 교육이 어떻게 이루어지는지를 알아야 한다. 이 책은 여러분에게 과연 학생에게 무엇을 어떻게 가르칠 것인지, 교육과정은 어떻게 편성할 것인지, 어떻게, 무엇을 평가할 것인지에 대한 나침반이 되어 줄 것이다. 이 책이 옆에 있다는 것이 얼마나 위안이 될지 상상조차 되지 않을 것이다.

환자 진료만 열심히 하고 학생교육을 뒷전에 두었던 교수가 했던 말이 생각난다. "젊을 때 환자를 잘 보는 명의가 되고 싶어 열심히 달려 왔지만, 마음은 여전히 허전했다. 그래도 내가 의대교수인데, 학생을 가르치는 일에 열심을 냈어야 했는데 … 후회가 된다. 그러나 그동안 너무 멀어졌기에, 이제 와서 관심을 가진다는 것이 너무 뻔뻔스러워 여전히 그 자리에 머물게 된다." 여러분은 이렇게 되지 않기를 간곡히 바란다.

4월의 어느 날, 막 자정을 지나

추천사

누군가에게 더 좋은 교수가 되는 방법을 이야기하는 것은 매우 민감한 문제이다. 이것은 누군가에게 좋은 부모가 되는 방법을 이야기하는 것 다음으로 어려운 과제이다.

왜 그런가? 아마도, 많은 사람들이 그릇된 가정을 하고 있기 때문일 것이다. '나도 한때 학생이었다. 그러므로 나는 가르치는 방법을 안다'라고.

의과대학에서 과정을 이수하는 것 자체가 의과대학생에게 좋은 교수가 되는 데 필요한 전문적 지식과 가치 있는 경험을 제공하는 것이 될 수 있다. 그러나 이것으로 충분하지 않다. 의학교육 프로그램에서 중요한 역할을 하는 누군가에게 교수법과 교수 설계, 과정과 교육과정의 설계, 학습과 평가에 대해 배워야 한다.

이 책에서 Harden과 Laidlaw는 이러한 각 영역에 대해 분명하고, 정확하며, 접근가능한 정보를 제공한다. 이들은 사례를 들어, 교육이 중요하고, 교수는 더 좋은 교수가 되는 방법을 배울 수 있으며, 이것이 가장 보람된 노력이라는 것을 보여 주고 있다. 이들은 좋은 교수는 교육 이론을 반드시 배워야 하며 의학교육의 최신 지식을 알아야 한다고 강조했다.

이 책의 내용은 의학교육에 입문한 신임 교수뿐만 아니라 교육과정이나 프로그램에 새로 책임을 맡은 경험 있는 교수들에게 솔직하고, 간결하고 실제적인 조언을 제공하고 있다. 또한 이 책은 보건 의료 교육 프로그램에서 학위 또는 자격증을 요구하는 이들에게 가치 있고 유용한 자료가 될 것이다.

좋은 교수가 되려고 태어났다면, 이러한 능력을 개발할 수 있다. 모든 교육자들은 교수법, 학습 과학, 학습자와 교수자 그리고 프로그램의 평가에 대해 자신이 알고 있는 지식의 깊이와 폭을 더할 수 있다. 사실상, 이렇게 하는 것이 중요하다. 왜냐하면 교육의 수월성 추구는 교육 프로그램의 성공에 필수적이기 때문이다.

교수는 의과대학 지적 자산의 핵심이다. 뛰어난 교육자는 학습자의 성장과 발전을 촉진하고, 혁신적인 방법으로 교육과정을 설계한다; 그리고 의과대학이 높은 자질과 역량이 있는 학생을 유치하는 데 도움이 되고, 대학의 명성을 높이는 데 기여한다. 모두가 아는 것처럼, 교수는 대학 동창회의 기억 속에 영원히 기억된다.

교수는 잠재적 교육과정에서 중요한 의사소통의 역할을 한다. 교수는 학생의 가치, 윤리성, 전문직업성의 형성에 지속적으로 영향을 준다. 그러므로, 교수는 스스로 최고의 전문직업성과 윤리적 기준을 유지해야 하며, 자신의 전문 분야에 대해 최신의 지식과 기술을 지녀야 한다.

그래서, 누군가에게 더 좋은 교수가 되는 방법을 이야기하는 것은 가장 민감한 문제인 것은 사실이지만, Harden과 Laidlaw는 핵심 지식과 실제적인 조언, 증거와 일화, 예술과 과학의 적절한 균형을 통해 이러한 과제를 다루고 있다. 나는 여러분이 이 책에서 여러분의 교수법을 강화하고 풍성하게 할 가치 있는 아이디어와 핵심 정보를 찾게 될 것이라고 확신한다.

Steven L. Kanter, MD

Vice Dean, University of Pittsburgh School of Medicine

저자 서문

그 동안 우리가 운영했던 의학교육과정을 책으로 출판해 달라는 요청이 있었는데 드디어 이 책이 발간되었다. 이 책을 집필한 데는 두 가지 목적이 있다. 하나는 신임 교수들이 학부교육, 졸업 후 교육, 평생교육에서 직면하는 문제들을 소개하는 것이다. 다른 하나는 경험 있는 중견 교수들이 자신의 교육 경험을 검토하고 평가하며 학생이나 수련의의 학습을 촉진시킬 수 있는 새로운 관점을 갖도록 하는 것이다. 우리는 이 책이 모든 것을 포괄하고 있다고 생각하지는 않는다. 의학교육이나 교육학에 관한 더 세부적인 내용을 다루는 교재들을 이용할 수 있고, 이것이 더 가치 있는 정보가 될 수 있다. 책을 집필하면서 우리는 교수들의 시간 압박을 고려하여 간결하면서도 유용한 책의 출판이 필요하다고 생각했다. '지적인 바보는 사물을 더 크고 더 복잡하게 만들 수 있다'라는 아인슈타인의 관점을 마음에 새기면서 우리는 교수들이 쓸데없이 복잡함을 찾지는 않을 것이라는 확신으로 집필에 매진했다.

제공하는 정보와 제안은 교수법, 교육과정 계획, 교수 개발 프로그램들을 운영하는 과정에서 광범위하게 경험한 것에 기초하고 있다. 다시 말해, 이 책의 내용은 의학교육에서 효과가 있었던 것에 기초하고 있다. 이 책을 집필하면서, 우리는 세 가지 목적을 세웠다. 첫째, 우리의 실제적인 경험에서 얻은 힌트를 제공하여 교수가 학생들의 학습 기회를 만들도록 돕는다. 이렇게 함으로써, 우리는 의학교육의 수많은 연구 결과로부터 밝혀진 내용을 교수들에게 전달하는 것이다. 우리는 교육 프로그램에 사용하고 적용할 수 있는 새로운 기술을 소개한다. 우리는 규범적이지 않으려고 노력했으며, 독자들이 자신들이 처한 상황에 맞게 적용할 필요가 있다. 실제적인 측면에 초점을 유지하면서, 우리의 두 번째 목적은 분명하고 명확하게 교수법에 도움이 되는 어떤 핵심 기본 원리를 소개하는 것이다. 효과적인 교수법은 테크니컬한 기술의 습득 그 이상을 요구한다. 교수학습에 대한 이해는 교수가 변화하는 학습 상황에 대응할 수 있게 하는 데 필수적이다. 교수법에 최고의 방법은 없다는 것을 인식하기에, 우리의 세 번째 목적은 교수가 접근할 수 있고 학생들의 학습을 더 효과적으로 만드는 여러 가지 방법들을 독자들이 다른 동료 교수들과 분석하고 성찰할 수 있도록 돕는 것이다. 교수는 각자 처한 교육적 상황에 대처함으로써 교수로서의 역할에 더 큰 만족감과 기쁨을 느낄 것이며, 이것이 교육을 신명나게 만드는 것이다.

2012년 던디에서

R. M. Harden

J. M. Laidlaw

저자 소개

Ronald M. Harden

OBE MD FRCP(Glas)FRCPC FRCSEd

유럽의학교육협회 사무총장; Medical Teacher 편집장; 영국 던디 대학 의학교육 센터장 및 교육학장 역임 및 명예교수; 사우디아라비아 리야드, 알-맘 대학교(Al-lmam University) 의과 대학 교수

Jeniifer M. Laidlaw

DipEdtech MMEd

영국 던디 대학 의학 및 치의학 대학원 스코틀랜드 협의회 교육 개발실 부실장 역임

서론

만약 당신에게 교수자로서의 책임감이 부여되었다면, 당신은 유능한 교수자가 갖춰야 할 기술, 태도, 실천방안을 개발해야 한다.

_Good Medical Practice, UK General Medical Council

변화하는 환경

의학교육의 진보는 지난 100년 동안 일어난 의학의 변화에 견주어 볼 때 비교적 약진에 그쳤지만, 일부 변화된 것이 있다. 의학대학과 대학원의 의학교육과 관련해서 중대한 문제점이 일부 개편되었고, 또 다른 일부는 변화에 맞서기도 했다. 의사의 진로 단계별 평생교육과 교육 프로그램과 학습자의 요구를 일치시키는 문제 등이 다루어야 할 이슈로 남아 있다. 다른 이슈은 카네기 재단에서 보고한 플렉스너 이후 보고서(*Educating Physicians: A Call for Reform of Medical Schools and Residency*)와 란셋 보고서(*Health professionals for a new century: transforming education to strengthen health systems in an independent world*), 그리고 캐나다 의학교육의 미래(*The Future of Medical Education in Canada(FMEC): A Collective Vision for MD Education Report*) 등의 보고서에 명시되어 있다.

과거에는 간과되었던 의학교육과 전문직업성 교육은 정부, 전문가, 학계의 중요한 안건이다. 모두가 미래 의사에게 필요한 역량을 갖추게 하고 의사 자격을 갖춘 후에도 최신의 의사 실무를 유지하게 하는 데 교육 프로그램이 중요함을 인식하고 있다. 의학교육은 의학의 발달, 의료 전달 체계의 변화와 환자 기대의 변화, 새로운 학습 테크놀러지와 교육적 사고의 발전 등에 부응하는 방향으로 변화되어 왔다. 학생수와 학생의 다양성이 증가하는 동시에 비용을 압박하는 쪽으로 이동했다. 이러한 모든 것이 변화의 촉매제가 되었다. 지금처럼 결핍의 시대는 의학교육에서 그다지 급격한 변화의 시대는 아니다. 더 근본적인 개혁이 필요하다. 분명히 정의된 학습 성과, 시골과 도시처럼 서로 다른 교육 상황에서의 교수-학습법에 따라 훨씬 더 통합되고 전문가적 교육과정을 계획해야 한다. 대중은 그들이 의사로부터 원하는 기대가 서로 다르며, 의학교육이 보다 실제적이고 사회의 요구를 반영하고 있는지를 가지고 '상아탑'인 대학을 비평한다. 의학교육에서 질 보장, 책무성, 수행 측정에 대한 압력도 있다. 또한 세계화와 관련된 이슈가 있고, 국제 수준의 의학교육과 관련된 이슈도 있다. 동시에 대학과 대학원은 활동의 경제적 차원을 인식하고 있다. 그들은 학생 또는 수련의와 경쟁을 벌이고 있으며, 그들의 결과물인 교육과정 또는 학습 자원 또는 평가 도구를 세계적으로 판매할지도 모른다.

교수가 중요하다

변화의 압박에서, 교수는 결정적인 요인이다. 교수가 의과대학 또는 대학원의 가장 거대한 자산이다. 1979년에 하버드의 전임 학장이었던 Dan Tosteson은 교수인 우리가 학생들에게 제공할 수 있는 가장 중요한 것은 바로 우리 자신이라고 제안했다. 교수의 질이 학생들의 학습의 효율성과 효과성의 차이를 만든다는 강력한 증가가 있다. 교수의 질은 다양한 방식으로 영향을 미친다. 교수가 소그룹 학습을 얼마나 잘 운영하느냐가 교육과정에서 소그룹 학습의 채택만큼이나 중요하다. 나쁜 강의는 없다. 오직 나쁜 강의자가 있을 뿐이다. 반세기 전인 1963년에 Sir Derrick Dunlop은『스코틀랜드 의학교육의 미래』라는 책을 발간했다. 교육과정 자체의 세부적인 요소는 학생과 교수의 선택과 비교하면 거의 문제가 아니라는 것을 기억하는 게 중요하다. 만약 좋은 어떤 시스템이 잘 운영되고 있다면 만약 학생과 교수가 차이가 있다면 가장 완벽한 교육과정은 결과를 산출하는 데 실패할 것이다. 이것은 오늘날에도 똑같이 진리이다. 가르침은 임상 술기와 같다 — 만약 당신이 올바르게 이해하지 않으면 심각한 결과를 가져올 수 있다.

교수법에 관한 연구를 정리한 Tomas Good(2010)는 교수의 중요성을 강조했다. 치킨 샐러드, 와인, 사과로 차려진 저녁식사는 우리가 여러 레스토랑을 옮겨 다니거나 다른 집에서 저녁을 먹는 것과 같은 완전히 다른 경험이 될 수 있다고 비유했다. 식사는 더 좋은 와인이나 새로운 재료로 더 개선될 수 있지만, 기본 재료가 어떻게 준비되고 표현되느냐가 더 중요하다. Good가 말한 것처럼, 효과적인 교수법에 대한 연구들은 가장 효과적인 교수가 새로운 구성요소 또는 더 좋은 재료를 도입한다는 것을 입증하지는 않는다. 어떤 교수는 기본 재료를 가지고도 다른 교수보다 더 효과적일 수 있다는 것을 지적했다.

만약 당신이 교수, 훈련가, 과정 책임교수, 학장이라면, 당신은 학생들의 학습 경험의 질을 차별화할 수 있다. 영국의 GMC(General Medical Council)와 같은 협회는 모든 의사는 가르침의 책임이 있고, 이를 위해 대학이나 대학원 프로그램에서 교수 역량을 가장 중요한 학습 성과로 강조해 왔다. 교수는 교육적 역할을 충족하기 위해 필요한 지식, 술기, 태도를 습득할 필요가 있다.

많은 의과대학은 좋은 교수법에 대해 재정적 보상 또는 승진을 보장하고 있다. 좋은 교수법은 그것 자체로 보상을 가져다주며 가장 큰 보상은 가르침을 통해 다음 세대의 의사를 양성하는 데 기여한다는 것이다. Christa McAuliffe는 우주에서 첫 번째 교수가 될 수 있었지만 우주선이 이륙한 후 7초 만에 산산조각이 나서 비참하게 죽었다. 그 이전에, 그녀에게 물어보았을 때 그녀는 "나는 미래를 느꼈고, 나는 가르쳤다"라고 대답했다.

좋은 교수 되기

교육의 과정은 세 가지 요소를 가지고 있다; 교육과정, 학생과 교수, 교수법, 학습과 평가, 학생 선발, 효율적인 학습 방법을 포함한 교육과정에 보다 많은 관심이 모아지고 있다. 반면 교수에 대해서는 관심이 덜 하다. 교수는 학습 상황에서 중요한 요소이다. 교육 전문가인 Lawrence Stenhouse는 교수 개발 없이는 교육과정 개발은 없다고 강조했다. 좋은 교수는 테크니컬한 기술을 가지고 있고, 기본적인 교육 이론을 이해하며, 가르침에 대한 열정이 있고 자신의 교수법을 평가하고 개선하려는 노력을 한다고 했다. 교수에게 이러한 능력의 습득은 중요하다.

교수법에서 대부분은 상식처럼 보이지만, 실제에 직면하게 되었을 때 당황하거나 부족함을 발견했던 경험이 있을 것이다. 교수는 경험으로부터 배울 수 있지만, 그것만으로는 충분하지 않다. 골프 선수가 실수를 연습하면서 골프 코스를 라운딩하는 것은 쉽지만 만약 실수를 바로잡지 않는다면 우승하지 못할 것이다. 좋은 교수를 위한 가이드라인을 제공하거나, 교수 개발의 기회를 제공하거나, 학생에게 피드백을 제공하는 것은 모두 교수가 필요한 역량을 습득하고 개선하는 데 중요한 요인이다. 의학교육 정규 과정이 있지만 모든 사람에게 이수할 시간 또는 비용을 제공할 수 없으며 이 과정이 교수의 특별한 요구사항을 충족해 주기에는 한계가 있을 수 있다.

이 책은 어떤 도움을 주는가?

유능한 교수가 되는 특효약은 없지만 이 책은 교수에게 올바른 방향을 알려 줄 수 있다. 교수법은 기술이자 과학이며, 자신의 교수법을 잘 이해하면, 미숙한 교수도 좋은 교수가 될 수 있고, 좋은 교수는 훌륭한(탁월한) 교수가 될 수 있다는 신념으로 쓰였다. 이 책은 교수에게 네 가지 주요 질문에 대해 실제적인 충고를 한다.

- 무엇을 가르치고 학습하게 할 것인가(학습 성과)
- 학습 프로그램을 어떻게 조직화할 것인가(교육과정)
- 학생들을 어떻게 효율적으로 학습하게 할 것인가(교수-학습법)
- 학습을 어떻게 평가할 것인가(평가)

이 책에서는 4부에 걸쳐 위의 네 가지 질문을 다루고, 그 답을 제시하고 있다. 예를 들어, 새로운 학습법을 소개할 때, 교육 환경과 기대하는 학습 성과와 학생 평가를 고려한다. 1부에서는 독자들에게 기본적인 교육 원리를 소개한다. 이것은 이후 섹션을 이어가는 데 가치 있고 원리에 따라 이후 섹션인 교육과정 계획, 교수-학습법, 학생 평가를 다시 다루게 된다. 마지막 섹션에서는 교수의 역할과 앞으로의 과제에 대한 일반적인 결론을 제시한다.

각 섹션을 시작할 때, 각 장에 대해 다룰 주제들을 소개한다. 각 장은 교수들이 실무와 관련하여 고려해야 할 사항을 제안하면서 결론을 제시한다. '읽을거리' 섹션에서는 관련된 주제를 깊이 있게 탐색하고 확인할 수 있는 도서들을 제시하며, 보다 세부적인 정보와 충고들을 제공한다. 만약 독자들이 바쁜 일정에서도 시간이 허락된다면, '읽을거리'를 참고하기 바란다.

가르침은 개인적 문제이다. 만약 의학교육에서 직면하는 도전들에 적절히 대응하려 한다면 교수의 헌신은 중요하다. 일을 즐기되 참지 말아야 한다. 당신이 학부에서 의대생을 가르치거나 졸업 후 교육에서 수련의를 교육시키거나 전문가를 훈련시키거나 어떠한 경우이든 우리는 이 책이 당신에게 도움이 되길 바란다. 기억하라! 잘 가르치는 것은 서툴게 가르치는 것보다 훨씬 더 재미있고, 누구나 좋은 교수가 될 수 있다.

참고문헌

AFMC, 2010. The Future of Medical Education in Canada (FMEC): A Collective Vision for MD Education. The Association of Faculties of Medicine of Canada, Ottawa.

Cooke, M., Irby, D.M., O'Brien, B.C., 2010. Educating Physicians: A Call for Reform of Medical Schools and Residency. Jossey-Bass, San Francisco.

Frenk, J., Chen, L., Bhutta, Z.A., et al., 2010. Health professionals for a new century: transforming education to strengthen health systems in an interdependent world. Lancet 376, 1923-1958.

Good, T.L., 2010. Forty years of research on teaching 1968-2008: What do we know now that we didn't know then? In: Marzano, R.J. (Ed.), On Excellence in Teaching. Solution Tree Press, Bloomington, Indiana, pp. 31-64 (Chapter 2).

Tosteson, D.C., 1979. Learning in Medicine. N. Engl. J. Med. 301, 690-694.

차례

제3부 학습 프로그램 조직하기 / 91

제4부 학습 촉진하기 / 167

제5부 학습자의 과정 평가하기 / 245

제1부

'좋은' 교수의 역할과 역량

'좋은' 교수는 교육에 열정이 있고, 가르치는 것을 즐긴다. 교육에 대한 열정은 전염성이 있다.
_Jane Dacre 2003

개요

이 책에서 다루는 주제는 교수법은 배울 수 있다는 것이다. 좋은 교수는 우수한 교수가 될 수 있고, 나쁜 교수는 좋은 교수가 될 수 있다.

1장. 좋은 교수란?

좋은 교수와 훈련가는 정보와 기술의 전달자 그 이상이다. 이들은 학생의 학습을 촉진시키고, 이것을 다양한 방식으로 실행한다. 교수가 지닌 기술적 역량과 교수의 임무에 접근하는 방식은 모두 중요하다.

2장. 기본적인 교육 원리 이해하기

교수는 기술자가 아니라 전문가이다. 학습에 대한 기본 원리의 이해는 실제 상황에서 교수와 훈련가에게 영향을 미칠 수 있다.

3장. 열정적인 교수 되기

좋은 교수와 훈련가는 교육에 대한 열정과 학습자를 동기유발하는 능력을 지녀야 한다.

4장. 가장 효과적인 방법 알기

교육은 예술이며 과학이다. 교수나 훈련가의 결정이 교육 효과의 근거가 될 수 있다. 동시에, 직관과 전문가적 판단이 중요한 역할을 한다.

5장. 최신 동향을 파악하여 역량 업데이트하기

교수는 개인적이고 지속적인 전문가적 자질을 계발할 책임이 있다. 그리고 자신의 역량을 정기적으로 평가하고 점검해야 할 책임이 있다.

좋은 교수란?

좋은 교수와 훈련가는 정보와 기술의 전달자 그 이상이다. 이들은 학생의 학습을 촉진시키고, 이것을 다양한 방식으로 실행한다. 교수가 지닌 기술적 역량과 교수의 임무에 접근하는 방식은 모두 중요하다.

교수에게 기대하는 것은 무엇인가?

오늘날 교수는 도전적이며 다양한 역할을 지니고 있다. 교육은 학습자에게 정보를 전달하는 그 이상의 활동이다. 교육은 학습 프로그램을 계획, 준비, 전달하고, 학생들이 기대하는 학습 성과에 도달했는지를 평가하는 복잡한 과정을 포함한다. 학생들은 대부분의 시간을 학습을 하면서 보낸다. 이것은 당연한 활동이다. 교수가 할 일은 학생과 함께 활동을 하면서 다음을 촉진시키는 것이다.

- 기대하는 학습 성과를 명확히 하기
- 적절한 학습 기회를 가진 프로그램 제공하기
- 학생들의 학습을 지원하고 촉진하기
- 설정한 목표를 달성함에 있어 학습자의 과정 평가하기

어떤 측면에서, 교수는 지역에 대한 풍부한 지식을 가진 여행사 직원에 비유할 수 있다. 이들은 고객의 구체적인 요구사항에 맞는 정보를 제공하고, 고객의 요구에 맞는 옵션의 범위 내에서 고객이 정보를 탐색할 수 있도록 도와주고, 필요한 교통수단과 숙박을 조정해 주고, 여행지에서의 활동 프로그램을 권고해 준다.

학생들의 학습을 지원하기 위해, 좋은 교수는 과목에 대한 지식과 더불어 강의 기술을 갖춰야 하고, 소그룹 토의를 촉진하고, 피드백을 제공하며, 학생들의 역량을 평가할 수 있어야 한다. 교수의 역할을 효과적이고 효율적으로 하기 위해,

교수는 교육 원칙에 대한 기본적인 이해가 있어야만 한다. 교수는 교수자로서의 태도와 전문직업성도 갖추고 있어야 한다. 여기서 문제가 존재한다. 직무 개발 프로그램과 관련된 도서는 테크니컬한 역량만 강조하고, 교육이론에만 중점을 두고 있어 실무를 하는 교수에게는 실용성이 떨어진다. 전문직업성의 개념과 교수자로서의 태도는 무시되곤 한다. 효과적인 교수에게 테크니컬한 역량, 적절한 교수법과 전문직업성을 골고루 갖추도록 요구한다(그림 1.1). 다음 장에서 이것과 관련된 내용을 다룰 것이다.

그림 1.1에서 덧셈식이 아니라 곱셈식을 사용하여 도식을 상징화했다. 이것은 교수가 아무리 훌륭한 테크니컬한 역량을 보여 준다고 하더라도 이 자체만으로는 충분하지 않다는 것을 암시한다. 교수법이나 전문직업성 점수가 0점이라면 교수로서의 총점수도 0점이라는 결과를 얻게 될 것이다.

교육은 예술이자 과학이다. 어떤 교수는 선천적으로 좋은 교수이지만 어떤 교수는 그렇지 않다. 그러나 안심할 수 있는 사실은 교육의 예술과 과학은 배울 수 있다는 것이다. 경험 있는 교수는 자신의 교수법을 더 많이 개발할 수 있고, 신임 교수는 필요한 역량, 태도, 전문성을 습득하는 데 도움을 받을 수 있다.

좋은 교수자에게 요구되는 것은 가르치는 과목과 처한 수업 상황에 따라 다양할 것이다. 그러나 여러 다른 맥락에서 공통으로 적용되는 원리, 접근법과 교수법

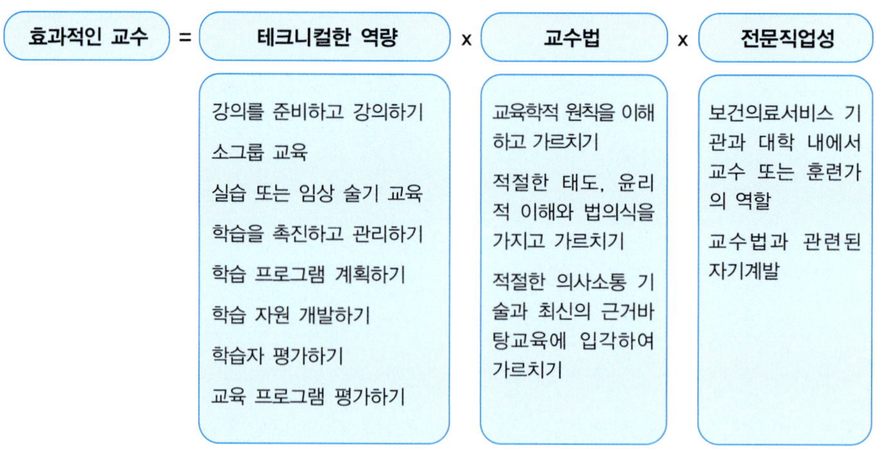

그림 1.1 효과적인 교수에게 기대하는 역량과 특성

이 있다. 우리는 이 책에서 이것을 강조한다. 공통점이 차이점보다 더 크다는 것을 주장할 수 있다.

테크니컬한 역량

교수를 위한 테크니컬한 직무 지향적 역량의 8가지 핵심 영역은 그림 1.1에 기술했다.

교수는 다음의 역량이 있어야 한다.

- 청중을 참여시키는 강의나 발표를 준비하여 제공하고, 적절한 교육공학적 기법을 사용하기
- 적절한 소그룹 교육법을 선택하고, 소그룹 학습을 촉진시키기
- 임상 상황을 포함한 다양한 현장(상황)에서 실무 또는 임상 기술을 가르치기
- 정해진 범위 내에서 학생들의 학습을 촉진하고 관리하기, 가능한 학습 기회로부터 최대의 학습 효과를 얻도록 학습자를 지원해 주기, 학생이 자신의 역량을 평가하도록 도와주고 학습자에게 피드백을 제공하기
- 학습자들이 기대하는 학습 성과를 성취하는 데 도움이 되도록 적절한 학습 기회가 포함된 교육 프로그램을 계획하기
- 학생이 사용할 유인물, 학습 지침서, 학습 매체를 위해 학습 자료를 정의하고, 개발하고 개조하기
- 필기시험, 수행평가와 포트폴리오를 포함한 적절한 평가방법을 사용하여 학습자의 학습 성과의 성취도를 평가하기
- 학습자와 동료의 피드백을 통해 교육 프로그램을 평가하기

교수들에게 탁월한 좋은 교수에게 기대하는 역량을 얼마나 많이 갖추고 있는지를 물었을 때, 그 답은 다양하다.

교수법

효과적인 교수는 테크니컬한 역량과 더불어 다음과 같은 교수법을 갖춰야 한다.

- **기본적인 교육학적 원칙의 이해.** 2장에서 다룬 바와 같이, 기본적인 교육학적 원칙의 이해는 교수가 처한 교육적 상황에 부합하는 교수법을 적용하는 데 도움이 되고, 발생하는 문제와 어려움을 처리하는 데 도움이 된다.
- **적절한 윤리의식과 태도.** 의대 교수 또는 의학교육 연구자에게 기대하는 윤리적 기준에 관심이 집중되어 왔다. 3장에서 다룬 바와 같이, 교수의 태도는 윤리적 행동 그 이상이다. 과목 또는 교수법에 대한 교수의 태도와 열정은 학생들의 학습에 중요한 요인이다.
- **의사결정 전략.** 교수는 근거바탕 의학과 병행하면서 가장 가능한 최선의 근거에 의해 교육적 결정을 내릴 수 있어야 한다. 좋은 교수는 직관적으로 행동할 수 있어야 하고, 학습 상황이나 강의실에서 발생하는 예상하지 못한 상황에 적절히 반응할 수 있어야 한다. 이러한 내용은 4장에서 다룬다.

교육에 대한 전문직업성과 학술 활동

교수는 전문가로서의 역량을 자문해야 하고, 자신의 교수법을 성찰해야 하고, 교수법의 질을 살펴보아야 한다. 교수는 자신의 교수법을 최신으로 유지해야 할 책임이 있고, 다른 사람에게 배운 내용과 자신의 경험을 이야기할 수 있어야 한다. 이러한 주제는 5장에서 다룬다.

Boyer(1990)는 『Scholarship Reconsidered』라는 저서에서 교수(teaching)는 대학에서 교수에게 기대하는 학술활동 중 하나라고 기술했다.

교수에게 기대하는 것은 역할에 따라 다양할 것이다. Harden과 Crosby(2000)는 교수의 12가지 역할을 6가지 영역으로 구분하여 정의했다(그림 1.2).

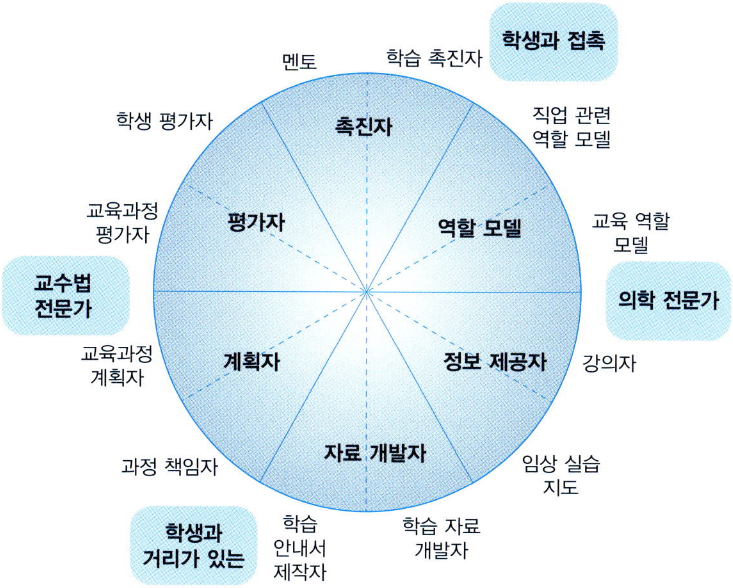

그림 1.2 교수의 12가지 역할

- 강의실 또는 임상 실습 상황에서 정보 제공자
- 임상 실무 또는 교육 상황에서 직업에 대한 역할 모델
- 학습 촉진자 또는 멘토
- 학생의 학습 평가(사정)자 또는 교육과정 평가자
- 교육과정 계획자 또는 과정 책임자
- 학습 자료의 개발자 또는 학습 안내서의 제작자

그림 1.2에서 오른쪽에 위치한 역할은 내용 전문가 또는 지식적 측면을 더 요구하며, 왼쪽에 위치한 역할은 교육 전문가적 측면을 더 요구한다. 상위에 위치한 역할은 학생과의 면대면 접촉을 요구하며, 하위에 위치한 역할은 학생과의 접촉을 더 적게 요구한다. 교육에는 이러한 여러 가지 역할이 복합되어 있다. 교수에게 모든 역할을 완수하기를 기대하는 것은 비이상적이다.

설문지를 사용하여 교수의 12가지 역할의 중요성에 대한 인식 정도와 현재 개인이 어떤 역할에 치중하고 있으며, 향후에는 어떤 역할에 전념할 것인지를 평가할 수 있다. 해당 설문지는 부록 7을 참고하라.

1

앞에 언급한 것처럼, 교수의 역할과 책임에 따라 요구되는 역량의 특성도 차이가 있다. 이러한 내용은 부록 8의 평가표로 평가할 수 있다.

생각해 보기

1. 그림 1.1에 요약된 것처럼, 교수로서 당신의 테크니컬한 역량, 교수법 그리고 교수로서의 전문직업성은 얼마나 효과적인가?
2. 교수로서 자신의 역할에 대해 생각해 보라. 부록 7의 질문지를 작성하면서 자신의 역할을 찾게 될 것이다.
3. 부록 8에 요약된 것처럼, 교수 또는 학습자였던 자신의 경험으로부터 교수에게 기대했던 12가지 역할 각각에 대해 생각해 보라.

읽을거리

Harden, R.M., Crosby, J.R., 2000. AMEE Educational Guide No. 20. The good teacher is more than a lecturer — the twelve roles of the teacher. Med. Teach. 22, 334-347.
A description of the twelve roles of the medical teacher grouped into six areas.

Hatem, C.J., Searle, N.S., Gunderman, R., et al., 2011. The educational attributes and responsibilities of effective medical educators. Acad. Med. 85, 474-480.
This article identifies the skill set of teachers across the medical education curriculum.

Hesketh, E.A., Bagnall, G., Buckley, E.G., et al., 2001. A framework for developing excellence as a clinical educator. Med. Educ. 35, 555-564.
A description of the twelve areas of competence expected of a clinical teacher.

추가 읽을거리

Boyer, E.L., 1990. Scholarship Reconsidered: Priorities of the Professoriate. John Wiley and Sons, New York.
The classic text that recognized teaching as a scholarly activity.

Skelton, A., 2005. Understanding Teaching Excellence in Higher Education. Routledge, London.
An interesting account of what is expected of an excellent university teacher.

기본적인 교육 원리 이해하기

교수는 기술자가 아니라 전문가이다. 학습에 대한 기본 원리의 이해는 일상의 실제 상황에서 교수와 훈련가에게 영향을 미칠 수 있다.

학생에게 공정해지기

1장에서 논의된 바와 같이, 전문가인 교수는 요리책을 사용하는 것처럼 일련의 규칙 또는 절차에 따라 맹목적으로 움직이는 것은 아니다. 좋은 교수법은 다른 전문 분야와 마찬가지로, 기저하는 과정에 대한 이해가 전제될 때 가장 잘 전달될 수 있다. 교육 연구자들은 교육을 공부하기 위해 일생동안 전념하고 학습에 영향을 미치는 다양한 이론과 요인들을 밝혀 왔다. 교육학 전공서적에 기술된 교육심리학 연구는 현장보다는 실험 연구와 더 관련이 있다. 그러나 의대 교수가 알아야 할 학습에 대한 일반 원리를 확인할 수 있다.

교육 이론의 광범위한 연구는 이 책과는 어울리지 않고, 어떤 경우에는 독자와 관련이 있거나 독자에게 관심분야가 되지 않는 것 같다. 우리는 교수의 일상적인 교육 활동과 관련하여 효율적인 학습에 대한 핵심 원리를 네 가지로 정리했다. 이러한 원리는 학생 또는 피훈련자의 학습 효율성과 효과성을 증진시킬 수 있다. 보건의료 영역에서 대부분의 학습자들은 기대하는 학습 성과를 성취하는 데 있어 어려움이 없으며, 충분한 능력이 있는 학습자이다.

우리는 약어로 FAIR를 사용해 왔다. 다음을 제공함으로써 학생에게 FAIR하라.

- **피드백(Feedback).** 기대하는 학습 성과에 도달하도록 학생들에게 피드백 제공하기
- **활동(Activity).** 소극적 학습보다는 적극적 학습으로 학생들을 참여시키기

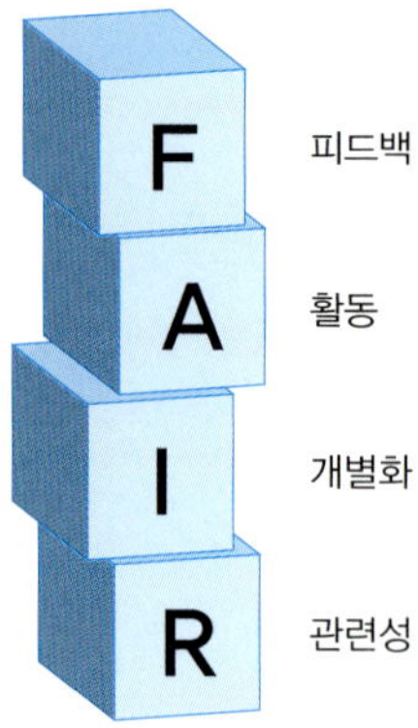

그림 2.1 효과적인 학습을 위한 FAIR 원리

- **개별화(Individualization).** 개별 학습자의 요구와 학습을 관련시키기
- **관련성(Relevance).** 진로 목표 측면에서 학습과 학생을 관련시키기

피드백

피드백은 학습 증진을 위해 생각과 행동을 바꾸려는 학습자와 의사소통하는 정보이다. 피드백은 교수가 학생에게 다음을 제공하는 것이다.

- 목적을 분명히 한다. 학습자의 기대가 무엇인지를 강조한다.
- 수행을 강화한다. 이것은 학습자에게 동기유발의 효과가 있고 불안을 감소시킨다.
- 실수를 고치는 데 필요한 기본을 제공한다. 이것은 학습자들이 부족한 부분을 인지할 수 있고 앞으로의 학습을 지도하는 데 도움을 준다.

기대하는 학습 성과의 달성 정도를 아는 것은 학생들이 더 효과적이고 효율적인 학습을 하도록 이끌어 준다. 그리고 학생들이 수행하지 않은 것들에 대해 통찰하게 해 준다. 피드백은 교수 또는 훈련가와 학습자 사이에 주고받는 양방향 의사소통이다. 피드백은 필수적인 교수 활동이다.

강의실에서 학생들에게 효과적인 피드백을 제공하는 것이 그렇지 않은 것보다 학생들의 학업 성취도를 훨씬 더 높인다는 것이 입증이 되었다. Hattie와 Timperley(2007)의 보고에 의하면, 교수가 피드백을 제공하는 것이 학생들의 성취도를 높일 수 있는 가장 강력한 요인이라고 했다.

학부생과 대학원생을 대상으로 한 만족도 연구에서 학생들이 의미 있는 피드백을 받지 못했다는 것이 가장 일반적인 불평 중 하나로 밝혀졌다. 너무 잦은 피드백은 자제하는 것이 좋은데, 만약 피드백을 하더라도 도움이 되지 못한다.

건설적인 피드백을 어떻게 할 것인가는 교수에게 가장 중요한 핵심 역량 중 하나이다. 효과적인 피드백 방법에 대한 자료는 매우 많다. 교수가 배워야 할 기술이다. 여기에서 우리는 근거에 바탕한 여덟 가지 실제적 가이드라인을 제공하고자 한다.

1. *설명을 한다.* 피드백을 제공할 때, 학생들이 기대를 충족한 것 또는 충족하지 못한 것에 대해 학생들에게 설명하라. 학생들에게 단순히 성적 또는 점수를 제공하거나 학습자가 잘한 것과 잘못한 것을 지적하는 것은 학생들의 수행을 증진시키는 데 효과가 크지 않다. 피드백의 목적은 학습자가 수행을 성찰하고 학습에서의 차이를 이해하도록 도와주는 것이다.
2. *피드백은 반드시 구체적이어야 한다.* 분명하게 정의된 학습 성과와 비교하여 학습자의 수행정도에 대해 피드백을 제공하라. 학습자가 동료와 비교하여 어느 정도인지를 알려 주거나 부족한 역량에 대해 알려 주어라.
3. *피드백이 평가가 되어서는 안 된다.* 피드백은 가능하면 평가적 언어로 표현되어서는 안 된다. 예를 들어 학생의 수행이 전체적으로 부적절하다고 알려 주는 것은 도움이 안 된다.
4. *피드백은 시의적절하게 자주 해야 한다.* 피드백을 수업 직후에 즉각적으로 받았을 때 훨씬 더 효과적이다. 객관적 구조화 임상 시험(OSCE) 이후 즉각적으로 피드백 시간을 갖고 학생에게 피드백을 제공하는 것이 유용하고 강력한 학습 경험이라는 것이 밝혀졌다.
5. *적절하게 사전에 준비한다.* 피드백을 제공하기 전에 학생들의 수행과 관련된 가능한 모든 증거를 확인하라. 교수는 직접적인 경험에서 나온 피드

백을 학생들에게 제공할 수 있어야 한다.

6. *피드백은 학습자가 차후 학습 계획을 세우는 데 도움이 되어야 한다.* 학습자의 현재 위치를 이해하고 이에 기초하여 차후 학습 프로그램을 계획하는 것이 학습자에게 도움이 된다. 이것은 구체적인 읽기 자료를 제공하거나 학생의 요구에 부합하는 임상 경험을 조직화하는 것과 관련이 된다.
7. *학습자가 피드백의 가치를 평가하도록 돕고 그것을 어떻게 해석하는지를 돕는다.* 몇몇 학습자들은 제공된 피드백을 받아들이거나 행동하는 데 어려움이 있다. 이러한 경우 도움이 되는 전략은 피드백 내용을 언급하기 전에 학습자에게 피드백을 받는 것에 대해 구두로 또는 수기로 성찰하도록 요구하는 것이다.
8. *학습자가 스스로를 피드백하도록 독려한다.* 피드백은 교수에 의해서만 제공되는 것으로 생각한다. 학생이 스스로 자신의 수행을 평가하고 모니터링하도록 독려해야 한다. 학생에게 자신이 잘 했다고 생각하는 것과 문제가 있다고 생각하는 것에 대해 질문하라. 학습자가 스스로를 평가할 수 있도록 여러 가지 도구들을 제공할 수 있다. 예를 들어, 객관적 구조화 임상 시험(OSCE) 이후 학생들에게 자기 평가 체크리스트를 제공할 수 있고, 자신의 수행 결과가 담긴 비디오와 OSCE 스테이션에서 기대하는 모범 사례가 담긴 비디오를 제공할 수 있다.

활동

성취를 높이는 두 번째 전략은 학습자의 적극적인 참여이다. 좋은 교수는 교수-학습 프로그램에 적극적 학습을 활용한다. 적극적 학습 원리는 의학교육과정에서 많은 변화를 내포하고 있다. 이것은 학습자 중심 접근, **소그룹 학습, 문제바탕학습**을 포함한다.

전통적인 강의는 학습자의 두뇌를 통하지 않고 강의자의 노트에서 학습자의 노트로 단순히 정보를 옮기는 소극적 학습이라는 측면에서 비판받아 왔다.

학습자가 학습 과정에 적극적으로 참여하는 것이 성취도를 높여 준다는 증거들이 제시되고 있다. 학습자는 무엇을 학습하고 있는지를 생각하고 검토해야 하며 새로운 정보와 기술을 기존에 알고 있는 지식과 기술과 결합시킬 수 있어야 한다. 적극적 학습은 장기 기억 속에 저장되어 있는 정보를 가지고 심도 있고 의미 있는 학습을 유도한다.

강의나 유인물과 같은 학습 방법은 소극적 학습과 관련이 있는 반면, 시뮬레이션과 포트폴리오 학습과 같은 몇몇 학습 방법은 학생들을 적극적으로 참여시킨다. 거의 모든 학습 상황은 소극적 학습에서 적극적 학습으로 변화시킬 수 있다. 여기에 몇 가지 예가 있다.

- 강의는 일정이 정해져 있고 학생들은 토론을 하기 위해 수업에 참여한다. 전자식 응답 시스템(TV 게임 프로그램에서 볼 수 있는 것처럼 또는 색깔 카드)을 31장에서 기술된 것처럼 사용할 수 있다.
- 소그룹 교육이 훨씬 상호작용적이다. 학습자는 구성원들과 함께 적극적으로 참여해야 하고 교수는 정보의 제공자이기보다는 토론의 촉진자—중심에 있기보다는 옆에서 지도하기—로 행동해야 한다.
- 임상 상황에서 학습자는 단순히 소극적 관찰자가 아니다. 학습자에게 구체적인 역할을 줄 수 있으며 환자 진료 활동에 적극적으로 참여하도록 독려할 수 있다.
- 유인물 또는 온라인으로 독립학습 자료를 학생용으로 제공하며, 상호작용해야 한다. 가능하면 교과서 또는 자료에 교사가 학생들이 능동적으로 참여할 수 있는 의미 있는 활동을 추가한다면 더 풍성해질 수 있다.
- 모형과 시뮬레이터와 같은 테크놀러지의 사용은 적극적 학습에 기여하는 바가 있다. 학생들이 자료를 충분히 사용하도록 도와주기 위해 유인물, 오디오테이프, 비디오테이프, 컴퓨터 프로그램의 형태로 학습자료와 지침서를 제공하는 것이 유용하다. 시뮬레이터 안에 활동을 프로그램화할 수 있다.
- 적극적 포트폴리오는 적극적인 성찰 과정이 반영된 학습자의 수행 활동들의 모음집이다. 학습자는 자신이 학습 과정에서 배운 것을 성찰해야 한다.

강의실, 소그룹 상황, 실험실, 임상 상황 또는 독립학습(자가학습)에서 이루어지는 활동은 의미 있게 계획되어야만 한다. 이러닝 프로그램에서 페이지를 바꾸기 위해 클릭하는 것은 활동이지만 학생들의 학습에 기여하지 않는 활동이다. 교수와 학생은 활동의 목적 또는 기능을 완전히 파악하고 그것이 학습 성과의 달성에 어떻게 기여하는지 파악하는 것이 중요하다.

학생 활동의 개발은 시간이 걸리지만 보상이 있다. 산-염기에 대해 이해하기와 같이 학습 목표가 복잡한 과제 또는 어려운 개념이면 개발과 관련된 비용과 자원은 훨씬 더 정당화될 수 있다.

개별화

현대의 소비자 중심 문화에서, 휴가를 계획하거나 컴퓨터를 구입함에 있어 개인의 요구를 더 크게 인정하고 있다. 교육에서도 마찬가지이다. 우리는 모두 요구하는 학습에 차이가 있고, 학습 방식에도 차이가 있다.

교수는 의과대학에서 학생의 규모에 맞게 학습 경험과 프로그램을 계획해야 한다. 그림 2.2에서처럼, 학생은 공장에 들어가는 원료처럼 표준화 과정을 통과하여 동일한 제품으로 생산된다. 개별 학생의 요구에 맞출 기회가 거의 없다. 학생은 다음에서 제시하는 영역에서 개별 차이가 있다.

- 개인 역량
- 동기
- 학습 목적과 진로 포부
- 과정 학습 성과의 성취 정도
- 학습 양식
- 학습 장소—캠퍼스 또는 원격
- 학습 시간

요즘 학생들은 자신의 요구와 맞지 않고 그들의 개인 학습 목표를 성취하는 데 도움이 되지 않는 교수-학습의 기회는 받아들이기를 꺼린다. 새로운 학습 테크놀러지를 사용하여, 학생들에게 제공하는 경험과 학생들의 개인적 요구를 맞춘

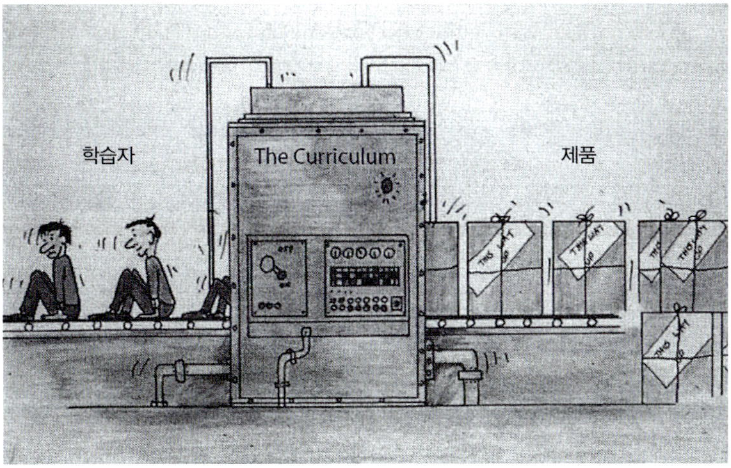

그림 2.2 표준화되고 규격화된 제품을 생산하는 공장과 같은 접근 방식

'적응적 학습' 프로그램으로 교육할 필요가 있다. 이 장에서 언급하는 4가지 원칙 중 개별화는 적용하기에 가장 큰 어려움이 있다.

오늘날, 교수들은 개별화 학습에 있어 다음 중 하나의 과제에 직면해 있다.

- 개별화의 문제는 학생 전체의 요구를 강조하는 교수나 교육 프로그램에서는 묵살될 수 있다. 이것은 다음의 예시에서 기술한 것처럼 단점이 된다. 의과대학의 시험결과 분석에서 학습자의 2/3가 특정 주제에 대한 질문에 오답을 한 것으로 나타났다. 이러한 결과에 따라, 교육과정에서 관련된 주제에 대해 강의 시간을 추가하기로 결정했다. 이것은 질문에 오답을 했던 학생들에 관한 성취 문제를 강조한 것일 수도 있고 아닐 수도 있다. 그러나 목표를 달성한 나머지 1/3의 학생과 개편된 과정이 부적절하다고 생각하는 학생에게는 못마땅한 일일 수도 있다.
- 학습의 기회는 학생의 개인 요구에 가장 부합하는 교수법 프로그램 중 선택하도록 다양하게 제공되어야 한다. 강의 출석, 온라인 강의, 문제바탕학습, 독립학습(자가학습) 등에서 선택할 수 있도록 해야 한다. 학습 기회의 폭과 범위는 학생들이 이용할 수 있는 자료와 할애할 시간에 의해 결정되어야 한

다. 이러닝이 확대되면서 이러한 방향으로 변화하는 데 도움이 되고 있다.

- 학습 자원 또는 학습 기회는 학생의 개인 요구에 따라 개별화되도록 적용하거나 준비할 수 있다. 만약 학생들이 출제한 문제에 오답을 했다면, 또는 전달하는 메시지를 이해하는 데 어려움이 있다면, 즉각적으로 추가 설명과 추가 자료를 제공해야 한다.
- 학습 경험이 시간표에 있다면, 시뮬레이터를 가지고 수업하는 시간처럼, 학생 개개인에게 제한적이고 고정된 시간을 배정하는 것이 아니라 학생들이 요구하는 기술을 숙달하는 데 필요한 시간을 배정해야 한다. 어떤 학생 또는 수련생들은 기술을 숙달하는 데 더 오랜 시간이 걸릴 수 있기 때문이다.
- 의학 지식의 팽창과 정보 과부하의 위험성과 문제점으로, 학생들은 더 이상 의학의 모든 영역을 깊이 있게 학습할 수 없다. 학습 프로그램에서 학생들이 선택할 요소가 더 많아졌고, 교육과정의 1/3까지 선택과정으로 배정해야 할지도 모른다. 이것은 17장에서 다룬다.
- 포트폴리오 평가는 학생들이 자신만의 독창적인 학습 프로그램을 만들도록 독려하고, 학습하려는 핵심 영역과 관련하여 스스로 학습을 구체화할 수 있다. 이것은 31장에서 다룬다.

관련성

과거 의학교육에서 주된 비판은 특히 의과대학 저학년에서 가르치는 과목이 실제와 관련성이 부족하다는 것이었다. 이것은 20세기에 출판된 수많은 의학교육 연구보고서에 재차 강조되었다. 기초의학이 의사의 직무와 관련성이 없이 가르쳐진다는 것이 공통된 비판점이었다.

다음의 내용이 계획하는 교육과정과 관련성이 있도록 지속적으로 평가해야 한다.

- 의학 지식의 급속한 팽창과 정보 과부하에 대한 우려
- 유전학과 원격의료와 같은 새로운 주제의 소개
- 의사소통 기술과 전문직업성과 같은 이전에 등한시되었던 중요한 학습 성과

관련성은 교육과정 계획, 교수 프로그램의 준비, 그리고 평가 도구의 개발에서 중요한 고려사항이다. 여기에는 여러 가지 이유가 있다.

- 학생은 그 주제가 왜 강조되는지를 이해하면 학습 동기가 커진다. 교육에 관련성을 추가하면 학습 경험을 강력하고 풍부하게 한다. 일반적으로 학생들은 동기 유발이 되고 자신이 학습한 것이 미래에 유용한 것이라고 인식하면 학습 속도가 더 빨라진다.
- 학생이 이론을 실제에 적용하는 데 참여할 때 학습은 더 효과적인 결과를 가져온다. 이것은 학생들에게 왜 학습을 해야 하는지 성찰하고 생각하도록 요구하며, 이를 통해 학습의 효율성은 극적으로 향상된다. 적용되지 않는 비활성화 지식은 단기 기억으로만 남는다.
- 교육과정의 틀로써 사용된 임상 사례 또는 표현은 저학년 학생이 기초의학과 임상의학에서 학습을 구조화할 수 있는 스키마를 제공한다.
- 관련성은 학습 주제가 교육과정 속에 포함되어야 할지를 결정하는 기준으로 활용할 수 있다. 학습해야 할 것은 많지만 교육과정에서 할애할 수 있는 시간은 한정되어 있기 때문이다.

실제적인 학습 경험에 의대생이 참여하는 것은 많은 장점을 제공하지만, 이와 관련된 어려움도 있다. 저학년 교육과정에서 교수는 기초의과학자의 시각에서 학습 주제를 고민할 준비가 되어야 할지도 모른다. 기초의과학자들은 의사로서 임상 실무를 하지는 않아서 학습 주제를 임상적 상황에 놓고 연결하는 데는 어려움이 있다.

교육과정은 미래에 의사로서의 역할을 하는 데 적용할 것을 학습하는 데 학생들의 관심이 집중되도록 계획되어야 한다. 다음은 관련성이 있고 의미 있는 학습 상황을 만드는 방법에 대한 예시이다.

- 저학년에 임상 경험을 포함하는 수평적 통합교육과정을 도입한다(15장).
- 학습이 임상 문제를 중심으로 구조화되도록 문제바탕학습을 도입한다(14

장).

- 학습 주제와 관련된 문제를 가진 가상환자를 사용하여 온라인으로 발표하게 한다(26장).
- 기대하는 졸업 성과를 분명히 기술하고, 학생의 학습 경험이 학습 성과의 달성에 얼마나 기여할 것인지를 학생과 이야기한다(19장).
- 시험은 임상 실제 상황에서 학생을 평가하도록 설계한다. 간략한 환자 시나리오는 기초의학 시험에서 선다형 문항(MCQ, Multiple Choice Questionnaire)의 문항줄기로 사용될 수 있다. 포트폴리오 평가(31장)는 학생들의 학습에서 관련성을 지원하도록 설계될 수 있다.
- 시뮬레이터와 같은 새로운 테크놀러지는 학생들에게 보다 실제적인 학습 경험을 제공한다(25장).

생각해 보기

1. 자신의 교수법에서 피드백의 중요성을 인지하라. 학생 또는 수련생이 당신에게 받은 피드백을 어떻게 인식하는지를 물어보라. 피드백에 귀 기울임으로써, 당신은 긍정적인 개선 문화를 촉진할 수 있다.
2. 당신의 교수법을 되돌아보고 학생들이 적극적으로 참여할 수 있는 범위를 평가하라. 그들이 의미 있는 활동으로써 지각하는 것이 무엇인지를 평가하라.
3. 개별화와 학생들의 개인적 욕구를 충족시키는 학습 프로그램을 만드는 것은 많은 이점을 제공하지만 실제에서는 달성하기 어렵다. 당신은 이 장에서 제안했던 내용을 자신의 교수법 프로그램에 적용시킬 수 있고 학생의 서로 다른 요구들을 고려할 수 있는가?
4. 피드백, 활동과 개별화는 교수법 프로그램의 모든 핵심 요소이지만, 만약 관련성이 교수법에서 빠진다면 성공적일 수 없다. 당신은 학생들의 학습 경험의 관련성을 인지하는지를 충분히 귀 기울이고 있는가?

읽을거리

Harden, R.M., Laidlaw, J.M., 1992. Effective Continuing Education: The CRISIS Criteria. AMEE Guide No. 4. Med. Educ. 26, 408–422.

The CRISIS Criteria–Convenience, Relevance, Individualisation, Self-Assessment, Interest and Systematic–address similar educational principles to those described in the FAIR criteria. Examples are given of each of the principles in continuing education.

Hattie, J., Timperley, H., 2007. The power of feedback. Review of Educational Research 77, 81–112.

An important review of the educational uses of feedback.

Kaufman, D.M., 2010. Applying educational theory in practice. In: Cantillon, P., Wood, D. (Eds.), ABC of Learning and Teaching in Medicine. Second ed. Wiley–Blackwell, Oxford (Chapter 1).

A short and helpful description of how to bridge the gap between education theory and practice.

Laidlaw, J.M., Harden, R.M., 1987. Impact of technology on the education of health care professionals. Int. J. Technol. Assess. Health Care 3, 67–82.

A description of the FAIR principles.

추가 읽을거리

Biggs, J., Tang, C., 2007. Teaching for Quality Learning at University, third ed. Open University Press, Maidenhead.

This text illustrates how theory applied with a delicate touch enables teachers to transform their practice.

Rogers, A., 2002. Teaching Adults, third ed. Open University Press, Maidenhead.

A classic text, which covers basic principles as well as providing useful hints for teachers.

3

열정적인 교수 되기

좋은 교수와 훈련가는 가르침에 대한 열정과 학습자를 동기유발시키는 능력을 지녀야 한다.

열정적인 교수란?

이 책의 독자는 강의, 소그룹 학습, 또는 평가에서 학생들을 효과적이고 효율적으로 가르치는 데 필요한 테크니컬한 기술을 가지는 것이 얼마나 중요한지를 인정해야 할 것이다. 우리는 이 책에서 여러 다른 기술들을 다룰 것이다. 하지만, 테크니컬한 기술을 가지는 것만으로는 충분하지 않다. 만약 학생들이 학습하도록 동기유발시키려 한다면, 좋은 교수는 자신의 수업에 열정을 보여 줘야 할 필요가 있다. 열정적인 교수는 과목과 자신의 수업에 열정이 있어야 한다. 학생 조사에서 '능숙한 강의자'는 학습내용을 간결하게 강의하는 것이 아니라 열정과 흥을 가지고 내용을 전달하는 사람이라고 밝혀졌다. Day는 '모든 효과적인 교수'는 가르치는 순간, 매일, 매주, 매달, 심지어 몇 년 이후에도 과목에 열성이 있고, 학생들에 대한 애정이 있고, 내가 어떻게 가르치느냐에 따라 학생들의 삶이 달라질 수 있다는 믿음이 있는 사람이라고 제안했다(Day and Hadified 2004). Geoge Miller는 최악의 교수는 덜 알고 덜 가르치는 사람이 아니라 학생들에게 관심이 없는 사람이라고 기술했다.

Fried(2001)는 그의 저서『열정적인 교수』에서 "교수가 일상 속에서 수업과 삶에 대한 열정이 있을 때만이 교수는 많은 학생들을 둘러싼 소극적인 타협 또는 적극적인 무관심의 혼란을 떨쳐버릴 수 있다"고 주장했다. 그는 별스러움 또는 약점과 열정적인 수업(티칭)을 구별해 왔다. 그것은 학생들이 교수를 기억하게 할 수는 있지만, 우리가 묘사하는 열정과는 차이가 있다. Whitehead는 1929년 그의 저서『교육의 목적』에서 다음과 같이 논의했다. "대학은 정보를 전달하지만, 그것을 창의적으로 전달한다. 이것을 실패한 대학은 더 이상 존재할 이유가 없다. 창의적인 고려로 인한 고무된 분위기는 지식을 완전히 바꿔놓는다. 사실은 더 이상 아무런 가공이 안 된 있는 그대로의 사실이 아니라 모든 가능성이 부여된다. 그것은 더 이상 기억의 덩어리가 아니다. 그것은 시인처럼 우리의 꿈에 활기를 넣어주고, 건축가처럼 우리의 목표를 불러일으킨다. 상상력은 사실과 분리되지 않는다; 그것은 사실의 이해를 돕는 방법이다."

열정이 중요한가?

수업 또는 교육에서 열정이 중요한가? 간단히 말해 그렇다. 효과적인 수업은 다양한 요인이 관련이 있지만, 열정은 좋은 수업의 핵심이다. 교수의 열정과 학생의 학습을 위한 열의는 중요하다. 여러 연구에서 열정은 우수한 교수의 특성이라고 강조되고 있다. '열정'이라는 단어는 학생들이 가장 최고의 교수를 묘사하는 데 일관되게 나타난다 — 열정적인 교수는 자신의 과목에 대한 열정이 있고, 학생들과 이것을 공유하려는 열정이 있다. 학생들이 인식하는 효과적인 의대교수에 대한 연구에서, 고학년과 저학년 모두 '수업에 대한 열정'과 '학생들을 동기부여하고 격려하는' 것이라고 했다(Kua et al 2006).

모범적인 대학교수에 관한 리뷰 논문에서 이들은 수업을 즐기고, 과목에 대한 열의를 보이고, 학생들의 학습을 향상시키려는 진심어린 시도를 한다고 보고되었다(Hativa et al 2001).

수업에 대한 열정은 학생들의 학습에 있어 핵심 요소임에는 의심의 여지가 없다. 여러 다른 상황에서 학생들의 학습의 질을 비교했을 때, 교수의 열정이 과목에 대한 교수의 지식, 적용하는 수업 전략, 학습 테크놀러지보다도 차이를 나타내는 중요한 요인임이 밝혀졌다.

모든 교수는 열정적인 교수가 될 수 있다

열정적인 교수는 특출난 능력을 요구하지 않다. Fried는 그것은 어떤 사람은 가지고 있고 어떤 사람은 가지고 있지 않은 성격 특성과 같은 것이 아니라고 주장했다; 발견하거나 학습될 수 있는 어떤 것이라고 했다. 당신이 열정적인 교수가 되는 법을 가르칠 수 없을지 모르지만, 당신은 열정적인 교수가 되는 법을 학습할 수는 있다.

수업에서 열정적이 되기는 쉽지 않다—그것은 도전이다. 하지만 그것은 실현할 수 있다. 당신의 성격에 따라 열정은 다른 방식으로 표출될 수 있다. 수업에서 교수의 성격이 외향적이지 않거나 대담성이 없다면 수업내용에 대해 열정적으로 여겨지지 않을 수 있다. 이런 경우, 전달법을 바꾸고 개선하고 학생들에게 과목과 학습에 대해 그들의 열정과 헌신을 지속적으로 확신시켜야 한다.

여기에 Fried의 연구에서 밝혀진 내용을 제시하고자 한다.

- 수업에 대한 당신의 열정을 학생들도 느끼고 공유하는지를 생각하라.
- 학생들의 학습을 지원하기 위해 전문가의 입장으로 학생들과 거리를 두는 것이 아니라 학생들과 협력적 관계를 맺고 있는지를 학생들에게 알아보라.
- 당신이 학생이었을 때 가장 존경하고 잘 가르쳤던 교수를 회상해 보라.

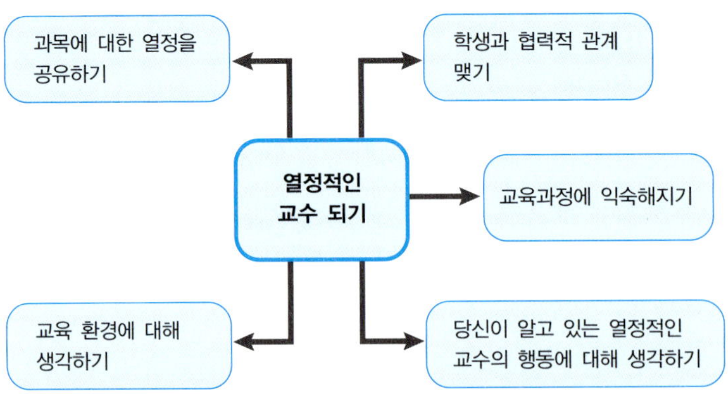

그림 3.1 열정적인 교수가 되는 방법

- 당신에게 가장 만족을 주었던 교수의 수업과 당신의 수업을 생각해 보라. 당신에게 부족한 것을 더 개발할 수 있는가?
- 만약 당신의 열정을 꺾는 냉소적인 학생을 발견하더라도 놀라지 마라. 학생으로부터 다음과 같은 코멘트를 듣게 될지도 모른다. '교수님이 짧은 시간에 너무 많은 내용을 가르쳐서 수업에 집중할 수 없었다.' 또는 '수업 시간에 너무 많은 학생들이 있기 때문에 교수님의 생각이 모두에게 잘 전달되지 않을 것이다.' 또는 '우리는 교수님이 수업할 수 있는 충분한 자원을 가지고 있지 않습니다. 교수님의 방식으로 이러한 장애물을 이겨내야 합니다.'
- 온정, 열정, 자아존중감, 인내심과 유머감각을 드러내는 적절한 학습 환경을 조성하라.
- 학생들의 발달에 진심어린 관심을 가지고 돌보며 학생의 성공과 그들의 지적이고 도덕적인 안녕감에 대해 책임감을 느껴라.
- 학생의 개인적 요구에 기초하여 각 학생에게 최고의 기회를 제공하는 데 몰두하라. 각 학생의 잠재력을 생각하고 어떻게 강점을 구축하게 할 것인지에 대해 생각하라.
- 만약 당신이 교육과정에 익숙해진다면, 수업을 열정적으로 하는 데 도움이 된다. 즉, 당신의 수업(티칭)을 교육과정과 어떻게 맞출 것이며, 어떤 주제가 다른 주제보다 더 시간이 많이 주어진 이유를 살펴볼 수 있다. 이것은 당신의 수업 시간이 감소되더라도 좌절하여 수업에 대한 열정을 낮추는 것을 방지할 수 있다.
- 교육과정 위원회 또는 과정 계획 팀으로 활동하는 것은 당신에게 필요한 추가적인 통찰에 도움이 된다.
- 만약 통합교육 또는 문제바탕학습 상황에서 수업을 한다면, 무엇을 가르치고, 어떤 수업 전략이 필요한지에 대해 통제를 덜 받는다. 이러한 수업 방법은 잠재적인 장점이 있고 학생들의 학습에 중요한 역할을 한다는 것을 이해하라.

스트레스와 소진

시간 압박과 학생과 교육과정의 요구 사이의 팽팽함 속에서 하는 수업은 스트레스이다. 열정적인 교수조차도 이것이 스트레스가 될 수 있고, 시간이 지나면 소진이 될 수 있다. 이것은 정서적 소진, 피로감, 학생에 대한 부정적이고 냉소적인 태도, 개인 수행의 부족감으로 인해 스스로를 부정적으로 평가하는 경향과 관련이 있다. 교수는 자신이 직면한 도전과 과제에 휩싸일지도 모른다.

교수가 자신의 일을 더 잘 이해하고 직면한 어려운 과제를 고심하여 해결한 경험은 문제가 있어 도움을 요구하는 교수에게 도움이 될 수 있다.

생각해 보기

1. 가르치기를 열망하는 교수와 배우기를 원하는 학생이 서로 얼마나 성취되었는지를 인지하라.
2. 학생에게 굴욕감을 주고 깔보는 듯한 태도로 수업이 가능한 곳은 없지만, 수업을 위해 열정을 펼칠 교수를 위한 곳은 있다는 것을 기억하라.
3. 여러분의 학생과 동료가 당신을 열정적인 교수라고 여기며, 열성적으로 수업을 한다고 여기는가? 당신은 이 장에서 요약한 전략들을 적용하는 것이 도움이 될지를 생각하라.
4. 당신은 학생의 수행을 위해 헌신하고, 학생들이 잠재력을 발휘하도록 헌신하고 있는가? 학생들은 당신을 도움을 주고 지원해 주는 사람으로 인식하고 있는가?

읽을거리

Hativa, N., Barak, R., Simhi, E., 2001. Exemplary university teachers. Knowledge and beliefs regarding effective teaching dimentions and strategies. The Journal of Higher Education 72,

699–729.
A review of the attributes of effective teachers.
Kua, E.H., Voon, F., Hoon, C., et al., 2006. What makes an effective medical teacher? Perceptions of medical students. Med. Teach. 28, 738–741.
A short description of the evaluation by students of what makes an effective teacher in medicine.

추가 읽을거리

Day, C., Hadfield, M., 2004. A Passion for Teaching. Routledge, London.
A description of the importance of being a passionate teacher, and what is required.
Fried, R.L., 2001. The Passionate Teacher: A Practical Guide. Beacon Press, Boston.
A description of a passionate teacher in the context of primary and secondary education that still has meaning in the education of medical students.
Whitehead, A.N., 1929. The Aims of Education and Other Essays. The Free Press, New York.
A classic text still worth dipping into.

4

가장 효과적인 방법 알기

교육은 예술이며 과학이다. 교수나 훈련가에 의해 내려진 결정은 효과에 관한 근거가 될 수 있다. 동시에, 직관과 전문가적 판단이 중요한 역할을 한다.

근거제공에 기반한 교육

앞 장에서 강조한 바와 같이, 효과적인 교수는 테크니컬한 역량을 요구하며, 교육학 원리를 이해하고, 수업에 대한 열정이 있어야 한다. 하지만, 이것으로 문제가 끝나는 것은 아니다. 그 밖에 고려해야 할 것들이 있다. 교수는 현재 사용하는 수업방법보다 더 효과적인 수업방법이 있다는 것을 개방적으로 받아들일 필요가 있다. 교수는 그들이 가르쳐 왔던 방법이나 현재 사용하는 방법이 최고라고 생각해서는 안 된다.

의사는 효과가 있는 것과 없는 것에 대한 근거에 기반하여 환자의 진단과 관리에 대한 의사결정을 한다. 이것은 의료에서 근거바탕의학(evidence-based medicine, EBM)의 기본 원칙이다. 근거바탕교육 또는 더 적절하게는 근거제공(evidence-informed)에 기반한 교육도 유사한 목표를 가지고 있다. 교수는 그들의 수업이 효과가 있는지 없는지에 관해 근거를 명백하고 합당하게 사용해야 한다. 이것은 교수인 자신의 전문성과 최고의 가능한 외적 근거를 통합하는 것과 관련된 것이다. 교수는 새로운 접근이 전통적인 접근보다 더 좋거나 나쁜지를 입증하고 그것이 전통적인 접근을 대체하는 것인지 질문할 필요가 있다. 근거바탕 의사결정의 개념은 미국 카네기 재단의 '새 시대를 위한 교수' 제안서에 포함된 세 가지 기본 원칙 중 하나이다.

'PHOG' 접근

과거 의학교육에서 결정은 'PHOG' 접근이라 불리는 방식에 의존했다. 즉, 교수의 *편견(prejudices)*, 가장 효과가 있을 것이라는 *직관(hunches)*, 개인의 *의견(opinion)* 과 *추측(guesses)*에 기반한 결정이었다.

16년 전, 네덜란드 마하스트리트에서 Cees van der Vleuten은 의학교육에서 역설을 강조했다. '나는 나의 새 동료—임상연구자와 생물의학 연구자—가 나와 동일한 학문적 가치관을 가지고 있다는 것을 깨달았고, 그것은 나를 안심시켰고 나는 마음이 놓였다. 그러나 나는 어떤 특이한 점을 발견했다; 연구자의 학문적 태도는 교육적 이슈를 토의할 때는 달라진다는 것이다. 비판적인 평가와 과학적인 연구는 개인의 경험과 신념, 그리고 때때로 전통적 가치와 신념에 의해 갑자기 바뀔 수 있다는 것이다.'

비록 실제에서 완전히 실행되지 않을지라도, 오늘날 근거제공에 기반한 교육의 필요성이 널리 받아들여지고 있다. 예를 들어, 마하스트리트의 최근 교육과정 문서에는 새 마하스트리트 교육과정을 '근거바탕 교육과정'으로 기술하고 있다.

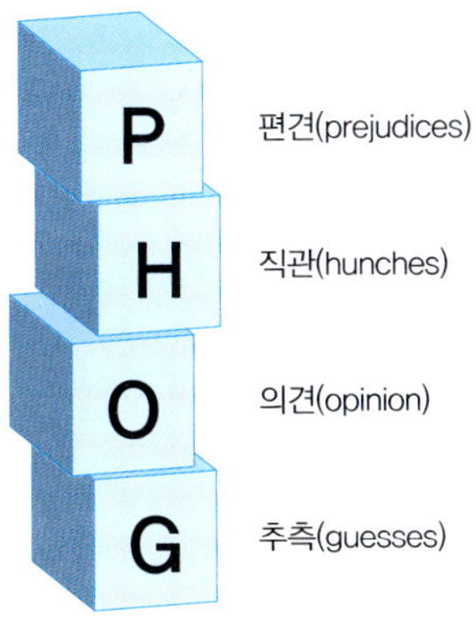

그림 4.1 교육 결정에서 'PHOG' 접근

4

근거란 무엇인가?

근거는 정의하기 어려운 개념이다. 적절한 근거는 형식적 경험 또는 유사한 경험 연구뿐만 아니라 전문가적 경험과 판단에서 비롯된다. 교수로서 당신의 결정을 입증하는 근거는 다음의 다양한 자료에서 비롯된다.

- **개인적 경험.** 전문가로서 당신은 당신의 수업 환경을 위해 어떤 것이 효과가 있고 교수학습 과정을 어떻게 개선시킬 것인지를 조사할 것이다.
- **동료의 경험과 예시들.** 남아프리카 의과대학에 OSCE를 도입하고자 할 때, 핵심 요인은 교수가 다른 학교의 OSCE에 외부 채점관으로 참여하거나 경험한 경력이다.
- **문헌에서 보고된 경험 또는 교육 회의에서 발표된 경험.** Paul Worley는 호주의 플린더스 의과대학에서 8명의 학생을 대상으로 실시한 교육병원보다 시골의 지역사회에서 임상 훈련을 받은 학생들이 다른 학생들에 비해 더 좋은 수행을 나타내었다고 보고했다. 소수의 학생들을 대상으로 한 연구임에도 불구하고, 이것은 지역-기반 교육을 개발하는 데 관심이 있는 교수들에게 유용한 증거를 제공해 주었다.
- **게재된 논문, 가이드 또는 사설.** 예를 들어, Michelle McLean과 그의 동료에 의해 쓰인 유럽의학교육학회(Association for Medical Education in Europe, AMEE) 교수개발 가이드 시리즈는 교수개발에 대한 유용한 경험과 교수개발 프로그램을 가장 잘 전달하는 방법에 관한 정보를 제공하고 있다.
- **체계적 문헌고찰.** 근거바탕의학(Best Evidence Medical Education, BEME) 협회에서 출판한 것처럼, 체계적 문헌고찰은 체계적이고 분명한 연구방법론을 사용하고 교육 실무에 더 좋은 정보를 제공하는 특정 연구로부터 수집된 연구결과들을 논의한다. 예를 들어, 시뮬레이션에 관한 BEME의 체계적 문헌고찰에서, 고성능 시뮬레이터를 사용했을 때 학습을 향상시키는 고성능 시뮬레이터의 10가지 특징을 밝혔다.

근거 검색하기

의학교육에서 근거를 검색하는 것은 복잡한 과제이다. BEME 가이드 3번에서 Alex Haing과 Marshall Dozier(2003)는 관련된 정보 검색원을 개괄적으로 제공했다. 이것은 Medline, Embase, CINHAL, ERIC, BEI와 PsycINFO와 같은 핵심 문헌 검색 데이터베이스를 포함한다; 그 이외에 잘 알려지지 않은 데이터베이스—검색되지 않는 회색 문서, 즉 상업적으로 출판되지 않은 보고서와 뉴스레터, 위원회 보고서 등—을 포함한다. 가이드에서는 검색하고 삽입하는 과정을 여러 가지 예를 들어 설명하고 있다.

근거 평가하기

근거 평가 기준으로 QUESTS가 제시되어 왔다(Harden et al 1999). 근거의 가치를 평가할 때 도움이 될 수 있다.

- **근거의 질(The Quality of the evidence).** 이것은 정보의 유형 또는 연구방법과 연구의 엄격함과 관련이 있다. 질적분석방법이 양적분석방법과 나란히 연구방법의 하나로 자리잡고 있다.
- **근거의 유용성(The Utility of the evidence).** 유용성은 연구에서 기술한 접근법이 실제에 적용될 수 있는지에 관한 것이다. 예를 들어 문제바탕학습 연구는 8명의 학생이 소그룹으로 주당 3번 공식적으로 만나는 것이 기본인데, 만약 그룹의 학생수가 더 많아지고 만나는 횟수가 줄어든다면 그 결과와 결론은 신중하게 해석되어야 한다.
- **근거의 범위(The Extent of the evidence).** 보고된 연구의 수와 개별 연구의 크기와 범위는 관련이 있다. 새로운 접근이 효과가 있다는 단일 사례 연구로부터 나온 근거는 도움은 되지만 그것이 일치해야 유용하다.
- **근거의 강점(The Strength of the evidence).** 통계적 유의성과 실제적 유의성

을 구별하는 것이 중요하다.

- **목표(The Target).** 이것은 연구에서 성과로 평가된 것이 당신의 기대 성과와 부합하는지와 관련된 것이다. 근거는 관련이 적을 수도 있다. 왜냐하면 연구는 관심 있는 한 가지로부터 여러 다른 질문을 하기 때문이다. 예를 들어 당신은 새로운 평가 절차의 비용과 논리에 관심이 있는 반면, 보고된 연구는 학생의 학습 평가의 효과성을 평가하고 있기 때문이다.
- **연구의 환경 또는 맥락(The Setting or context for the study).** 지형학적 고려 또는 교육과정의 단계는 어떤 결과를 해석할 때 중요한 요인일 것이다. 맥락과 무관한 근거는 어떠한 것도 없으며 연구결과는 연구결과가 수행된 맥락과 관련지어 해석할 필요가 있다.

보고된 근거의 가치와 연구로부터 나온 결론은 근거의 위력(질, 범위와 강점)과 실제 교육의 타당성(유용성, 목표, 환경)으로써 고려될 수 있다.

최고의 근거바탕 의학교육

근거제공에 의한 수업은 두 가지의 철학적 요소를 가지고 있다. 첫째, 교수는 현재 수업이 최선이라는 것을 당연하게 여기지 않는 것이다. 둘째, 찾은 근거는 가장 효과적인 수업 접근에 대한 결론을 제공할 것이라는 것이다. 임상의, 의학연구자 그리고 의대 교수 사이에 수업과 관련된 결론을 제공하는 근거들이 도움이 되지 않는다는 견해가 있다. 이것은 사례가 아니다. 근거의 부족에 대해 걱정하는 이들은 근거를 찾지 않거나 잘못된 곳을 본다. 대부분 이 책에서 피드백은 교육전략과 관련이 있고, 시뮬레이터는 수업 도구와 관련이 있고, OSCE는 평가 방법과 관련이 있다고 권고하는 것들은 근거로 제공되는 것이다.

근거바탕의학(Best Evidence Medical Education, BEME) 협회는 교수가 가장 좋은 근거에 기반하여 자신의 수업에 대한 결정을 하도록 돕기 위한 목적으로 설립되었다. 체계적 문헌고찰은 폭넓은 주제를 다루고 있고, 이러한 것은 무엇이 어떤

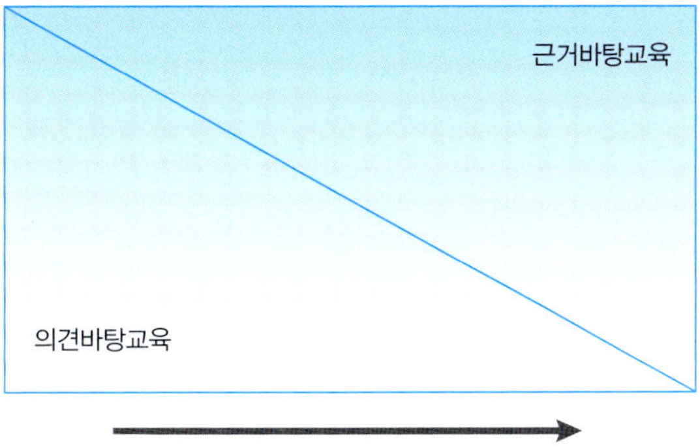

그림 4.2 교육에서 근거 연속성

환경에서, 누구에게 효과가 있는지에 대한 정보를 제공한다. 고찰은 교수가 가능한 근거에 기초하여 수업을 하는 데 도움을 줄 수 있다.

수업을 결정하는 데 제공하는 유용한 근거의 수준은 다양하다. 우리는 그림 4.2에서 보는 근거 연속선상의 오른쪽 최극단에 있지 않고, 왼쪽 끝에 있지도 않다. 우리는 무엇을 해야 할지를 더 많이 학습함으로써 오른쪽으로 이동하게 된다.

직관과 수업

의학교육은 과학이며 예술이라는 우리의 주장으로 되돌아가 보자. 근거바탕교육은 가치가 있는 반면, 수업에 전문성이 있는 교수의 직관 또한 중요하다. 수업은 때때로 예기치 못하고 끊임없이 변화하는 실제 시간과 실제 상황에서 복잡하고 다양한 기술을 수행해야 하는 것이다.

경험 있는 교수도 종종 그들이 무엇을 해야 하고 왜 그것을 해야 하는지를 설명하지 못한다. 이것은 교수가 직관적이라는 것만큼 놀라운 일은 아니다. 직관은 교수의 축적된 정보와 경험에 의해 형성된 암묵적 지식이다. 모든 교수는 수업에서 의사결정을 할 때 직관을 사용할 필요가 있을 것이다.

결론

교육은 다른 사람에 의해 개발된 요리책을 적용하는 것처럼 간단한 일이 아니다. 교육과 전문적 판단이 최고의 근거를 가지고 결합되어야 교수는 옳은 결정에 도달할 수 있고 적절한 행동을 취할 수 있다.

생각해 보기

1. 당신의 수업에 대해, 그림 4.2에서 당신은 의견바탕접근과 근거바탕접근의 연속선상의 어디에 위치하는지를 생각해 보라, 그리고 당신이 더 오른쪽으로 이동하고 있는지를 생각해 보라.
2. BEME 리뷰를 살펴보라. 예를 들어 BEME 리뷰 4번 시뮬레이션에 관한 논문을 보라. 그리고 결론이 당신의 수업과 어떤 관련성이 있는지를 살펴보라.
3. 당신이 다음에 논문을 읽을 때는, QUESTS 기준을 고려하여 근거들이 당신의 수업에 어떤 제언을 주는지 평가하라.

읽을거리

Haig, A., Dozier, M., 2003. Systematic Searching for Evidence in Medical Education. BEME Guide No. 3. AMEE, Dundee.
A valuable guide to searching the literature for evidence in medical education.

Harden, R. M., Grant, J., Buckley, G., Hart, I. R., 1999. Best Evidence Medical Education. BEME Guid No. 1. AMEE, Dundee.
A summary of the best-evidence medical education concept and the factors influencing the need to move to evidence based teaching

Issenberg, S. B., McGaghie, W. C., Petrusa, E. R., 2004. Features and Uses of High-fidelity Medical Simulations That Lead to Effective Learning. BEME Guide No. 4. AMEE, Dundee.
An example of a BEME systematic review.

추가 읽을거리

Atkinson, T., Claxton, G., 2000. Intuitive Practitioner: On the Value of Not Always Knowing What One is Doing. Open University Press, Maidenhead.

An account of the importance of intuition in a teacher.

McLean, M., Cilliers, F., Van Wyk, J. M., 2008. Faculty development: yesterday, today and tomorrow. AMEE Guide No. 33. Med. Teach 30, 555-584.

Frameworks for designing, implementing and evaluating faculty development programmes.

www.BEMEcollaboration.org.

The BEME website is a useful collection of information about BEME. It also contains reviews and information about evidence-based teaching.

5

최신 동향을 파악하여 역량 업데이트하기

교수는 개인적이고 지속적인 전문가적 자질 계발의 책임이 있다. 그리고 자신의 역량을 정기적으로 평가하고 점검해야 할 책임이 있다.

수업은 다음을 요구하는 전문적 활동이다.

- 과정을 숙달하도록 가르치기
- 학생에게 효과적이고 효율적인 학습 결과를 가져오는 교수법의 숙달

앞 장에서 분명히 드러난 것처럼 수업은 광범위한 역량과 속성을 포함한 엄청나게 복잡하고 다면적인 활동이다. 교수는, 만약 그들이 책임을 다하려 한다면, 지식을 전달하고, 술기를 가르치고, 학생을 평가하고, 소그룹을 운영하고, 학생들의 학습을 촉진시키기 위해 테크니컬한 기술을 갖추어야 한다. 이러한 테크니컬한 기술은 그림 5.1의 중심 원에 표현되어 있고, 이 책의 다음 장에서 더 구체적으로 소개할 것이다. 교수는 전문가이지 테크니션(기술자)이 아니다. 앞 장에서 기술한 바와 같이, 교수는 근거가 되는 교육 원칙을 이해하고, 열정과 적절한 태도, 근거기반 의사결정과 직관을 적절히 결합, 사용하여 그들의 수업에 접근해야 한다(그림 5.1의 중간 원).

이 장에서 우리는 교수의 자기 계발과 전문직업성에 집중할 것이다. 이것은 그림 5.1의 바깥 원의 전문직업인의 책임감에 해당하며 교수에게는 다음이 필요하다는 것을 말한다.

- 교수로서 자신의 강점과 약점을 자각하고 성찰하며 역량을 탐색하기
- 교수-학습에 있어 새로운 접근법으로 업데이트하기

- 교수는 다른 사람이 교육에 참여하여 함께 협력하도록 하며, 자신이 팀의 일부라는 것을 인식하기

전문직업성의 원칙을 구체화하는 교수의 가치와 임무를 기술한 내용은 부록 1에 제시되어 있다.

역량 탐색하기

전문가로서, 교수의 주요한 과제는 수업의 질과 자신의 역량 평가에 대해 책임을 지는 것이다. 이 책을 선택한 독자들은 수업에 관심을 보이며 교수로서 자신의 수행을 희망적으로 생각해 왔을 것이다. 어떤 영역에서, 교수는 요구되는 역량을 가지고 있는지를 분명히 알 수 있을 것이다. 평가를 위한 적절한 기준을 설정하거나 이러닝 프로그램 준비를 위해 전문가를 필요로 하는 것은 분명한 사실이다. 반면에 다른 영역, 즉 강의 또는 소그룹 학습의 촉진과 같은 영역에서는 요구되는 전문가의 수준이 덜 분명하다.

그들의 직업에서 어떤 단계에 있든 대부분의 교수들은 한 번 이상의 강의가 주어지고, 소그룹 토의를 운영하거나, 학생을 상담하지만 이러한 수행에 관해 반드시 성찰을 하지는 않는다. 개인의 강점과 약점의 평가를 포함한 자기평가는 엄

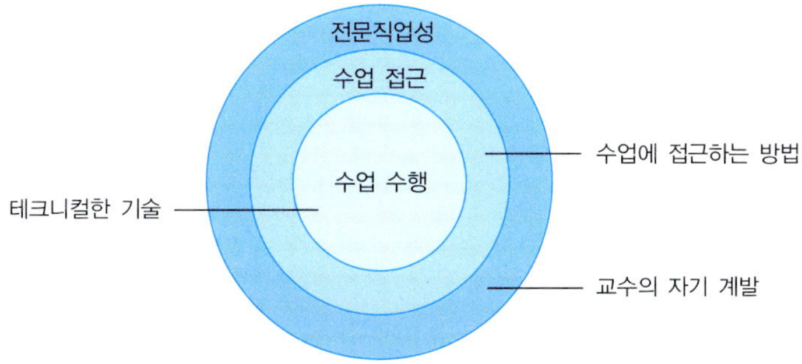

그림 5.1 교수 역량에 관한 삼원 모델

청나게 어렵다. 서툰 수행자일수록 자신의 역량을 훨씬 과대평가한다는 근거가 있다. 교수는 자신이 뛰어난 강의를 한다고 믿는 반면, 학생들은 강의를 이해할 수 없고, 지루하고, 관련성이 없다고 생각한다. 교수는 학생을 토의에 적극적으로 참여하게 하고 학생들이 성찰하도록 자극하는 것에 실패했음에도, 이에 대한 평가도 없이 주제에 대한 자신의 생각과 관점을 표현하기 위해 소그룹 섹션을 이용할지 모른다. 교수는 어려움이 있는 학생들을 위해 상담과 피드백을 제공한다고 생각하는 반면, 사례들은 그 반대이다. 학생들은 자신의 문제가 어떤 실제적 이해도 없이 그대로 남아 있으며 그것들을 해결하기 위해 무엇을 할 수 있는지도 모른다. 여기에 교수가 교수법을 평가하는 데 도움이 되는 몇 가지 제안이 있다.

- **교수로서 자신의 수행을 멈추고 성찰한다.** 이 책을 읽음으로써 당신은 이 과정을 시작한 것이다.
- **자신의 수행에 대해 학생으로부터 받은 피드백을 연구한다.** 학생의 관점은 보통 설문지나 포커스 그룹 토의를 통해 얻을 수 있다. 피드백은 수업 주제, 전달 방식과 발표 기술에 대한 것이다. 얻은 정보들은 유용하지만, 신중하게 다루어져야 한다. 한 가지 예로 '폭스 박사 효과(Dr Fox Effect)'라는 용어가 있는데, 배우가 전문가인 양 학생들이 모르는 사이에 교육적으로 엉터리이지만 재미있는 강의를 제공하는 것을 말한다. 이것이 학생들에게 높게 평가된다는 것이다.
- **동료로부터 피드백을 받는다.** 수업에 대한 동료 평가는 많은 의과대학에서 표준이 되고 있다. 제공되는 피드백은 파괴적인 것보다 건설적인 것이 더 중요하다. 만약 당신이 팀의 일부로 일했다면 피드백을 얻는 것은 더 쉽다. 만약 당신이 동료를 잘 알고 있다면, 당신은 코멘트를 요구하기가 쉽고 당신의 수행에 관해 더 많은 유용한 피드백을 받고 수용할 수 있을지도 모른다.
- **수업을 녹화한다.** 이것은 유용한 방법이며, 당신의 수업에 있어 특이점과 결점을 분명하게 파악할 수 있다. 녹화된 내용을 가지고 자기 혼자 또는 동료와 함께 당신의 수행을 평가할 수 있다.
- **학생이 기대하는 학습 성과를 달성했는지를 평가한다.** 학생이 얼마나 잘

수행했는지를 측정하는 한 가지 방법은 당신이 책임지고 있는 훈련 프로그램의 일부와 관련 있는 필기 또는 실기 시험을 보는 것이다. 이러한 정보는 당신이 손쉽게 구할 수 없을지도 모른다.

- **당신이 학생 또는 피훈련자의 진로 선택에 영향을 주었는지를 평가한다.** 이것 역시 측정하기 어려운 결과이다.
- **기관의 교육 환경을 측정한다.** 당신의 수업이 결과에 미치는 가능성을 성찰하라.
- **의학교육학회에 참석한다.** 교육 활동에 참여하는 것은 당신의 수업과 동료의 수업을 비교할 수 있는 기회를 제공한다. 이것은 당신이 개선하길 원하는 수업의 측면을 명확히 하는 데 도움이 될 수 있다.

최신 동향을 파악하여 역량 업데이트하기

의학교육은 의학 및 의료 전달과 마찬가지로 지속적으로 변화하고 있다. 지난 10년 동안, 성과바탕 교육과 전문직업성 교육을 포함한 교육과정 계획에서 유의미한 발전이 있었다; 포트폴리오 평가와 표준화된 환경을 포함한 평가에서 유의미한 발전이 있었다; 그리고 고성능 시뮬레이터, 가상 환자와 인터넷의 사용을 포함한 새로운 학습 테크놀러지에서 유의미한 발전이 있었다.

의학에서 교수는 자신의 영역을 지속적으로 업데이트해야 하며, 자신의 수업과 관련한 새로운 교육 접근법과 최신 동향을 잘 챙겨 알아 두어야 한다. 업데이트하는 여러 방법이 있으며 우리는 그것의 일부를 목록화하고자 한다. 교수는 자신에게 최고의 효과가 있는 접근법을 선택해야 한다.

- **교과서.** 교육과정 계획, 교수-학습 방법, 평가와 같은 주제에 대해 이 책에서 파악 가능한 것보다 훨씬 더 깊이 있는 내용을 다룬 책들이 많아지고 있다. 매우 세부적인 측면을 다룬 참고 도서로는 『의학교육자를 위한 가이드』가 있다.

- **저널.** 대부분의 교수는 자신의 전공과 관련된 저널의 최근 동향을 잘 파악하고 있지만, 학문에 바탕을 둔 저널은 의학교육에서 필요한 범위를 다루지 않는 것 같다. 의학교육 분야에서 주요 국제 저널은 *Medical Teacher, Medical education, Teaching and Learning in Medicine*과 *Academic Medicine*이다. 수업 영역과 관련된 매우 세부적인 교육 저널로는 *Education for Primary Care, Anatomical Sciences Education* 또는 *Medical Science Education* 등이 있다.
- **뉴스레터.** 많은 전문 기관은 회원이 교육개발에 있어 최근 동향을 업데이트하도록 돕기 위해 뉴스레터를 발행한다.
- **가이드와 보고서.** 유럽의학교육학회(AMEE)는 현재의 의학교육에 대한 정보를 제공하기 위해 지속적으로 가이드를 시리즈로 발간하고 있다(www.amee.org). 의학교육 주제와 관련한 체계적 문헌고찰이 BEME에 의해 발간되고 있다(www.bemecollaboration.org).
- **온라인 정보.** 교육 주제와 관련된 정보는 구글과 같은 검색엔진을 사용하거나, DrEd.com과 같은 리스트-서브에 가입하거나, MedEdWorld(www.MedEdWorld.org) 또는 교육 블로그와 같은 온라인 교육 커뮤니티를 통해 접근할 수 있다.
- 최신 동향을 파악하는 가장 흔한 방법은 의학교육 주제와 관련된 지역, 국내 또는 국제 학회나 회의에 참석하는 것이다. AMEE와 같은 학술 대회에는 의학교육 관련 워크숍과 상급자 과정이 프로그램에 포함되어 있다.
- **의학교육에 관한 강좌.** 의학교육에 관한 강좌가 점차 많아져서 면대면 또는 원격으로 수강할 수 있다. 단기 또는 수료증, 졸업장, 또는 석사 학위를 받을 수 있는 과정도 있다.
- **전문적 교육 협의체 또는 실무를 위한 커뮤니티의 회원으로 가입하기.** 최근 동향을 업데이트하는 한 가지 방법은 의학교육을 책임지는 전문가 조직에 가입하는 것이다. 영국의 ASME(Association for the Study of Medical Education), 스페인의 SEDEM(Spanish Society for Medical Education), 네덜란드의 NVMO(Netherlands Association for Medical Education), 또는 캐나다의 CAME(Canadian Association for Medical Education)와 같은 지역 조직이나

AMEE와 IAMSE(International Association of Medical Science Educatiors)와 같은 국제 조직이 있다. 회원은 의학교육 저널을 구독, 컨퍼런스 등록과 그 밖의 회원 서비스에 접근할 수 있다. MedEdWorld와 같은 의학교육자의 네트워크에 가입을 고려하는 것은 가치가 있다. 이것은 의학교육 분야에서 아이디어와 자료와 전문성을 공유하는 보건의료분야 교수들을 위한 온라인상의 국제 네트워크이다.

교수는 이러한 접근방법 중 하나 이상을 통해 최신 동향을 업데이트해야 할 책임이 있다. 우리가 가르치기를 기대하는 것과 학생들이 가장 잘 학습할 수 있는 방법, 학습 성과의 성취를 평가하는 방법, 교육 활동이 의미 있는 프로그램 또는 교육과정 속으로 구조화될 수 있는 방법에 대해 최신 동향을 파악해야 한다.

팀의 구성원으로 일하기

의학교육에서 전문성이 높아지면서 교수는 어떤 활동이든 참여하고, 내용 또는 교육 전문가와 협력할 필요가 있을 것이다. 만약 당신이 평가를 해야 한다면, 측정 또는 기준 설정 전문가와 협력할 필요가 있을 것 같다. 만약 당신이 이러닝 프로그램을 개발한다면, 교수 설계 전문가와 컴퓨터 기술 전문가와 협력할 필요가 있다. 영국 정부의 몇 년 전 평가는 교수 학습 테크놀러지 계획은 내용, 교육, 테크놀러지 전문가가 함께 협력한 프로젝트만이 성공적이었다고 밝혔다.

교육과정이 수직과 수평 통합으로 변화하고, 성과바탕교육과 문제바탕학습으로 변화하면서 기초의학 교수와 임상의학 교수가 훨씬 더 밀접하게 협력해야 할 필요성이 생겼다. 전문직업 간 교육과 직무바탕학습의 강조로 교수와 다른 전문직의 실무자들 사이에 협력이 요구된다.

교수들 간에 협력적 분위기는 중요하며 이는 학생들의 성취에 기여하는 부분이 있다. 교수는 서로 지지하고 정중하고 존경해야 할 필요가 있고 그들은 팀의 구성원으로 함께 일해야 함을 보여 주어야 할 필요가 있다.

생각해 보기

1. 교수로서 당신의 수업 효율성에 관한 정보를 어떻게 획득하는지 생각해 보라. 이 장에서 제시한 여러 정보원들을 고려해 보라. 당신의 강점과 약점은 무엇인가?
2. 당신의 학문분야 또는 관심분야의 최신 동향을 어떻게 업데이트하는지 생각해 보라. 교수로서 당신의 책임감을 위해 제시한 몇 가지 방법들을 받아들일 수 있는가?
3. 교수로서 당신은 팀의 구성원으로 일하는가? 당신은 팀 동료와 만나는가? 당신은 교육과정 또는 프로그램 위원회의 위원인가? 당신은 동료와 함께 협력하는 것이 이익이 된다는 것을 고려해야 한다.
4. 교수로서 당신의 전문직업성에 대해 생각해 보라. 그리고 부록 1의 내용을 점검해 보라.

읽을거리

McGaghie, W.C., 2010. Scholarship, Publication and Career Advancement in Health Professions Education. AMEE Educational Guide No. 43. AMEE, Dundee.
A description of what scholarship as a teacher in medicine means.

McLean, M., Cilliers, F., van Wyk, J.M., 2010. Faculty Development: Yesterday, Today and Tomorrow. AMEE Educational Guide No. 33. AMEE, Dundee.
A guide that will help those who have the task of preparing faculty for their roles in teaching and education.

추가 읽을거리

Carr, D., 2005. Professionalism and Ethics in Teaching (Professional Ethics). Routledge, London.
A discussion of professionalism as it relates more generally to teaching.

제 2 부

학습 성과와 성과바탕교육

학생에 대한 따뜻한 애정이 없거나 자신이 가치 있다고 믿는 것을 학생들에게 나누어 주고픈 마음이 없는 사람은 좋은 교수가 될 수 없다.

_Bertrand Russell

개요

교수가 우선적으로 해야 할 일은 자신이 가르치는 프로그램이나 과정에서 기대되는 학습 성과를 고려하는 것이다.

6장. 성과바탕 접근에 대한 요구

최근의 주요한 경향은 교수-학습 과정에서 결과물과 성과를 중요시하는 방향으로 변화되고 있다.

7장. 학습 성과와 역량 구체화하기

기대되는 학습 성과를 확인하고 정의하는 데에는 다양한 접근이 활용된다.

8장. 학습 성과를 설명하고 알리기

학습 성과를 분류하고 상호작용하는 데에는 서로 다른 구조와 모델이 이용된다.

9장. 실제로 성과바탕 접근 실행하기

성과바탕교육에는 두 가지가 요구된다. 학습 성과가 확인되고 구체화되어야 한다. 교육과정에 대한 결정은 구체화된 성과를 바탕으로 해야 한다.

성과바탕 접근에 대한 요구

최근의 경향은 교수-학습 과정에서 결과물과 성과를 중요시하는 방향으로의 변화이다.

성과바탕교육(OBE)이란?

교수가 해야 할 가장 중요한 일은 자신의 학생들이나 훈련생들에게 기대되는 학습 성과 또는 역량을 확인하고 교육 프로그램 내에서 달성될 수 있도록 하는 것이다.

전통적으로 의학교육은 강의나 소집단 활동 등의 교수 방법, 교육과정 설계, 지역사회-바탕 또는 통합, 학습자 평가, 그리고 적용 가능한 다양한 접근 등과 같은 교육 방법에 관심을 가져 왔다. 지난 십 년간 의학교육의 중요한 경향은 과정보다 학습 성과에 초점이 맞추어진 성과바탕 접근으로의 변화이다. 성과바탕교육은 최신 교육과정 개발 방법인 수행바탕 접근으로 의학교육을 변화시키고 관리하는 파워풀한 방법을 제안하고 있다.

성과바탕교육에서는 다음과 같은 점을 요구하고 있다.

- 훈련의 마지막과 각 시기별 종료 시점에서 기대되는 학습 성과는 교수, 학생, 그리고 보건 서비스에 종사하는 다른 이해관계자들 등의 모든 관계자들에게 분명하게 기술되고, 명시화되며, 상호작용되어야 한다.
- 내용이나 교육 전략, 교수 방법, 그리고 평가 등의 교육과정과 관련된 결정은 동의된 학습 성과에 근거해야 한다. 학습 성과는 무엇을 가르치고, 어떻게 가르치며, 어떻게 평가할 것인가 하는 것을 분명하게 한다(그림 6.1).
- 전체적으로 합의된 관점은 학생들이 훈련 프로그램을 마치기 전에 성공적으로 자신의 졸업 성과를 성취하기 위해 전념할 것이라는 점이다.

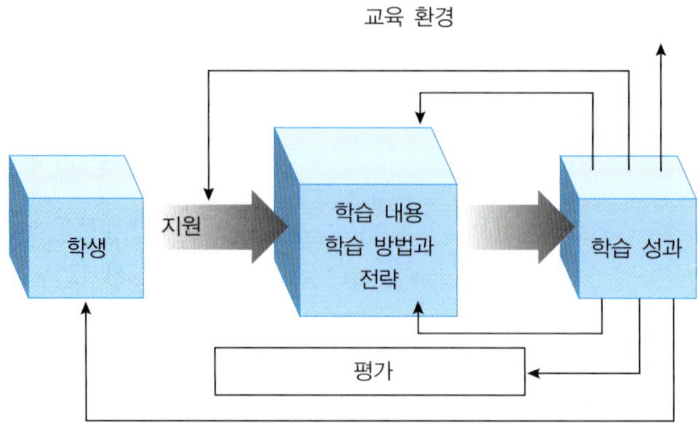

그림 6.1 학습 성과에 맞춘 교육과정 의사결정

성과바탕교육의 개념은 Spady(1994)에 의해 촉진되었다. 그는 OBE를 '의도된 목표와 성과의 관점에서 설계하고, 개발하고, 수행하며, 문서화하는 방법'이라고 정의했다. Spady는 '졸업 성과를 교육과정 설계에 있어 중요한 요소'로 제안했다. 이미 있는 교육과정의 문서화된 목표보다 학생들이 보여 주기를 원하는 성과로부터 교육과정이 개발되어야 한다. OBE는 '결과-중심적 사고'로 요약될 수 있다. OBE로의 변화는 적어도 일부 경영이나 제조업에서의 총체적 품질 운동(the total quality movement)과 유사하다.

왜 성과바탕학습이 적용되어 왔는가?

OBE는 아래와 같이 명백한 이점이 있다.

- **OBE는 달성되어야 할 역량을 강조한다.** 문제는 의사들이 지식, 술기, 태도를 포함하여 그러한 역량과 능력들을 습득하는가이지, 어떻게 훈련되는지나 그러한 역량들을 어떻게 획득하였는가는 아니다. 이것이 '역량 교육'으로 설명되어 왔다. 차를 사는 것에 비유한다면 소비자는 차의 공정 과정 자체의 구체적인 점들보다 그 차가 어떻게 작동하는지 또는 모양, 연비, 그리고

얼마나 쉽게 유지될 수 있는지에 더 관심이 있다. Thomas Fuller는 "훌륭한 궁수는 그의 화살이 아닌 목표로 알 수 있다."고 했다.

- **OBE는 의학의 빠른 발전으로 인해 필수적으로 나타난 것이다.** 생의학 분야의 지식은 18개월에 한 번씩 두 배가 된다. 정보의 홍수 속에서 한 주제의 모든 면을 교육과정 안에서 완전하게 다루기는 불가능하다. 지식의 양이 광범위하게 증가되는 반면 교육과정의 연한은 여전히 4, 5년 혹은 6년으로 그대로이다. 가르치는 사람들이 학생들이 완전히 숙달하기를 바라는 핵심 역량과 지식에 동의하고 학생들을 안내하는 것이 예전보다 더 중요해졌다.
- **OBE는 자칫 간과될 수도 있는 중요한 주제를 고려한다.** 태도나 전문직업성, 의사소통 기술, 건강 증진, 팀 작업, 환자 안전과 에러 관리와 같이 잠재적으로는 교육과정에서 중요한 주제가 과거에는 간과되곤 했다. OBE는 이러한 주제 혹은 다른 중요한 주제들이 주의깊게 고려될 수 있도록 하는 데 도움을 준다.
- **OBE는 의학교육에서 책임과 투명성(transparency)을 강조한다.** 오늘날 의학교육은 더 많은 책임과 질 보증, 그리고 투명성에 대한 요구에 대응하고 있다. 그리고 성취되어야 할 학습 성과를 분명하게 기술하도록 요구받고 있다. OBE 접근에서는 교육과정 계획시에 의학교육의 목적과 '좋은 의사'에게 요구되는 것에 대해 논의하도록 한다. 환자 개인에 대한 질 높은 치료에 대한 조항과 함께 사회적 혹은 의학적 책임 요소와 세계 시민으로서의 의사 발달을 포함하고 있다(Hodges 2009).
- **OBE는 학생들에게 바른 방향을 제시한다.** OBE는 교육과정의 탄탄한 틀을 제공하고 교육과정이 서로 잘 지탱할 수 있도록 아교 역할을 한다. 학생 중심의 접근으로의 변화와 함께하며, 학생들에게 무엇이 요구되는지를 분명히 인식하도록 해준다. 전통적으로 학생들은 의학적 훈련을 받을 때 '마법의 미스터리 여행(magical mystery tour)'과 같다고 느꼈다. 교육의 서로 다른 단계에서 무엇이 요구되는지 이해할 수 없었다. 학습 성과를 분명히 하는 것은 학생들이 교육과정에 더 적극적으로 참여할 수 있게 한다.
- **OBE는 공급자(providers)에게 자원 배분의 근거를 제공한다.** 하나의 과정

이나 과목이 전반적인 학습 성과에 기여하는 바는 개별 과정에 시간과 자원을 할당할 것인가를 결정하는 데 도움을 준다. 한 의과대학에서는 아기를 받는 역량이 더 이상 학부과정의 요구사항이 아니라는 점을 고려하여, 산과와 부인과의 임상 실습 기간을 대폭 줄일 것을 제안하였다. 이러한 제안은 학교의 전반적인 학습 성과에 미치는 임상 실습의 기여도를 고려했을 때 무효가 되었다. 다른 많은 것들 중에서, 이 과정은 건강 증진을 이해하기 위한 산전(antenatal) 수업과 태아와 산모의 죽음에 대한 컨퍼런스에서 진료 평가를 할 수 있는 가치 있는 기회를 제공한다.

- **OBE는 평가(assessment)의 유용성을 더 확신시켜 준다.** OBE는 특별히 학생 평가의 중요성을 강조하며, 평가의 타당성을 더욱 확신하는 데 도움을 준다. OBE는 수행바탕 평가로의 전환과 일관되게, 학생들이 성취해야 할 표준을 중요시하며 성취해야 하는 시점이 아닌 표준 접근식 평가(assessment-to-a-standard approach)를 사용한다.
- **OBE는 의학교육의 연속선상(continuum)의 지속성을 제공한다.** 학부, 대학원, 그리고 평생 교육의 서로 다른 시기별로 매끄러운 연속성을 가질 필요가 있다. OBE는 교육 시기나 단계별로 명시적인 성과를 만들기 때문에 연속성을 논의할 목록을 제공해 주며 단계 간에 지속될 수 있도록 해 준다.
- **OBE는 교육과정에서 나타나는 문제점에 관심을 집중한다.** 교육과정 평가에 대한 관심이 집중되어 왔다. 학습 성과는 교육과정을 판단할 수 있는 기준을 제공한다. 합의된 성과를 달성하지 못하는 것은 교육과정의 분명한 문제점으로 인식된다.
- **OBE는 교수들이 강의에서 가르쳐야 할 주제를 선택하는 데 도움을 준다.** 기대되는 학습 성과에 대한 고려는 교수들이 강의에서 다루어야 할 주제가 무엇인지 안내해 준다. 교수들은 단순히 그들의 흥미만으로 설명할 수는 없다. 17세기에 Glasgow 대학의 실습 수업에서 교수들은 그렇게 했었다. 자신의 개인적 관심이나 학교가 관심 있어 하는 수집품 중 하나의 책을 선택하여 강의실에서 읽었다. 그 역할은 다르지만, '책 읽는 사람(reader)'이라는 대학내 중견 직급이 오늘날에도 존재한다. 기대되는 분명한 성과를 가진 계획

된 '교육과정'의 개념은 학생들의 불만에 대응하기 위해 발달되어 왔다.

- **OBE는 전 세계 교육과정을 비교할 수 있게 한다.** 성과를 이용해서 서로 다른 나라의 교육 프로그램을 비교하는 것이 가능하다. Bologna 과정은 유럽의 고등 교육 부문내의 조화에 관심은 있었으나, 반드시 통일할 필요는 없었으며, Tuning Project는 유럽 내 일차의사학위자격(primary medical degree qualification)을 위한 학습 성과 틀을 정립하기 위한 목적으로 운영되었다.

학습 성과와 수업 목표

학습 프로그램을 위한 학습 성과의 정의라는 개념은 더 이상 새로운 것이 아니다. 수업 목표라는 아이디어는 Mager와 그의 동료들에 의해서 1960년대에 제시되어 많은 관심을 끌었다. 수년에 걸쳐 많은 교사들과 교육과정 설계자들은 학습용 프로그램을 위해 수업 목표를 세분화하고자 애써 왔다. 그러나 실제로 이러한 시도는 학생들의 학습과 교수에 의한 교육 프로그램 실행에 실망스러운 영향을 미쳐 왔다. 학습 성과와 수업 목표의 개념이 공통점이 있다 하더라도, 이 둘 간에는 다음과 같은 의미 있는 차이가 있다.

- **기술의 수준과 세부사항.** 수업 목표는 하의상달식(bottom-up) 접근으로서 상당히 세부적인 것에 대해 진술되어 있다. 예를 들어, Southern Illinois Medical School에서 출판한 『수업 목표집』은 400페이지가 넘는다. 반대로 학습 성과는 우리가 다음 장에서 확인할 수 있는 바와 같이 일반적인 것에서 시작해서 세부적인 사항으로 진전하는 상의하달식(top-down)으로 대표되며 폭넓은 영역으로 규정된다. 이 접근은 보다 사용자 친화적이며 교수와 학생들이 그들의 일상적인 활동에서 쉽게 적용할 수 있다.
- **분류.** 수업 목표는 지식, 술기, 태도의 카테고리로 분류된다. 이는 의학의 복잡성과 실제 의료행위의 세 가지 영역 간 상호작용을 간과한 것이다. 7장에 기술되어 있는 성과 영역은 보다 총체적이며 의사의 직무에 가깝게 제시

되어 있다.

- **목적.** 수업 '목표'라는 단어는 목적 또는 포부를 말한다. 성과바탕교육은 교수가 학생들이 성취하기를 기대하는 성과에 대해 책임을 지도록 한다.
- **성과의 소유.** 수업 목표는 교수중심의 활동으로 표현된다. 반면에 학습 성과와 그에 기반한 교육과정은 학생과 교수의 파트너십을 포함하고 있으며, 다른 이해관계자들과 그 과정을 함께하기를 권장한다.

학습의 결과로 '목적(aims)', '목표(goal)', '목표(objectives)', '역량(competencies)', '능력(abilities)', '학습 성과(learning outcome)'와 같은 것이 종종 사용된다는 것을 알아야 한다. 실용적 목적으로 '학습 성과'와 '역량'이 상호교환적으로 이해될 수 있다.

성과바탕교육의 잠재적 문제와 한계점

의학에서 교육적 접근으로서의 성과바탕교육은 여전히 유아 단계에 머물러 있다. 이 접근이 많은 장점이 있음에도 불구하고 일부 교수들이나 교육자들로부터는 비판을 받아 왔다. 이 접근에 대한 우려는 다음과 같다.

- 성과바탕교육 모델을 효과적으로 실행하기 위한 이론적 기반의 부족
- 성과바탕교육의 실행에 있어 교수에게 주어진 요구들, 예를 들어, 구체적인 학습 성과와 교육과 학습 그리고 평가와 관련된 성과들, OBE의 실행, 학습 성과의 구체화, 그리고 성과를 교수학습 경험과 평가와 연관시키기
- 학습의 한계와 교육과정 개발자나 교수에게는 경직된 모델에 대한 부담으로 단순히 교수를 '교육적 기술자(education technician)'로 만든다는 우려
- 창의성과 같이 성과 구조 영역에서 적절하게 설명하기 힘든 것은 성과 주도 교육과정(outcome-driven curriculum)에서 무시되는 결과를 가져옴

그러나 이러한 비판들을 성과바탕교육을 이론 자체로 두기보다 더 잘 실행될

수 있도록 하기 위함으로 인식하는 것이 중요하다. 기술된 문제들은 예방될 수 있으며, 성과바탕교육 접근의 장점이 더 크게 부각될 수도 있다. 그러나 발생될 이점이 약점보다 더 클 수 있다. 성과바탕교육은 단순히 지나가는 유행이 아니며 의학교육의 주류가 되고 있다.

생각해 보기

1. 학습 성과는 의학을 가르치는 교수로서의 역할 수행에 도움을 준다. 성과바탕교육을 실행하기 위해서 앞에서 기술한 이유들 중에 어떤 것이 자신의 수업과 관련되는지를 생각해 보라.
2. 자신이 책임지고 있는 학습 과정이나 훈련 프로그램에 구체화된 학습 성과가 있는가? 만약 있다면 그 학습 성과를 잘 알고 있는가?

읽을거리

Harden, R.M., Crosby, J.R., Davis, M.H., 1999. Outcome-Based Education. AMEE Medical Education Guide No. 14 Part 2. An introduction to outcome-based education. Med. Teach. 21, 7-14.

Harden, R.M., 2002. Learning outcomes and instructional objectives: is there a difference. Med. Teach. 24, 151-155.

Hodges, B.D., 2009. Cracks and crevices: globalization discourse and medical education. Med. Teach. 31, 910-917.

추가 읽을거리

Burke, J. (Ed.), 1995. Outcomes, Learning and the Curriculum. Implications for NVQs, GNVQs and other qualifications. The Falmer Press, London.

Carraccio, C., Wolfsthal, S.D., Englander, R., et al., 2002. Shifting paradigms: from Fexner to competencies. Acad. Med. 77, 361-367.

This article reviews the literature on competency-based education in medicine.

Med. Teach, 2010, 32, 8, 629-691.

This issue of Medical Teacher is devoted to a discourse around competency-based medical education (CBME). The papers were authored by an international group of individuals with a special interest in CBME.

Morrison, G., Goldfarb, S., Lanken, P.N., 2010. Tean training of medical students in the 21stcentury:WouldFexnerapprove? Acad. Med. 85, 254–259.
This acticle concludes that team–related competencies will have to be embedded into educational programmes for medical students.

Spady, W.G., 1994. Outcome–Based Education: Critical Issues and Answers. The American Association of School Administrators, Arlington, Virginia.
The classic text of Spady on the subject.

학습 성과와 역량 구체화하기

기대되는 학습 성과를 확인하고 정의하는 데에는 다양한 접근들이 사용될 수 있다.

학습 성과의 구체화

6장에서는 성과바탕으로 교육을 적용했을 때 얻을 수 있는 이점에 대해 강조했다. 성과바탕교육 실행의 첫 번째 단계는 훈련 프로그램의 마지막에서 요구되는 학습 성과를 정의하는 것이다. 이 과정은 종종 국가적 수준에서 시작된다. 예를 들어, 영국에서는 General Medical Council에서 영국 의과대학 졸업 시 학습 성과로 기대되는 Tommorrow's Doctors를 제정했다. 미국이나 캐나다, 호주, 네덜란드, 사우디아라비아 등 많은 나라에서 규제 혹은 인증 주체별로 유사한 발의가 있었다. 진술된 기대되는 학습 성과로 그 나라의 국가고시 또한 간접적으로 고찰해 볼 수 있다.

학습 성과가 한 나라의 상황에 맞추어 어느 정도 구체화되게 되면, 좋은 의사를 만드는 요소와 관련된 학습 성과를 지리적 경계를 넘어 공유할 수 있게 된다. 유럽의 경우 컨설팅 과정을 통해 교육 프로그램의 각 단계에서 학생들에게 기대되는 일반적, 그리고 과목 특수적 역량을 확인하고 있다. 뉴욕에 있는 International Institute for Medical Education은 의사를 위한 '글로벌 최소 필수 요구사항(global minimum essential requirements)'으로 고려해야 할 것을 학습 성과로 정의하고 있으며, 이는 중국이나 미국도 마찬가지이다.

학습 성과의 구체화는 상의하달식(top-down)과 하의상달식(bottom-up) 모두를 통해 나타난다. 의과대학은 학습 성과의 국가적 진술을 기반으로 하여 학교의 특별한 미션을 반영한 확장된 버전을 만들 수 있다. 지역사회 바탕 의과대학 혹은 의학에서 미래의 연구자나 리더를 양성하는 것을 목표로 하는 대학의 경우에는 학습 성과에 이러한 점을 반영할 것이다. 스코틀랜드에서는 모두 다섯 개의 의과대학이 함께 학습 성과의 하위 영역을 정하여 'The Scottish Doctor' 보고서에 기술했다. 하위 영역들이 모든 학교들의 동의를 얻었다 하더라도 보다 구체적인 학습 성과 기술은 학교마다 차이가 있으며 다섯 학교의 교육과정 차이를 반영하고 있다.

각 학교 내에서 구체화된 학습 성과는 각 과정이나 수업, 한 과정 내의 임상 훈련 세션에 명시되어야 한다. 각각의 학습 경험이 학교 교육 프로그램 졸업 시 학습 성과에 어떻게 기여할 수 있는가를 확인해야 한다.

기초의학교육 프로그램과 같이, 성과바탕교육과 학습 성과를 명시하는 것은 졸업 후 훈련 기관이나 단체가 동의한 학습 성과나 역량을 규정하고 있는 많은 전공의 훈련 프로그램들이 가지는 현재의 특성이다. 미국 전공의 교육위원회(accrediting committee for graduate medical education)와 연방 캐나다 의료인 협회(Royal College of Physicians and Surgeons)가 이 영역을 주도해 왔다.

학습 성과와 교육 연속성

학부와 대학원 그리고 지속교육 단계(continuing phase)에 있는 대부분의 영역에서는 독립적으로 학습 성과와 학습 프로그램을 설계하여 분리된 형태로 조직해 왔다. 약 100년간 분리 혹은 구분에 대한 비판이 있어 왔다. 1932년 뉴욕에서 있었던 Commission of Medical Education의 최종 보고서는 "기본 의학 과정, 인턴십, 전공의 훈련과정, 또는 일반 의사들의 지속적 교육의 인위적 분리는 의사 교육의 저해요인이 되는 심각한 단계별 차이를 가져올 수 있다."고 발표했다. 더 최근에 Cook, Irby 그리고 O'Brien은 『Educating Physicians』라는 책에서 Carnegie는 미국에서 1910년 플렉스너 보고서까지 검토 후 "의학교육의 규제와 재무를 책임질 단일 기관이 없으며, 이 과정에 다양한 기관들이 참여하고 있어 종종 프로그램과 학생에게 기대하는 바에 있어서의 갈등이 나타나고 있다."고 우려를 표했다. 이들은 지속적 교육의 연계를 위한 학습 성과의 필요성을 강조했다.

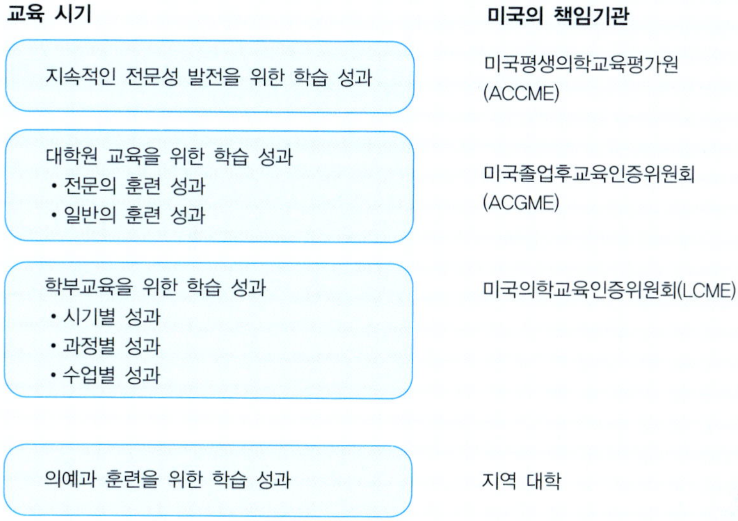

그림 7.1 학습 성과와 교육 시기

성과바탕 접근의 발전은 교육의 단계를 넘어선 토론을 용이하게 하는 용어를 제공했고, 다행스럽게도 이는 의학교육에서 매끄러운 연속성을 유지하기 위한 촉매제로서의 역할을 하게 했다.

이해당사자의 참여

학습 성과를 명시하는 일은 교육 과정의 주요한 단계로 다음과 같은 수많은 이해당사자들이 참여해야 한다.

- 대학 보직자
- 병원 의사들
- 일반 의사들
- 최근 졸업생

- 다른 학과 교수들(예, 간호학과)
- 고용주 대표들
- 환자 집단의 환자들과 대표자들
- 대중

최근 폭넓은 협의 과정에 대한 요구가 받아들여지고 있는데, 이는 진료에서 환자 중심적 접근과 제품 개발에서 고객 참여로 이동해 가는 것과 같은 맥락이다. 이러한 의사결정자들 중 대부분은 교육과정 위원회에 적극적으로 참여하고 있다. 이러한 협력은 학부, 대학원, 지속교육의 연계에 도움을 줄 것이다.

학습 성과 정의를 위한 접근들

기대되는 학습 성과는 우리가 제공해 주기를 기대하는 미래의 의료 기대와 맞아야 한다. 기대되는 학습 성과를 명시하기 위해 사용될 수 있는 접근법들은 다음과 같다.

- 델파이 기법(Delphi technique)
- 결정적 사건 조사(critical incident survey)
- 진료상의 에러 조사(studies of error in practice)
- 직무 분석(task analysis)
- 현존 교육과정과 출판물 연구(study of existing curricula and publications)
- 최근 졸업생 면담(interviews with recent graduates)

델파이 기법

델파이 기법은 기대되는 학습 성과를 정의하는 방법으로 주로 사용되는 성공적인 방법이다. 이는 '잘 알고 있는 사람(wise men)'으로 구성된 전문가 패널의 판단에 의존한다. '전문가'들은 주로 20명 정도로 의학 실제를 위해 필요한가를 고려하여 학습 성과를 정의하기 위해 필요하다. 응답을 계산하고 난 뒤 분석해서 수정하고 추가하거나 삭제하는 작업이 참가자들에 의해 이루어진다. 그리고 그 과정은 학습 성과의 최종적인 리스트에 대한 합의가 이루어질 때까지 반복된다. 델파이 접근은 기초의학교육과 광범위한 의학 전공의 훈련 프로그램을 위한 학습 성과를 도출하기 위해서 활용되어 왔다.

결정적 사건 조사

자격이 있는 개인(꼭 의사일 필요는 없음)에게 진료 시에 좋은 사례나 나쁜 사례로 인식되는 사건에 대해 경험했거나 관찰한 것을 기술하도록 요청한다. 개인적으로 기술한 사건들이 늘어날수록 그 사건들은 자연스럽게 군을 이루게 되고 의학에서 나타날 수 있는 주요한 역량 분야 군집으로 묶이게 된다. Blum과 Fitzpatrick(1965)은 정형외과 미국 협회에서 이 접근법을 이용하여 진행한 고전적 사례를 기술한 바 있다. 결정적 사건 조사의 변형은 그러한 연구들에서 '최고 수행자'로 간주되었던 사람들과 '최고 수행자'의 특성들을 확인하는 것이다.

진료상의 에러 조사

진료상에서 나타나는 에러들은 현존하는 교육과정이 가지고 있는 문제점을 나타내는 것일 수 있으며, 이에 대한 인식은 학습 성과를 개발하는 데 기여할 수 있다. 이는 의학연합(medical defence) 또는 의료보험기관(medical insurance body)과 협력하게 할 수도 있다. 진료에서 나타나는 일반적인 에러들을 확인하는 것은 질 낮은 커뮤니케이션 기술에 대한 실증적 자료를 제공해 주었고, 커뮤니케이션 기술이 교육과정에서나 학습 성과의 기술에 더 중요하게 강조되도록 했다.

직무 분석

직무 분석은 일주일 정도 의사가 일하는 것을 연구자가 보고 의사가 수행하는 일의 리스트를 만들도록 한다. 이 리스트는 진료를 수행하는 데 필요한 활동들을 기술하여 요구되는 학습 성과를 명시화하는 데 기반이 된다. 이 접근은 현재의 실행과정에 근거하고 있으며 미래에 기대되는 것보다 현재 의사가 수행해야 할 것에 대한 정보를 제공한다. 기록된 직무를 수행하기 위해서 필요한 역량 또는 능력에 대한 필요한 지침을 주는 것이 아니다.

현존 교육과정과 출판물 연구

학습 성과를 결정하기 위해서 시작할 수 있는 일은 의과대학과 의학전문대학원, 그리고 다양한 분야에서 현재 무엇을 가르치고 있으며 관련 성과는 무엇인지를 연구하는 것이다. 현존 교과서의 내용이나 다른 출판물의 분석이 매우 유용할 수 있다.

최근 졸업생 면담

최근 졸업생을 대상으로 하는 조사는 현 교육 프로그램과 규정된 학습 성과의 강점과 약점을 확인할 수 있게 한다. 면담이나 포커스그룹 또는 설문을 통해서 가능하다.

기술된 기법들 중 어느 것도 학습 성과를 명확히 하는 만병통치약은 아니다. 적절한 일련의 학습 성과를 개발하는 데는 다른 방법들을 조합하여 활용하는 것이 필요하다.

생각해 보기

1. 당신이 맡은 과정에 학습 성과가 만들어졌다면, 어떻게 도출되었으며, 누가 책임을 졌는가?
2. 만일 학습 성과가 유용하지 않다면 당신은 어떤 일을 할 수 있을까?

읽을거리

Blum, J.M., Fitzpatrick, R., 1965. Critical performance requirements for orthopaedic surgery: I. Method: II. Categories of performance (AIR-56-2/65-TR). American Institutes for Research, Pittsburgh, PA.

An early description in orthopaedics of the application of the critical incident approach.

Broomfield, D., Humphris, G.M., 2001. Using the Delphi technique to identify the cancer education requirements of general practitioners. Med. Educ. 25, 928-937.

An example of the use of the Delphi technique in continuing medical education.

Dunn, W.R., Hamilton, D.D., 1986. The critical incident technique – a brief guide. Med. Teach. 8, 207-215.

A useful review of Flanagan's critical incident technique.

Dunn, W.R., Hamilton, D.D., Harden, R.M., 1985. Techniques of identifying competencies needed of doctors. Med. Teach. 7, 15-25.

A description of the range of approaches that can be adopted in the specification of learning outcomes.

General Medical Council, 2009. Tomorrow's Doctors. General Medical Council, Lodon.

Outcomes for undergraduate medical education.

Laidlaw, J.M., Harden, R.M., Morris, A.M., 1995. Needs assessment and the development of an educational programme on malignant melanoma for general practitioners. Med. Teach. 17. 79-87.

A description of how the learning needs were addressed for a continuing education programme for general practitioners.

Paterson, A., Hesketh, E.A., Macpherson, S.G., Harden, R.M., 2004. Exit learning outcomes for the PRHO year: an evidence base for informed decisions. Med. Educ. 38, 67-80.

An example of the use of the Delphi process in the establishment of learning outcomes.

8

학습 성과를 설명하고 알리기

학습 성과를 분류하고 소통하는 데에는 서로 다른 구조나 모델이 사용될 수 있다.

학습 구조

학습 성과는 보통 12개 이상의 수없이 많은 영역에 걸쳐서 구조화된다. 예를 들어, 임상 술기와 같은 한 영역들이 학습 성과의 한 카테고리를 대표하게 된다. 그런 뒤 학습 성과는 영역들 각각에서 기술된다.

학습 성과 모음을 만들기 위한 구조나 모델들이 기술되어 왔다. 구조들마다 의미 있는 차이가 난다는 데에는 놀라울 것이 없으며, 공통되는 부분도 많다. 가장 널리 쓰이는 구조 중 일부가 아래에 기술되어 있다.

Dundee의 삼원 성과 모델과 'the scottish doctor' 구조

이 구조는 12개의 영역으로 되어 있다. 영역들이 다른 영역들 간의 관계를 강조하는 세 개의 원에 포함되어 있다는 점에서 다른 구조들과는 차이가 있다(그림 8.1). 5장에서 좋은 교수를 설명하는 유사한 모델을 본 바 있다.

가장 안쪽에 있는 원은 의사의 테크니컬한 술기 또는 의사가 할 수 있어야 하는 것을 표현한다—'해야 할 일을 하는가(doing the right thing)'. 여기에는 일곱 가지 영역이 있다.

1. 임상 술기(clinical skills)
2. 실행 절차(practical procedures)
3. 환자 조사(patient investigations)
4. 환자 관리(patient management)

5. 건강 증진과 질병 예방(health promotion and disease prevention)
6. 의사소통(communication)
7. 정보 처리와 검색(information handling skills)

세 원의 중간에 있는 원은 의사가 중간 원에 있는 일에 접근하는 방법을 말한다—'그 일을 바르게 하는가(doing the thing right)'.

8. 사회, 기초, 임상 과학의 이해
9. 적절한 태도와 윤리적 이해
10. 의사결정 기술과 임상적 판단

가장 바깥쪽에 있는 원은 개인의 개인적 특성의 발달을 말한다—'그 일을 할 적당한 사람인가(the right person doing it)'.

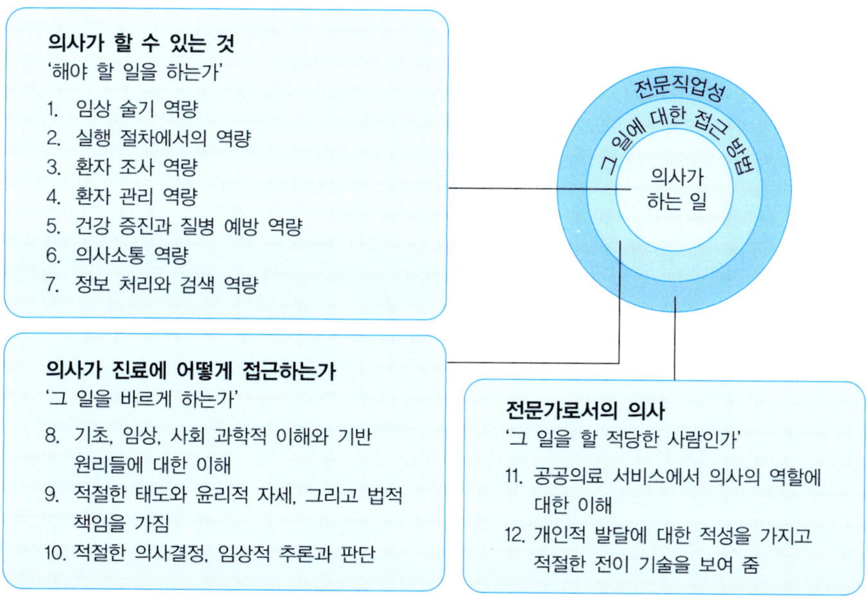

그림 8.1 12개의 영역이 결합된 삼원 학습 성과 모델

11. 의사의 역할
12. 개인적 발달

이 모델은 부록 6에 구체적으로 기술되어 있다.

12개의 성과 영역이 있는 삼원 모델은 다섯 개의 스코틀랜드 의과대학의 졸업 역량을 기술한 'the Scottish Doctor'에 적용되었다. 이 접근은 다른 나라에서도 사용되고 있다.

CANMEDS 의사 역량 구조

Royal College of Physicians and Surgeons of Canada는 일곱 가지 의사의 역할에 대한 틀을 개발했다. 이 틀은 고도로 숙련된 의사의 능력을 명백히 규명했다. 그 역할들은 다음과 같다.

1. 의학 전문가(medical expert): 환자 치료에 지식적 기술과 태도를 적용함
2. 의사소통가(communicator): 환자, 가족, 동료, 그리고 다른 전문가들과 효과적으로 소통함
3. 협력가(collaborator): 의료팀 내에서 효과적으로 일함
4. 건강 옹호자(health advocate): 건강과 환자와 국민의 웰빙 증진
5. 관리자(manager): 의료 시스템의 조직에 효과적으로 참여함
6. 학자(scholar): 의학 지식의 창조, 전파, 적용뿐만 아니라 성찰적 학습 수행
7. 전문가(professional): 윤리적 실천과 행동의 높은 개인 기준

그림 8.2는 요소들과 역할들 간의 상호 관계를 보여 준다.

CANMEDS 역량 구조는 캐나다의 의전원과 평생교육에 활용되었으며 의과대학 교육에도 사용되었다.

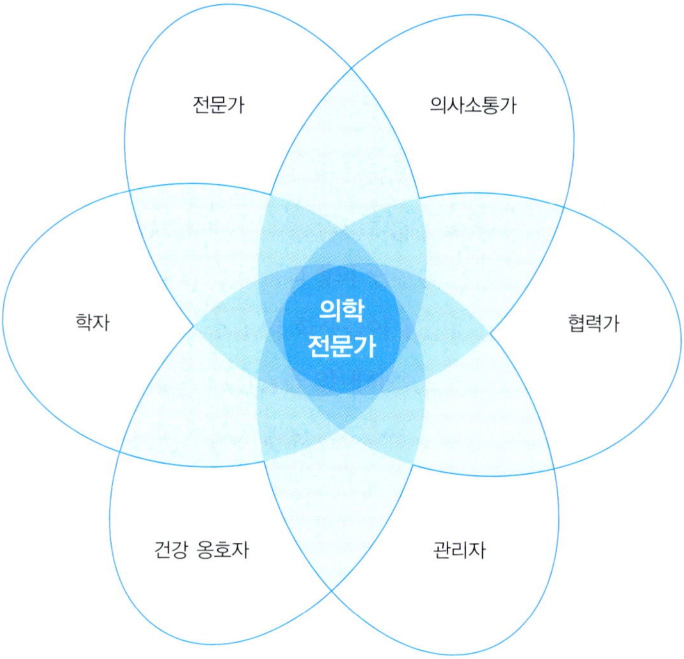

ROYAL COLLEGE OF PHYSICIANS AND SURGEONS OF CANADA | CANMEDS

그림 8.2 CANMEDS 역량 구조

미국의 졸업후교육 인증위원회
(Aaccreditation Council for Graduate Medical Education, ACGME)

ACGME는 의료 질 목표에 맞추어 다음과 같은 여섯 가지 역량 영역에 근거한 모델을 개발했다.

1. 환자 치료(patient care)
2. 의학 지식(medical knowledge)
3. 실무바탕 학습과 향상(practice-based learning and improvement)
4. 대인관계 및 의사소통 능력(inter-personal and communication skills)
5. 전문직업성(professionalism)

6. 의료제도 바탕 실무(system-based practice)

미국 졸업후교육 인증위원회의 역량은 세계적으로 활용되었으며, 여섯 가지 영역으로 전공의를 양성하고 평가하기 위한 미국의 졸업후교육 프로그램에 이용되었다. 또한 의과대학 교육에도 적용되어 왔다.

Brown 대학 능력(Brown abilities)

미국의 Brown 대학은 성과바탕 접근을 교육에 적용한 최초의 대학 중 하나이다. 21세기에 의사의 진료에서 기대되는 것과 유능하게 그 일을 수행하는 데 필요한 특성으로부터 아홉 개의 능력들(abilities)이 개발되었다. Brown 대학의 학습 성과는 아홉 개의 능력 각각이 학생들이 훈련의 초기, 중간, 고급 수준에서 보여 주어야 할 관찰 가능한 행동들로 기술되었다는 점에서 흥미롭다.

아래의 아홉 개의 능력들은 성공적인 의사를 설명하기 위한 것이다.

1. 효과적인 소통
2. 기초 임상 술기
3. 진료에 기초 과학 이용
4. 질병의 진단, 관리와 예방
5. 평생학습
6. 자기 인식, 자기 돌봄과 개인적 성장
7. 의료의 사회적, 지역적 상황
8. 도덕적 추론과 임상적 윤리
9. 문제 해결

글로벌 최소 필수 요구사항 (global minimum essential requirements, GMER)

의학교육 전문가와의 국제적 네트워크를 가지고 활동하는 뉴욕에 있는 중국 의사 자격위원회의 국제의학교육기구(institute for international medical education of the china medical board in New York)는 세계 각국의 의과대학 졸업생에게 기대되는 일련의 학습 성과로 글로벌 최소 필수 요구사항을 개발했다.

일곱 가지 영역은 다음과 같다.

1. 전문가적 가치, 태도, 행동, 윤리(professional values, attitudes, behaviour and ethics)
2. 의학의 과학적 기반(scientific foundation of medicine)
3. 임상 술기(clinical skills)
4. 의사소통 기술(communication skills)
5. 공중보건 및 의료시스템(population health and health system)
6. 정보 관리(management of information)
7. 비판적 사고와 연구(critical thinking and research)

학습 성과 틀을 위한 기준

학습 성과의 틀은 다음과 같은 기준을 만족해야 한다.

- 주요 영역은 대중을 포함하는 다양한 의사결정자들이 인식하는 기관의 비전과 미션을 반영해야 한다. 가치에 대한 적절한 의식을 가지고 의사에게 기대되는 것을 분명하게 반영해야 한다.
- 영역들은 일반적 수준에서 정의되어야 한다. 영역의 수가 관리할 수 있을 만큼 적어야 하며 역량의 서로 다른 면들이 구분될 정도로 많아야 한다.
- 틀은 진료에 있어 총체적이고 종합적인 관점을 제공해야 하며, 다른 성과 영역들 간의 관계를 설명해 주어야 한다.
- 틀은 구체화된 주요 영역 각각에서 '가능한' 성과가 개발되도록 도와야 한다.
- 틀은 분명하고 모호하지 않아야 한다. 사용자 편의적으로 직관적으로 쉽게 사용될 수 있어야 한다.

생각해 보기

1. 자신의 기관에서 사용하고 있는 성과 틀에 이미 동의하고 있을 수 있다. 만일 그렇지 않다면, 자신만의 틀을 개발하거나, 현존하는 틀을 선택하여 적용할 수 있다. 후자의 접근에 명백한 이점이 있다.
2. 틀의 구체적인 사항을 교수와 학생들은 잘 알고 있는가? 그리고 교육 프로그램의 요소들은 전체적인 성과 틀과 어떻게 관련되어 있는가?

읽을거리

2007. Med. Teach. 29 (7).
This issue of the journal has as its theme outcome-based education. It includes a series of articles describing the difference OBE frameworks.

추가 읽을거리

The CanMEDS, 2005. Physician Competency Framework. Better Standards. Better Physicians. Better Care. In: Frank, J.R. (Ed.), The Royal College of Physicians and Surgeons of Canada, Ottawa.
An introduction to the CanMEDS framework with a more detailed description of the CanMeds roles.

Scottish Deans' Medical Education Group, 2008. The Scottish Doctor. Learning outcomes for the Medical Undergraduate in Scotland; A Foundation for Competent and Reflective Practitioners. The Association for Medical Education in Europe (AMEE), Dundee.
A description of the 12 outcome domains subdivided into a more detailed set of learning outcomes.

실제로 성과바탕 접근 실행하기

성과바탕교육은 두 가지를 요구한다. 학습 성과들이 확인되고 명시되어야 한다. 교육과정에 대한 의사결정은 명시된 성과에 기초해야 한다.

타조, 공작, 그리고 비버

6장에서 논의되었던 성과바탕교육은 과정의 마지막에 달성되어야 할 일련의 학습 성과를 정의하고 공표하는 것 이상이다. 성과바탕교육은 학생들이 명시된 학습 성과를 달성하는지 확인하기 위해 설계된 학습 전략 및 학습 기회를 가지며 학습 성과에 맞춘 평가 과정이 있는 교육과정으로 특징지어진다. 개개인의 학생들은 학습 성과를 달성했는지를 확인하는 평가를 받게 된다. 학생들을 위해서 재학습과 심화교육이 적절하게 제공된다.

교수들은 성과바탕교육의 실행에 서로 다르게 반응한다. 어떤 교수들은 성과바탕교육을 지나가는 것으로 여기고 학습 성과를 준비하거나 수업에 학습 성과를 통합하려는 노력을 기울이지 않는다. 이들은 자신의 머리를 모래 속에 파묻고 있어 타조와 유사하다(Harden 2007). 정반대로 방문객이나 프로그램 평가자들에게 주요하게 보일 수 있는 일련의 학습 성과 리스트를 만들어 내는 데 열심인 교수들도 있다. 이들은 공작 같다. 불행히도 이들은 그들의 수업에 학습 성과를 이용하지 않으며, 그들의 노력은 쓸모없는 것이 되고 만다. 성공적으로 성과바탕교육 접근을 실행하는 교수들은 성과바탕교육이 수업을 설계하고 전달하며 기록하는 방법이라 믿으며 이런 일들이 실제로 일어나도록 노력한다. 이들은 비버 같다.

성과바탕교육 계획하기

성과바탕교육은 프로그램의 마지막에 성취될 것으로 기대되는 학습 성과가 무엇인가와 졸업생들이 의사로서 일하면서 가져야 할 역량이 무엇인가 하는 질문으로 시작된다. 8장에서 설명된 것처럼, 성과 구조는 폭넓은 수행 역량(performance capabilities)을 기술하는 데 사용된다. 이러한 역량들이 하나씩 보다 구체적으로 기술된다. 예를 들어, 환자 관리의 넓은 영역에는 외과, 약물, 물리치료, 사회적 차원, 그리고 대체 요법과 같은 더 구체화된 학습 성과가 포함된다.

졸업 성과가 정의되고 난 뒤에는, 후방 작업으로 성과를 교육과정 내에서 각각의 과정이나 임상 실습에 지정하게 된다. 이는 어떻게 과정(course)이 학교의 졸업 시 학습 성과에 기여하는지를 확인하는 것이다. 예를 들어 해부학 과정에서 달성된 학습 성과는 해부학의 숙달과 이해를 넘어, Mayo Clinic에 있는 Pawlina에 의해 확인된 것처럼, 의사소통 기술과 팀워크를 포함할 수 있다. 성과는 하나의 과정이나 임상 실습 내의, 예를 들어 강의, 임상 세션 또는 실습 경험에서의 학습 경험 각각에 맞추어 더 구체화된다. 이는 각 학습 경험이 코스의 학습 성과와 관련되어 있다는 것을 보여 주는 망이나 청사진을 제공하는 데에 도움이 된다. 하나의 망에는 학습 성과와 관련된 평가가 제시되어야 한다. 학습 성과가 분명할수록 학생들의 평가는 더 효과적으로 계획될 수 있다. 학습 성과 평가에는 적절한 도구들이 선택될 수 있다. 평가 프로파일은 학생들 개개인이 달성한 성과와 그렇지 못한 성과를 제시해 줄 수 있다.

성과바탕교육 교육과정에서의 학생 진보

졸업 학습 성과에 도달하는 학생들의 방법과 도달률에는 논리적으로 차이가 있을 수 있다는 것을 인식해야 한다. 예를 들어, 어떤 학생들은 다른 학생들에 비해 필요한 의사소통 기술을 더 빨리 습득할 수 있다. 학생들의 학습 성과 성취도는 교육과정을 통해서 그들의 진보를 모니터하고 계획을 수립하는 데 활용될 수 있다. 명시된 기준에 맞는 성과의 숙달은 학생들이 의학 과정의 한 부분에서 다음 부분으로 발전해 가도록 한다. 어떤 학생에게는 그 과정의 다음 해에 임상 연구를 수행하기 전에 기초 과학뿐만 아니라 소통 기술까지 완전히 숙달하도록 요구할 수 있다. 또한 진보는 의대에서 대학원을 거쳐 지속교육까지의 교육 연속선상에서 기록될 수 있다.

한 과정에서 학생들의 학습 성과의 달성과 그들의 진보는 네 가지의 차원에서 고려할 수 있다. 이는 12장에 기술되어 있다.

성과바탕교육 실행 인벤토리

성과바탕교육 실행 인벤토리는 대학이나 전공의 협회 수준에서 자신의 교육 프로그램에 성과바탕교육 접근을 적용한 것을 설명하는 데 사용될 수 있다. 그림 9.1에서 보여 주고 있는 것과 같이 각 아홉 개의 차원에서 5점 척도로 평가될 수 있다.

1. 기대되는 학습 성과의 분명하고 모호하지 않은 진술 정도
2. 기관의 교수나 학생들이 성과 진술을 인식하고 잘 알고 있는 정도
3. 문제바탕학습, 지역사회 바탕 학습, 또는 전문가 간 학습과 같이 적용된 교육 전략이 학습 성과를 반영하는 정도. 다른 의료 전문가들과 나란히 한 팀의 구성원으로 일할 수 있는 능력은, 예를 들어 전문가 간 학습 경험을 통해 길러질 수 있다.
4. 학습 성과와 학습 경험 선택의 조화. 분명히 다양한 교육 방법과 학습 방법의 사용이 요구될 것이다.
5. 정보의 과다 및 교육과정 혼잡과 관련하여 지식의 빠른 팽창이 의학교육이 직면하고 있는 문제이다. 학습 성과를 고려하는 것은 어떤 내용이 교육과정 내에서 다루어져야 할지를 결정하는 데 도움을 줄 것이다.
6. 학습 성과에 대한 학생들의 성취는 교육과정에서 학생들의 진보를 평가하

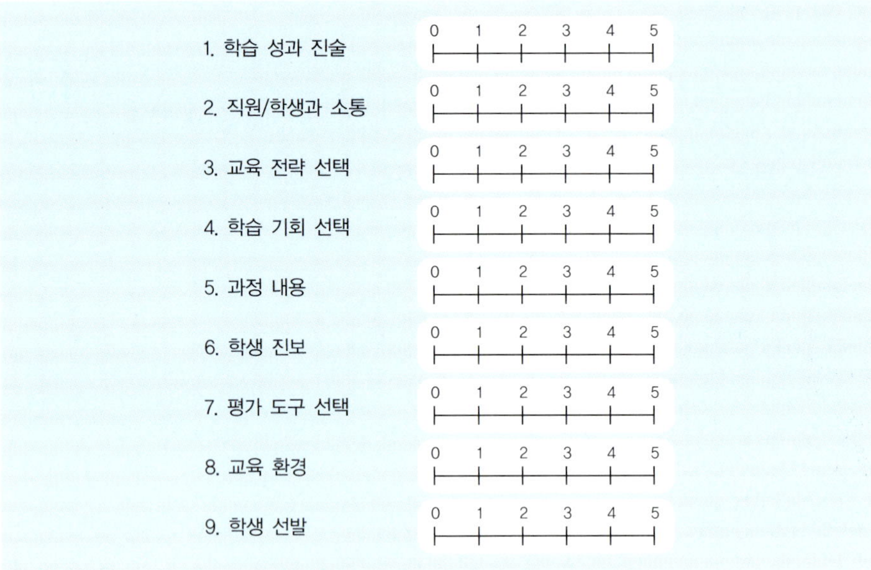

그림 9.1 성과바탕교육 실행 인벤토리

거나 다음 단계로 갈 수 있을지를 결정하는 데 사용될 수 있다.

7. 학습 성과는 평가와 관련해서 중요하다. 학습 성과와 학습 경험, 그리고 학생 평가 간 부조화가 있을 때에는 심각한 문제가 나타난다.
8. 교육 프로그램 설계 단계에서 높아진 관심은 교육 환경에 투입된다. 18장에서 기술되어 있는 바와 같이 성과바탕교육에서 명시된 학습 성과는 바람직한 학습 환경이 무엇인지를 말해 준다. 예를 들어, 팀워크 기술을 설명하는 하나의 학습 성과는 경쟁을 보상하는 전형적인 환경보다는 협력적 활동을 지지하는 교육 환경의 필요성을 제안하게 된다.
9. 목록의 마지막 차원은 학생 선발과 관련된다. 성과바탕교육에서 논의될 수 있는 것은 졸업 학습 성과가 학생들을 위한 입학 기준에 반영되어야 한다는 것이다. 학생들은 의사소통 기술, 문제해결과 태도와 같은 각 성과 영역의 입학 수준 필요조건에서 평가되어야 한다.

생각해 보기

1. 성과바탕교육 인벤토리에서 당신의 학교 또는 전공의 교육 기관은 어디에 해당되는가? 성과바탕 접근으로 잘 가고 있는가? 아니면 여전히 실행의 초기 단계에 있는가?
2. 당신이 가르칠 책임이 있는 영역에서 성과를 분명히 확인했는가? 이것이 훈련 또는 교육 프로그램의 전체적인 성과에 어떻게 기여하는지가 분명한가?
3. 학생들의 진보를 모니터하고 이끌기 위해서 학습 성과를 어떻게 사용할 것인지 고려해 보라.

읽을거리

Harden, R.M., 2007a. Outcome-based education – the ostrich, the peacock and the beaver. Med. Teach. 29, 666-671.
A description of the OBE implementation inventory and how it helps teachers, schools and education bodies to create a profile of the extent to which OBE has been implemented in the institution.

Harden, R.M., 2007b. Learning outcomes as a tool to assess progression. Med. Teach. 29, 678-682.
A description of how students progress to the achievement of the learning outcomes.

추가 읽을거리

Burke, J. (Ed.), 1995. Outcomes, Learning and the Curriculum. Implications for NVQs, GNVQs and other qualifications. The Falmer Press, London.
A general early description of the curricular consequences of an outcome-based approach to education and training more generally.

Holmboe, E.S., Ward, D.S., Reznick, R.K., et al., 2011. Faculty development in assessment: the missing link in competency-based medical education. Acad. Med. 86, 460-467.
The authors argue that medical education needs an international initiative of faculty development around competency-based medical education.

제 3 부

학습 프로그램 조직하기

교수들은 교육과정을 단지 전달하는 것이 아니다. 그들은 교육과정을 개발하고, 정의하고 해석한다.

_Michael Fullan and Andrew Hargreves, *Understanding Teacher Development*, 1994

개요

교육과정 계획과 실행은 주요한 도전을 야기한다.

10장. 교육과정은 무엇으로 구성되는가?

교육과정은 단순한 교수 계획표나 시간표 이상이다. 공식적이고 비공식적인 모든 교육과정을 포함한다.

11장. 교육과정 계획 시 물어야 할 10가지

교육과정 계획과 실행은 구체적인 사항에 있어 세심한 주의를 요구한다. 10가지 질문의 유용한 점검표가 제공되어 있다.

12장. 내용 계열화와 나선형 교육과정

내용을 계열화하는 것은 복잡함을 증명할 수 있다. 학습자들이 기대되는 학습 성과를 성취하는 데 있어 어떤 접근이 다른 접근들에 비해 더 효과적일 수 있다.

13장. 학생중심 접근 적용하기

학생들이 자신의 학습에 더 책임감을 가지도록 권한을 부여하고자 할 때 교수의 역할은 변화되어야 한다.

14장. 문제와 임상 표현으로 학습하기

보건 전문가에 의해 수행되는 임상 문제나 직무는 학습의 기초가 될 수 있다. 보다 실제적인 학습 경험은 학생에게 동기를 부여할 수 있다.

15장. 통합과 전문직종간 교육 접근 사용하기

다른 학문을 함께 묶는 통합교육과정은 많은 이점이 있다. 또한 다른 전공과 학습 경험을 공유하는 데서 오는 유익이 있다.

16장. 효율적인 도제 모델과 직무바탕학습 만들기

직무와 관련된 경험에서 배우는 것보다 더 좋은 방법은 없다. 여기에는 주의깊은 모니터링과 감독이 필요하다.

17장. 핵심교육과정에 선택사항 만들기

학습의 필수적 요소를 제공하는 핵심교육과정과 함께, 선택수업과 선택실습 과정은 학생에게 더 깊이 있게 선택한 주제를 공부할 기회를 제공한다.

18장. 교육 환경의 중요성 인식하기

그동안 간과되었던 이 영역은 이제 학생들의 학습에 영향을 주는, 실질적이고 매우 현실적인 요소로 인식되고 있다. 교육 환경을 평가하기 위해 도구들이 유용하게 사용된다.

19장. 교육과정 배치도 작성하기

학습 성과, 교육 방법 그리고 학생 평가를 함께 연결하는 방법에 관한 명확한 도해는 교수뿐 아니라 학생에게도 매우 중요하다. 교육과정 배치도가 필요하다.

교육과정은 무엇으로 구성되는가?

교육과정은 단순한 교수 계획표나 시간표 이상이다. 공식적이고 비공식적인 모든 교육과정을 포함한다.

교육과정 개념

과거에는 교육과정이 교수 계획표나 시간표와 동일시되었다. 교육과정 문서는 내용에 대한 진술, 다루어지는 과목들, 학생들이 참여해야 하는 과정들로 구성되었다. 교육과정의 개념은 다음과 같이 확대되고 있다.

- 학습 성과들
- 교수법과 학습 방법들
- 교육 전략들
- 학습 상황
- 학습 환경
- 평가 절차들

교육과정의 이러한 면들이 11장에 더 구체적으로 다루어져 있다. 교육과정은 학습자들의 모든 경험들로 이루어지며, 학생들이 명시된 학습 성과를 달성할 수 있도록 한다(Grant 2010).

교육과정에 대한 접근들

앞에서 제시한 요소들은 모두 중요하며, 교육과정 계획 시에 고려되어야 한다. 특히 주의해야 할 면들을 아래에 제시했다.

- **건축가 접근(the architect approach).** 건축에서처럼 제작되어야 할 것에 대한 전체적인 설명서를 가지고 시작하는 것이다. 교육과정 계획 시 의과대학의 목표에 대한 구체적 진술과 기대되는 학습 성과에 초점을 맞춘다.
- **정비공 접근(the mechanic approach).** 자동차 정비공은 차가 여행을 해야 하는 방향보다는 엔진의 유형에 관심을 가진다. 교육과정 계획 시 교육적 접근과 학습 기회 창출에 중점을 둔다.
- **요리책 접근(the cookbook approach).** 케이크를 만들기 위한 재료의 목록과 양을 제시하는 요리책의 조리법처럼 자세한 목록이 교육과정에 들어가야 하는 모든 내용으로 구성되어 있다.
- **철도 접근(the rail approach).** 철도의 시간표는 열차가 다른 역에서 서고 출발하는 노선과 시간으로 구성된다. 철도 접근에서는 학생들의 시간표와 하루 각 시간의 학생들의 활동과 장소를 강조한다.
- **탐정 접근(the detective approach).** 마치 탐정이 범죄의 현장에서 근거를 평가하고 문제를 진단하는 것처럼 현존하는 교육과정과 관련하여 문제점을 확인하는 것을 중요시한다.
- **관료주의적 접근(the bureaucratic approach).** 외부로부터 유입된 기관 또는 학교 그리고 그 교육과정을 지배하는 원칙과 규정이 가장 중요한 요소가 된다.
- **마술사 접근(the magician approach).** 이 접근은 교육과정이 마치 마술사가 모자에서 토끼를 꺼내듯 보인다. 어떻게 교육과정이 도출되었으며 또는 누가 이 교육과정에 책임을 질 것인지가 명확하지 않다.

이러한 접근들은 교육과정 계획의 희망적인 캐리커처를 보여 주는 반면 불행히도 실행시에 때때로 일어나는 일들을 보여 준다. 오늘날 대학과 대학원교육 모두에서 교육과정 계획에 있어 '마술사 접근(a magician approach)'은 없어져야 한다. 다음 장에 진술한 바와 같이 교육과정 개발은 계획된 일련의 단계를 거쳐 모든 요소에 주의를 기울이는 체계적 접근이다. 교육과정은 의도의 표현과 메커니즘, 그리고 교수나 학생, 행정가, 고용자, 정부, 그리고 더 폭넓은 대중을 포함하는 이해관계자 모두의 투입이 요구되는 교육 프로그램의 맥락으로 여겨진다.

계획된, 시행된, 학습된 교육과정

이들의 차이는 다음과 같다.

- 계획된(planned) 교육과정은 교육과정 계획자들과 교수들에 의해 쓰이고 합의된 것으로 그들의 의도와 열망이 구체적으로 나타나 있다—교육과정 서류.
- 실제적(actual) 혹은 시행된(delivered) 교육과정은 학생들과 훈련생들의 경험의 실제이며, 무엇이 실제로 실천되고 일어났는가—실제 교육과정.
- 학습된(learned) 교육과정은 학생들이 자신의 학습 경험의 결과로 나타나는

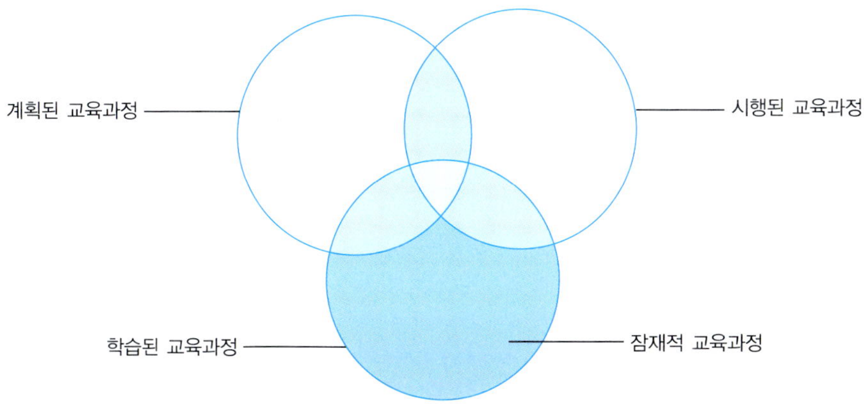

그림 10.1 계획된 교육과정, 시행된 교육과정, 학습된 교육과정, 잠재적 교육과정

지식, 술기, 태도를 나타낸다.

'계획된' 그리고 '시행된' 교육과정 간의 부조합은 명시된 교육과정에 대한 교수의 인식 부족 혹은 수용이 되지 않았거나, 실제로 계획자의 희망이나 의도와 과정이 완전하게 맞아떨어지지 않았기 때문이다. 때때로 교육과정에서 명시된 것보다 교수들에 의해 중요하게 생각되어 가르쳐야 할 것으로 강조되는 것에서 문제들이 발생하게 된다. 교수들은 학습 성과를 수행하고 원칙을 받아들여야 한다. 교수들의 책임은 계획된 교육과정과 시행된 교육과정 간의 차이를 최소화되도록 유지하는 것이다. 의미 있는 차이가 나타나면 이러한 이유는 반드시 분석되어야 하며 행동에 옮겨져야 한다. 시행상의 문제는 학생들과 훈련생들이 가진 문제이거나 계획된 교육과정에서 원초적으로 잠재된 것으로 설명되어야 한다.

'학습된 교육과정' 부분은 '잠재적 교육과정'이다. 계획된 교육과정의 명시적인 의도가 있는 부분이 아닌 성과들로 생각된다. 지식이나 기술이 될 수 있으며 더욱 중요한 태도나 믿음 등이 될 수도 있다. 공식 교육과정은 과정 기술서나 안내서, 학습 가이드에 기술되어 있다. 잠재적 혹은 비공식적 교육과정은 교육 환경에 의해 결정되며 19장에 기술된 학생들의 경험과 관련되어 있다. 잠재적 교육과정과 공식적 교육과정에서 학생들이 배우는 것 간에는 갈등이 있을 수 있으며 이러한 갈등은 특히 윤리적 결정과 관련된다.

생각해 보기

1. 학생들은 교육과정의 구체적인 사항들에 대해 잘 알고 있는가? 교육과정의 지속적인 개선에 참여하는가?
2. 교육과정 개발에 적용된 접근의 특징을 어떻게 나타낼 수 있는가?
3. 당신의 상황에서 잠재적 교육과정은 얼마나 중요하며, 계획된 교육과정과 시행된 교육과정은 얼마나 유사한가?

읽을거리

Davis, M.H., Harden, R.M., 2003. Planning and implementing an undergraduate medical curriculum: the lessons learned. Med. Teach. 25, 596–608.
A description of the approach to curriculum development adopted in one medical school.
Grant, J., 2010. Principles of curriculum design. In: Swanwick, T., (Ed.), Understanding Medical Education: Evidence, Theory and Practice. Wiley–Blackwell, Chichester.
Hafferty, F.W., Castellani, B., 2009. The hidden curriculum. A theory of medical education. In: Brosnan, C., Turner, B.S. (Eds.), Handbook of the Sociology of Medical Education. Routledge, London, pp. 15–35.
An exploration of the hidden curriculum. The development of the concept can be attributed to Hafferty.
Harden, R.M., 1986. Approaches to curriculum planning. Med. Educ. 20, 458–466.
An account of the different approaches to curriculum planning introduced in this chapter.

추가 읽을거리

Fish, D., Coles, C., 2005. Developing a Curriculum for Practice. Medical Education. Open University Press, Maidenhead.
An account of curriculum development in medical education.
Kelly, A.V., 2004. The Curriculum, Theory and Practice, fifth ed. Sage Publications, London.
A classic book on the curriculum. Although more focused on the curriculum in schools, the ideas and concepts have relevance to medical education.

11

교육과정 계획 시 물어야 할 10가지

교육과정 계획과 실행은 구체적인 사항에 있어 세심한 주의를 요구한다. 10가지 질문의 유용한 점검표가 제공되어 있다.

교육과정 개발은 세심한 고려와 계획을 요구하는 진지한 작업이다. 이 장에서는 다음과 같이 교육과정 개발에 필요한 10가지 질문을 중점적으로 다룬다.

1. 훈련 프로그램에서 만족시켜야 할 요구는 무엇인가?
2. 기대되는 학습 성과는 무엇인가?
3. 어떤 내용이 포함되어야 하는가?
4. 어떻게 내용을 조직해야 하는가?
5. 어떤 교육 전략이 적용되어야 하는가?
6. 어떤 교육 방법이 사용되어야 하는가?
7. 평가는 어떻게 이루어져야 하는가?
8. 교육과정의 구체적 사항에 대해 어떻게 소통해야 하는가?
9. 어떤 교육 환경과 분위기가 조성되어야 하는가?
10. 그 과정은 어떻게 관리되어야 하는가?

훈련 프로그램에서 만족시켜야 할 요구는 무엇인가?

교육과정에서 만족시켜야 할 요구는 종종 무시되거나 당연한 것으로 생각된다. 이러한 요구에 대해 한걸음 물러나 생각하고 고려하는 것은 좋은 일이다. 의과대학의 사회적 책임에 대한 미션이나 지역사회에서 일하게 될 의사를 훈련시키는 일에 대해 더 많은 관심을 쏟아야 한다.

전통적인 교육과정은 지역사회에서 일하도록 동기화되어 있거나 준비가 된 상태의 의사로 훈련하지는 않았다. 호주나 캐나다, 또 의료서비스가 필요한 다른 나라에서는 지역사회 의료서비스를 강조하도록 하는 교육과정과 훈련 시설을 지원하기 위한 자원들이 할당되어 있다. 교육 프로그램과 의료서비스에 대한 요구가 조화를 이루는 것은 의과대학뿐만 아니라 정부나 넓은 의미의 대중, 그리고 다른 의료 전문가들을 포함하는 이해관계자들에게도 중요한 일이다. 의사의 역할과 어떻게 의료 팀 내에서 일할 수 있게 할 것인가 하는 것은 의과대학 프로그램 개발의 중점 사항이 되어야 한다.

의과대학에서 더 고려해야 할 주제는 의료의 세계화와 국제화 차원이다. 의료 직무 환경에는 변동(mobility)이 많으며, 세계 시민으로서 필요한 기술을 가진 의사로 졸업하는 것이 중요하다는 점을 인식해야 한다.

기대되는 학습 성과는 무엇인가?

교육과정의 핵심은 학습자에게 기대되는 학습 성과이다. 2부에서 학습 성과의 중요성과 교육의 과정에서 결과(product)가 강조되는 성과바탕교육 모델로 전환되어 가는 변화에 대해 기술한 바 있다. 테크니컬한 역량과 임상 술기, 기초 과학, 적절한 태도, 의사결정 전략 접근, 개인적 발전과 전문직업성 등과 관련하여 학습 성과가 어떻게 표현되고 소통될 수 있을지 고려해야 한다. 학습 성과를 결정하기 위해서는 이어지는 질문에 답해야 한다.

어떤 내용이 포함되어야 하는가?

의학과 과학 지식의 빠른 팽창과 새로운 전공들의 발달과 더불어, 정보의 과부화가 이제 의학교육에서 주요한 문제점으로 나타나고 있다. 교육과정에서 가능한 시간은 비교적 한정적인데 내용이 확대되어 감에 따라, 핵심교육과정에 포함되어야 할 것과 삭제되어야 할 것을 결정해야 한다. 해부학과 기초 과학을 학부 교육과정에서 다룰 것인가 그리고 과거에 다루어 왔던 자세한 기초 과학이나 해부학적 지식 없이도 이해를 도울 수 있는 정보를 제공할 수 있을지에 대해서는 상당한 논쟁이 계속되고 있다.

핵심 내용은 모든 학생들이 숙달해야 할 것이며, 선택과정이나 학생 선택수업 등을 통해 다른 과목을 학습할 수 있는 기회가 제공되어야 한다는 것에 대해서는 17장에서 합의를 이루게 될 것이다.

의사는 현재 인터넷이나 다른 자원들을 통해 필요한 정보에 쉽게 접근할 수 있다. 핵심교육과정에서는 학생들이 이 정보를 알고 해석하기 위해 필요한 용어, 이해, 기술을 제공해야 한다.

어떻게 내용을 조직해야 하는가?

학습 성과와 내용이 결정되면, 다음 단계는 어떻게 교육과정이 조직되고 내용이 계열화되어야 하는가를 고려하는 것이다. 의학교육의 전통적 접근에서는 학생들에게 기본 의학과 정상 기능, 인체의 구조와 행동을 소개하고 있다. 학생들이 이 교육과정을 통해 다음 학년으로 진급하면, 이상 기능과 임상 술기의 개발을 중점적으로 다루게 된다. 후에 학생들의 임상적 역량은 환자를 다루는 직무 상황에서 개발하게 된다. 이러한 계열성에 대해서는 단점이 많이 있다. 2장에서 논의한 바와 같이 내용의 관련성이 학생들에게 명백하게 드러나지 않으며, 학습 결과가 덜 효과적일 수 있다. 훈련을 통해 학생들의 진보가 나타나도록 학습을 더 효율적이고 효과적으로 이끌 수 있도록 내용이 어떻게 구성되고 계열화될 수 있을지는 중요한 문제이며, 이는 12장에서 다루어지게 된다.

어떤 교육 전략이 적용되어야 하는가?

'문제바탕 교육과정'이나 '지역사회 바탕 교육과정' 등과 같이 교육 전략의 관점에서 이름 붙여진 교육과정 내에는 교육 전략의 주요한 요소가 드러나야 한다. 교육과정 계획을 위한 SPICES 모델에서는 여섯 가지 교육 접근을 제시하며, 이를 여속선상에 표현하고 있다.

학생중심/교수중심(student-centered/teacher-centered)

13장에서 설명된 바와 같이 교육과정에는 학생이 자신의 학습에 책임감을 더 갖도록 하는 학생중심의 변화가 있어 왔다. 학생들에게 무엇을 가르칠 것인가가 아니라, 학생들이 무엇을 배울 것인가가 문제이다. 교수들은 학생들이 내용, 학습에 대한 접근, 그리고 완수해야 할 시간 등에서 학생들의 요구에 맞는지 아닌지를 면밀히 검토하여 프로그램을 확립하도록 도전받고 있다.

문제바탕/정보지향(problem-based/information-oriented)

학습의 문제바탕 접근은 20년 전부터 수없이 많은 대학에 적용되어 왔다. 임상적 문제를 가지고 시작하며, 그것이 학습의 중점사항이 된다. 문제는 학생들이 알아야 할 필요가 있는 것이며, 이로 인해 학생들이 움직이게 된다. 이 주제는 14

S	학생중심	······	교수중심
P	문제바탕	······	정보지향
I	통합 혹은 전문가간	······	전공중심(discipline)
C	지역사회 바탕	······	병원 바탕
E	선택-주도	······	획일화(uniform)
S	체계적	······	기회주의적(opportunistic)

그림 11.1 교육 전략의 SPICES 모델

장에서 더 논의하게 된다. 직무바탕(task-based)학습은 문제바탕학습의 변이로 설명될 수 있다.

통합적/과목-바탕

예를 들어, 외과, 병리학과 같은 각 전공이나 과목과 관련한 과정(courses)을 바탕으로 한 교육과정으로부터 심혈관 시스템과 같은 인체 시스템을 중심으로 통합된 과정들로의 의미 있는 변화가 있어 왔다. 기초 의학과 임상 과목 간의 더 큰 의미의 통합으로의 변화도 있다. 어떤 교육과정 내에서는 전문가 간에 크고 작은 자신의 학습 경험이 공유되는 전문가 간 접근이 탐색되고 실행된다. 이는 학생들에게 팀워크 기술을 개발하고자 하는 요구로 이해된다. 통합과 전문가 간 교육은 15장에서 더 다루어질 것이다.

지역사회 바탕/병원 바탕

교육과정에서 학생들의 경험을 오직 병원 상황에서만 제공하던 것에서부터 변화가 나타나고 있다. 더욱 매력적인 점은 교육과정에서 지역사회 상황에서의 경험을 제공한다는 점이다. 이것은 16장에서 소개될 것이다.

선택적/획일화

교육과정은 모든 학생들에게 보편적인 내용인 핵심교육과정과 선택과정 혹은 학생의 선택 요소 모두를 포함해야 한다. 어떤 경우에는 자신의 학습을 위해 학생들이 주제를 선택하도록 한다. 선택을 포함한 핵심교육과정의 개념은 17장에서 소개될 것이다.

체계적(계획적)/도제(기회주의적)

체계적 교육과정에는 계획된 학습 성과와 교육, 학습, 평가의 내용들이 분명하게 기술되어 있으며, 이는 성과와 관련되어 있다. 강의자가 임상 실습(clinical unit)에서 자신에게 흥미로운 주제나 자신이 현재 보고 있는 환자를 근거로 강의하는 도제식 혹은 기회주의적 모델과는 대조적이다.

교육 프로그램이 이상의 여섯 가지 차원 중 어디에 위치하고 있는가는 교육과정 계획에 있어 중요하며, 대학에 따라 다를 것이다. 거의 분명히 연속선상의 극단에 위치해 있지는 않을 것이다. SPICES 모델은 교육과정을 현재의 위치와 희망하거나 이상적이라고 생각하는 위치와 비교하여 평가하게 한다.

어떤 교육 방법이 사용되어야 하는가?

의학교육과정의 전통적인 교육 방법은 교재와 다른 학습 자원을 활용하는 강의나 소그룹 활동, 그리고 임상 실습을 포함하고 있다. 이들 모두는 제각기 역할을 맡고 있다. 최근의 경향은 이러닝과 임상술기센터에 있는 시뮬레이터를 포함한 새로운 학습 테크놀러지를 활용하는 것이다.

학생들이 서로의 학습을 지지하고 서로 배우는 것이 교육과정상에서 나타나는 특징이다. 최근에는 학생들이 자신의 동료 또는 후배들의 교육에 공식적으로 참여하는 것으로 발전되고 있다.

전통적 접근과 새로이 나타나는 방법들이 4부에 기술되어 있다.

평가는 어떻게 이루어져야 하는가?

교육과정의 주요한 요소이면서 학생들의 행동에 의미 있게 영향을 미치는 한 가지가 평가이다. 평가는 기대되는 학습 성과와 밀접하게 관련되어야 한다는 것이 필수적 사항이다. 전체적인 평가 전략이 결정되어야 하며 이와 관련하여 적절한 도구를 생각해야 한다. 객관 구조화 임상 시험(OSCE)과 포트폴리오 평가는 보다 전문적인 수행 평가 도구에 대한 요구에 맞추어 제시되어 왔다. 특별히 직무바탕(work-based) 평가는 대학원 교육에서 주로 발전해 왔다. 5부에서는 인정받고 있는 새로운 평가 접근들과 평가 프로그램을 계획할 때 설명되어야 할 주요한 주제들을 기술하고 있다.

교육과정의 구체적 사항에 대해 어떻게 소통해야 하는가?

학부와 대학원 교육과정이 정교화되고, 문제바탕학습과 통합 등과 같은 전략들의 사용이 증가함에 따라 학생들과 훈련생들은 다음과 같은 점을 이해해야 한다.

- 기대되는 것
- 가능한 학습 기회들
- 학습 기회들을 최대한 이용할 수 있는 방법
- 교육과정을 통한 자신의 진보

교수와 훈련자는 자신이 책임지고 있는 프로그램에서 본인들의 역할과 학생들에게 기대되는 것이 무엇인지를 인식하는 것이 어려울 수 있다.

만일 교육과정이 성공적이라면, 교육과정과 교수와 학생들에게 기대되는 것이 무엇인지에 대해 효과적인 소통이 이루어질 것이다. 이는 분명하게 기술된 문서나 교수와 학생들과의 만남을 통해 가능하다. 교육과정 기술서에는 다음과 같은 것이 포함되어야 한다.

- 기대되는 학습 성과에 대한 분명한 기술과 설명
- 학습 성과와 관련된 유용한 학습 기회와 교육과정 단계와 평가에 대한 일련의 청사진
- 19장에 기술되어 있는 바와 같이, 교육과정 내의 다른 요소들 간의 관계를 보여 주는 교육과정 배치도

어떤 교육 환경과 분위기가 조성되어야 하는가?

교육적 분위기나 환경은 중요하지만 교육과정에서는 고려되지 않고 있다. 이는 학교 또는 학습이 일어나는 곳의 전반적인 분위기를 말한다. 예를 들어 학생들이 지지적 혹은 위협적 환경에서 자신이 공부하고 있다고 느끼는가와 환경이 팀워

크나 협동, 적절한 전문가적 행동, 그리고 창의성을 조성하고 있는가 그렇지 않은가를 포함한다. 많은 도구들이 교육적 환경을 측정하는 데 사용되고 있다. 이 주제는 18장에서 논의된다.

그 과정은 어떻게 관리되어야 하는가?

교육과정의 개발과 관리가 세심한 계획과 시간 그리고 자원의 할당을 필요로 하는 중요한 활동이라는 점은 이제 명백해졌다. 대부분의 의과대학과 대학원은 이 점을 인식하고 있고 교육과정을 위한 위원회를 구성해 왔다. 교육과정 개발 위원회는 모든 이해관계자들을 대변해야 한다. 병원과 지역사회의 이익 모두를 고려해야 하며, 하급생과 상급생, 그리고 학생들 모두가 포함되어야 한다.

교수는 프로그램 내에서 다음과 같은 사항들을 시행하는 책임을 맡게 된다.

- 교육과정의 각 단계별 조정
- 각 과정의 조직과 실행
- 선택과정과 선택사항의 관리
- 학생 평가
- 어려움을 겪고 있는 학생 지원
- 컴퓨터와 정보 테크놀러지
- 임상술기센터와 시뮬레이터, 모의 환자의 활용

교육 프로그램에 기여하고 있는 교수의 노력을 인식하고 보상해 주는 것이 중요하다. 이는 가르치는 것에 대한 기여를 근거로 하여 승진되거나 교육 자격(scholarship of education)을 받는 것을 포함한다.

교육 프로그램은 교육과정 내의 변화나 혁신을 위한 교수들의 참여와 함께 학장 또는 임상 디렉터(clinical director)가 강력한 리더십을 가질 때 가장 성공적이다.

생각해 보기

1. 당신의 교육 상황을 위의 10가지 질문에 비추어 생각해 보라. 교육과정 위원회의 위원이 아니거나 교육과정 계획과 직접적인 관련이 없을 수도 있다. 그러나 이해관계자로서 주요한 역할을 맡고 있으며, 만일 이러한 주제들을 이해한다면 더 효과적으로 자신의 책임을 이행할 수 있게 될 것이다.
2. 당신이 포함되어 있는 교육 프로그램의 교육 전략에 대해 생각해 보라. SPICES 연속선상의 어디에 놓여 있는가? 당신이 원하는 위치는 어디인가?

읽을거리

Harden, R.M., 1986. Ten questions to ask when planning a course or curriculum. Med. Educ. 20, 356-365.
A description of the ten questions to be asked when planning a curriculum.

Harden, R.M., Sowden, S., Dunn, W.R., 1984. Some educational strategies in curriculum development: the SPICES model. ASME Medical Education Booklet No. 18. Med. Educ. 18, 284-297.
A description of the SPCIES model and how it can be used in curriculum planning and evaluation.

추가 읽을거리

Fleiszer, D.M., Posel, N.H., 2003. Development of an undergraduate medical curriculum the McGill experience. Acad. Med. 78, 265-269.
A useful case study.

Grant, J., 2010. Principles of curriculum design. In: Swanwick, T. (Ed.), Understanding Medical Education: Evidence, Theory and Practice. Wiley-Blackwell, Chichester.
A description of the steps in curriculum design.

Kern, D.E., Thomas, P.A., Howard, D.M., Bass, E.B., 2011. Curriculum Development for Medical Education. A Six-Step Approach. The Johns Hopkins University Press, Baltimore and London.
A description of a six-step approach to curriculum development based on the author's experience at The Johns Hopkins School of Medicine.

내용 계열화와 나선형 교육과정

내용을 계열화하는 것은 복잡함을 증명할 수 있다. 학습자들이 기대되는 학습 성과를 성취하는 데 있어 어떤 접근이 다른 접근들에 비해 더 효과적일 수 있다.

계열화의 중요성

학습 성과, 교육과정 내용, 교수학습 방법, 교육적 전략과 평가 등 의학교육과정을 구성하는 요소에 많은 관심을 가져 왔다. 그에 비해 교육과정 내 학습의 전체적 조직과 계열화에는 관심을 덜 가져 왔다. 어떤 과정들이 포함될 것인가뿐만 아니라 교육과정의 큰 그림과 어떻게 과정들을 계열화할 것인가를 고려하는 것이 중요하다.

- **순서에 따라 과정 배열하기.** 하나의 과정은 그 전의 과정에서 성취된 학습 성과를 포함한다는 것을 가정한다. 과정의 순서는 학생들이 학습한 것을 덜 망각하고 새로운 문제나 익숙하지 않은 상황에 적용할 수 있도록 하기 위해서 많은 내용 지식을 의미 있는 패턴으로 조직화하는 데 도움을 줄 수 있다.
- **과정의 연계성과 상호의존성 확립하기.** 학생들 자신이 현재 배우고 있는 것과 이전에 배운 것, 배워야 할 것 간의 관계를 확인하는 것을 도와야만 한다.

계열화를 위한 가이드라인

과정을 계열화할 때 주요하게 고려해야 할 사항은 다음과 같다.

- **사전지식.** 과정에 들어오기 전에 학생들에게 필요한 지식과 술기
- **과정 내용.** 학생들이 기대되는 학습 성과를 숙달하기 위해 학습해야 할 것
- **획득된 역량의 적용.** 과정에서의 학생들의 지속적 학습

교육과정 계열화는 학생들이 더 쉽게 학습 성과를 성취하도록 하기 위해 학생들의 학습 과정을 관리하는 것을 포함한다. 다음과 같은 이동이 포함될 수 있다.

- 간단한 것에서 복잡한 것으로
- 일반적인 정보나 원칙으로부터 더 구체적인 고려로
- 기본적인 원칙에서부터 실제 적용으로

이것이 반드시 최적의 학습 계열화를 나타내는 것은 아니다. 만약 학생이 목표와 과정의 관련성을 이해하는 데 실패한다면 동기가 부족하게 될 것이고, 학습이 비효과적이 될 수도 있다. 이것은 교육과정에서 임상 과정이나 경험을 더 이른 시기에 할 수 있도록 배치해야 하는 이유 중 하나이다.

과정을 계열화하는 상황들은 관리(logistics)의 영향을 받게 된다. 예를 들어 임상 실습에서 학생들은 각기 다르게 계열화된 임상과별 실습(clinical specialty attachment)을 수행할 수 있는데, 이는 최선이 아니다.

계열화와 관련된 주제가 복잡하다는 것은 의심할 바가 없으나 하나의 교육과정에서 과목의 계열화가 정해질 때에는 아래와 같이 두 가지 점을 고려해야 한다.

1. 과목 전문가에 따라 이미 정해진 내용의 논리적 순서가 학생들이 그 과목을 공부하기에 가장 적절한 방법이라고 할 수는 없다.
2. 과정 내용을 순서 짓는 가장 주요한 목적은 학생들이 가장 효과적으로 학습할 수 있도록 돕는 것이다. 학생들에게 과정 초기에 환자를 소개하는 것은 기초 의학 공부를 더 잘 할 수 있도록 이끌 수 있다.

조기 임상 경험

계열화의 가장 주요한 이슈는 기초과학과 임상과목의 관계에 대한 것이다. 전통적인 학부교육과정에서는 학생들이 병리학이나 임상의학에 대해 접하기 전에 인체의 구조와 기능의 이해가 먼저 이루어져야 한다고 가정했다. 학생들은 의학에 대한 공부를 기초의학과 관련한 과정들로 시작하고, 이를 끝내고 나서야 임상 과정으로 갈 수 있었다. 최근 몇 년 동안 교육과정의 이러한 계열화에 의문을 가지게 되었다. 조기 임상 경험의 주요한 이점이 나타나고 있다. 학생들을 동기화시켜 기초과학을 더 효과적으로 학습하게 한다는 것을 보여 주고 있다. 의학교육과정이 의료의 사회적 맥락을 지향하게 되면서 학생들은 임상 환경으로 더 쉽게 전이가 일어났다. 또한 이는 학생들의 진로 선택에도 영향을 주게 되었다.

과정의 마지막 해까지 기초의학을 지속적으로 학습해야 한다는 강력한 주장이 나타났다. Dundee 대학의 생화학 전임교수인 Peter Garland는 교육과정의 초기보다 마지막에 생화학 과정을 계획하라고 제안했다. 학생들이 자신이 공부한 생화학의 중요성을 더 잘 이해할 수 있는 준비가 되어 있을 것이라는 견해였다.

진보

교육과정 내에서 과정의 계열화는 학생들이 각 단계에서 도전받고 성취해야 할 학습 성과와 졸업 학습 성과로 계속적으로 진보해 나갈 수 있도록 해야 한다.

학생들이 교육과정을 통해 진보해 가기 위해서는 다음과 같은 네 가지 차원이 고려되어야 한다(Harden 2007).

1. *폭의 증대.* 프로그램을 진행해 갈수록 학습자들은 자신의 역량 범위를 새로운 주제들과 다른 실제 상황들로 확장시킬 수 있다.
2. *난이도의 증대.* 학생들은 더 깊이 있게 학습 성과에 몰두하게 되면서 더 많은 이해가 이루어지며 진보해 간다.

3. *실제적인 유용성과 적용의 증대.* 학생들은 하나의 과목에 대한 이론적인 이해가 깊어지고 의료에 적용할 수 있을 정도로 진보한다. 초기에 학생들은 동료들과 모의 환자들과의 의사소통 기술을 연습할 수 있다. 말에는 학생들이 다양한 임상적 상황에서 환자와 의사소통하는 것으로 전이되어 가며, 처음에는 감독하에, 후에는 감독 없이도 가능하도록 진보해 간다.
4. *숙련도의 증대.* 학생들은 더 효과적이고 효율적인 수행으로 한 영역에서 증대된 숙련도를 보여 줄 수 있다. 이는 임상 직무에서 요구되는 시간이 적어지거나 실수 없이 높은 수준의 성취를 보이게 되는 것이 예가 될 수 있다.

이상과 같은 네 가지 차원은 부록 10에 기술되어 있다.

나선형 교육과정

계열화 개념은 주제나 과목, 그리고 테마의 상호교환적 재검토가 이루어지는 나선형 교육과정과 관련이 있다. 나선형 교육과정은 단순히 배운 주제의 반복이 아니다. 이전에 배운 것을 바탕으로 연속적으로 다루어 가면서 더 깊이 있는 이해가 일어나도록 하는 것이다. 아래에는 나선형 교육과정의 특징들이 기술되어 있다.

- **주제의 재검토.** 학생들은 한 과정 중에도 수없이 많은 상황 속에서 주제나 테마, 과목을 재검토하게 된다. 심혈관과 같은 인체 시스템은 교육과정 마지막보다 더 일찍 배워야 할 것이다.
- **난이도의 증대.** 주제들은 연속적으로 난이도가 증대되도록 다루어져야 한다. 다시 다루어질 때에는 학습 성과가 추가되고 학생들이 최종 학습 성과에 도달할 수 있도록 새로운 학습 기회가 제공되어야 한다.
- **새로운 학습과 이전 학습의 연결.** 소개되는 새로운 정보나 술기는 이전 나선 단계에서 학습된 것과 관련이 있거나 직접적으로 연관된다. 예를 들어 교육과정 3학년 때의 심혈관계 교육과정은 1학년 때의 정상 구조와 기능에

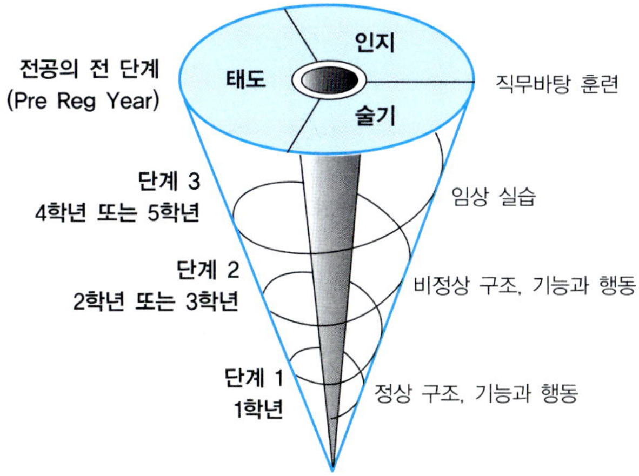

그림 12.1 나선형 교육과정의 예시(Harden and Stamper, 1999에서 수정)

대한 이해를 바탕으로 이루어진다. 마지막 학년인 나선의 세 번째 고리에서 학생들은 임상 실습에서 자신들이 만난 환자 상황을 두고 심혈관을 공부하는 기회를 갖게 된다.

- **학생들의 역량 증대.** 마지막 성과에 도달하기까지 학생들의 역량은 증대된다.

과정 간의 전이

교육과정을 통해 학생들이 진보해 가면서 서로 다른 단계나 과정 간의 전이가 가능한 한 매끄럽게 이루어지는 것이 중요하다. 이는 전환기 프로그램이 필요하다는 것을 말해 준다. 전환기 과정은 학생들 개인의 성취와 역량이 훈련 프로그램의 다음 단계로 가기 위한 필수 조건을 충족했음을 확인하게 한다. 부족한 부분이 확인되면 학습 경험을 통해 그 차이를 극복할 수 있도록 해야 한다. 전환기 프로그램은 부분적으로 학생들이 인턴(trainee doctor)으로 첫 의료 예약을 받기 전 학부와 대학원 프로그램 사이에 특히 중요하다. 이 프로그램은 대학원에서 선배 의사를 쉐도잉하는 기간이나 재교육을 받고 있는 나이 어린 의사의 실습 술기를 검토하는 것과 같은 것을 포함한다. 입문 프로그램에서는 신입 의사에게 행정이나 절차 처리, 그리고 팀의 다른 멤버들을 소개할 수도 있다.

생각해 보기

1. 자신의 과정을 나선형 교육과정 상황에서 생각해 보라. 학생들이 이전에 이미 알고 있는 것을 기반으로 하도록 돕고 있는가? 당신의 과정에서는 무엇을 더 해 주고 있는가?
2. 만일 학생들이 당신의 과정에서 학습 성과를 숙달하는 데 실패한다면, 학생들이 훈련의 다음 단계로 가기 전에 재교육할 수 있도록 하는 계획이 있는가?
3. 당신의 과정과 다음 단계 사이에는 오리엔테이션이나 전환기 과정이 필요한가?

읽을거리

Dornan, T., Littlewood, S., Margolis, S.A., et al., 2006. How can experience in clinical and community settings contribute to early medical education? A BEME systematic review. BEME Guide No. 6. Med. Teach. 28, 13-18.
The rationale for the early introduction of clinical experience in the medical curriculum.

Harden, R.M., 2007. Learning outcomes as a tool to assess progression. Med. Teach. 29, 678-682.

Harden, R.M., Stamper, N., 1999. What is a spiral curriculum? Med. Teach. 21, 141-143.
A description of the concept of a spiral curriculum.

Harden, R.M., Davis, M.H., Crosby, J.R., 1997. The new Dundee medical curriculum: a whole that is greater than the sum of the parts. Med. Educ. 31, 264-271.
A case study of a spiral curriculum in action.

학생중심 접근 적용하기

학생들이 자신의 학습에 더 책임감을 가지도록 권한을 부여하고자 할 때 교수의 역할은 변화되어야 한다.

교수중심에서 학생중심 학습으로의 변화

의과대학의 주요한 두 사람들은 학생과 교수이며, 가르치는 것과 교육에 주로 초점이 맞추어져 왔다. 교수로부터 학생과 학생이 배우는 것으로 주요한 초점의 변화가 있어 왔다. 교수중심에서 학생중심으로의 이러한 변화는 교수의 역할이 정보의 제공자에서 학습의 촉진자, '강단 위의 현자(sage on the stage)'에서 '측면에서의 안내자(guide on the side)'로 변화되어 온 것이다(그림 13.1). 학생중심 학습의 개념은 이 책에서 말하고자 하는 많은 부분을 뒷받침해 준다.

교수중심 접근에서는 형식적 활동들로 구성된 지정된 학습 경험과 과정 또는 프로그램을 강조한다. 이는 주인이 정해 놓은 것을 먹어야 하는 메뉴 코스 요리(table d'hpôte menu)가 있는 레스토랑으로 비유될 수 있다. 학생중심 접근은 이와는 대조적으로, 식사를 할 사람이 직접 선택할 수 있도록 준비된 메뉴 중에서 원하는 것을 먹도록 하는 개인 코스 요리(a la carte menu)와 더 비슷하다. 교수중심과 학생중심의 학습은 내용과 교수학습 방법, 학습에 대한 책임, 평가, 힘의 균형 등에 학생들이 참여하는 데에서 차이가 난다.

변화 이유

학생중심 학습으로의 변화는 다음과 같은 많은 이유로 일어났다.

- 학생중심 학습은 학생들을 더 동기화시킨다. Winston Churchill에 따르면 "개인적으로 나는 배우는 것을 항상 좋아하지는 않지만, 언제나 배울 준비가 되어 있다."
- 오늘날의 소비자 주도 사회에서는 학습의 소비자인 학생에 더 많은 관심을 가진다.
- 학생들은 각기 다른 학습 욕구를 가지고 다양한 배경에서 의학을 공부하기 위해 입학했다.
- 성과바탕교육의 개념에는 모든 학생들이 기대되는 학습 성과를 성취하는지

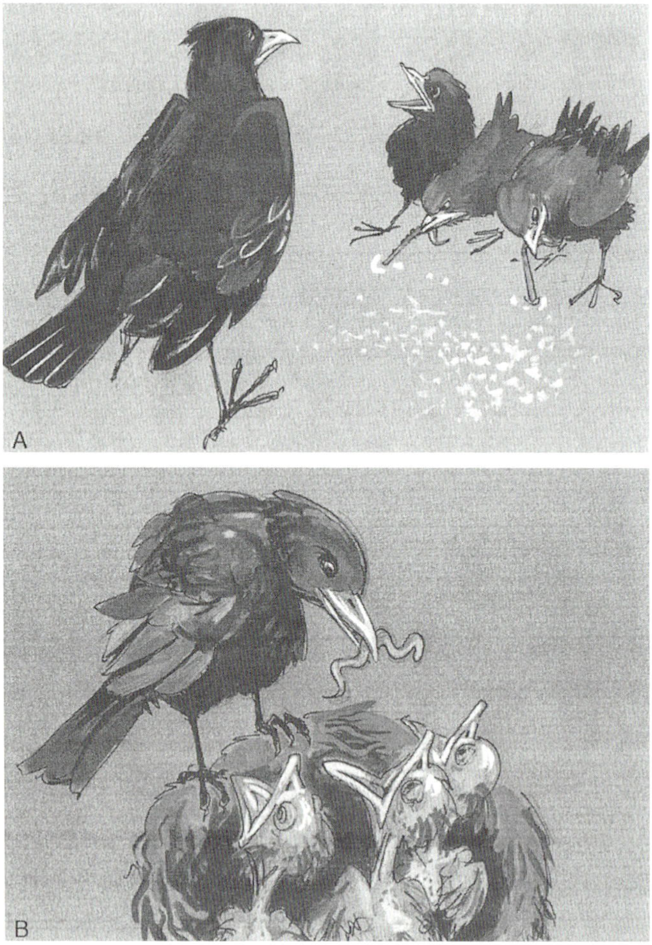

그림 13.1 교수는 정보의 제공자(B)라기보다 학습의 촉진자(A)이다.

를 확인하는 책무가 포함된다. 성취하는 방법은 학생마다 다양하게 나타난다.

- 학생중심 학습에서는 학생들이 자신의 학부나 대학원 공부를 마치고 난 뒤에도 지속학습에 대한 책임감을 가지도록 준비시킨다.
- 4부에서 제시된 새로운 학습 테크놀러지들은 학생들이 자신의 학습을 더 잘 통제하도록 하는 데 유용하다.

표 13.1 학생중심과 교수중심 학습 간 비교(Blumberg, 2009에서 인용)

	교수중심	학생중심
내용 참여	학생들은 교수에 의해 제시된 내용을 배우고 기억한다.	학생들은 내용을 성찰하고 스스로 이해한다.
교수학습 방법과 학생들의 학습 성과와의 관계	교수는 가르치는 것과 학습 성과를 관련짓지 않는다.	교수는 다양한 방법들을 사용하고 이러한 방법들을 학생들의 학습 성과 달성에 접목시킨다.
학습에 대한 책임감	교수는 가르치는 것에 대해 책임감을 가지고 학생들이 배울 것으로 가정한다.	교수는 학생들에게 자신의 학습에 대한 책임감을 더 많이 갖도록 한다
평가	교수는 평가와 학습을 통합하지 않는다.	평가가 학습 과정에 통합되어 있다.
힘의 균형	과정과 적용되는 접근과 정책, 그리고 마감기한이 교수에 의해 결정된다.	학생이 교육과정 결정에 참여한다.

Box 13.1. 강의를 독립적으로 공부할 수 있는 자료로 대체한 과정에서 공부한 학생의 일기에서 발췌한 글

과정 시작:

"뭐, 강의가 없어?"

1주일 후:

"난 컴퓨터로 추가 선택 과제를 주는 강의 과정이 더 좋아."

2주일 후:

"난 프린트된 자료가 있는 이러닝과 강의가 때때로 결합되어 있는 과정을 선택할 거야."

4주일 후:

"난 강의로 된 과정은 없어져야 한다고 믿어. 시간 낭비야. 난 컴퓨터로 내 속도에 맞춰서 더 잘 배울 수 있어. 이제 단지 강의 노트를 모으는 것이 아니라 내분비학을 공부할 시간이 있어."

- 학생들은 자신의 학습에 대한 결정을 할 수 있을 때 긍정적으로 반응한다. 이는 Box 13.1의 학생들의 일기에 나타난 성찰에서 알 수 있다.

교수의 역할

학생중심 학습에서 교수는 여전히 중요한 역할을 한다. 교수의 역할은 다음과 같다.

- 기대되는 학습 성과 분류하기
- 주제와 관련된 학생 지식과 술기 평가하기
- 학생들과 함께 가장 적절한 계열성과 학습 속도에 대한 계획 세우기
- 학생들에게 자신의 개인적 요구를 충족시켜 줄 유용한 학습 기회에 대해 조언해 주기
- 필요한 정규 수업 제공하기
- 학생들이 자신의 학습 성과의 도달도를 측정하는 데 사용할 수 있는 도구 가르쳐 주기
- 재학습을 위해 필요한 충고를 해 주고 학생들의 성취를 재평가하기

학생중심 학습은 교수에게 자신의 역할을 그만두라는 것을 의미하는 것은 아니다. 이 접근은 '자기주도적 학습'으로 설명되어 왔다. 더 적절한 용어는 어떤 형태의 도움 또는 지시를 필요로 하는 '유도된 자기학습'이다. 시간이 흐르면서 교수가 학생이나 훈련생을 통제하고 지시하는 정도는 달라질 것이다. Dron(2007)은 "어느 시점에서나 학습자 통제의 최적의 지점은 완벽한 자율성과 전적으로 타인에 의해 통제되는 양 극단 사이의 어딘가에 존재하고 있다."고 했다. 교수와 학생 모두에게 그 지점이 어디인지를 정확히 결정하는 것은 어려운 일이다. 완벽한 교육 시스템은 학습자 자신이 통제할 수 있는 수준에 맞는 지점을 학생들이 선택하도록 제안한다.

학습 가이드의 이용

'어떻게 교수가 학생들의 학습을 도울 수 있는가, 특히 교수가 지속적으로 투자할 수 있는 지원이나 시간에 한계가 있을 때 학생이나 훈련생 개개인에게 얼마나 헌신할 수 있을까'에 대해 의문이 들 수 있다. 하나의 방법은 교수가 학생들에게 학습 가이드를 제공해 주는 것이다. Rowntree(1990)는 학습 가이드가 24시간 동안 학생들의 어깨 옆에 앉아 있는 튜터와 같다고 했다. 가이드는 프린트되거나 컴퓨터로 사용 가능하도록 만들어진다. 학생들이 기대되는 학습 성과를 달성하기 위해 어떻게 하면 가능한 넓은 범위의 학습 기회를 최대한 가질 수 있을지를 설명하며 학습을 촉진시키기 위한 목적으로 사용된다. 학습 가이드는 학생들이 성취해야 할 명시적인 학습 성과와 사용 가능한 정보를 가진 학습 자원의 범위, 그리고 평가에 대한 정보를 제공한다.

학습 가이드는 다음과 같은 세 가지 요소를 포함한다.

1. *관리 기능.* 학생들은 자신들이 학습해야 할 것, 즉 학습 성과와 가능한 학습 기회의 범위에 대한 조언을 받게 된다. 학습 프로그램을 거쳐 가면서 학생들은 자신의 진보를 어떻게 측정할 수 있는지, 자신의 시간을 최대한 잘 활용할 수 있는지, 그리고 어려움을 겪을 때 무엇을 할 수 있는지에 대해 안내받게 된다. 학습 가이드는 학습자를 독려한다.
2. *일련의 활동들.* 가이드에 포함된 활동들은 학생들이 모의 환자 시나리오에서나 임상 상황에 있을 때 실제로 자신이 새롭게 배운 지식과 술기를 적용할 수 있도록 하는 것이다. 예를 들어, 학생들은 임상 상황에서 만나야 할 환자의 유형과 수, 그리고 수행해야 할 절차들에 대한 조언을 받을 수 있다.
3. *내용.* 학습 가이드는 교재와 혼동되거나 대체되어서는 안 된다. 다른 자원에서는 쉽게 나오지 않는 주제에 대한 정보를 담고 있을 수 있다. 지역 상황에서 학생들이 학습하고 있는 것을 포함하고 있을 수도 있고 최근 변화된 최신의 정보를 제공할 수도 있다.

학습 가이드의 정교화와 복잡성 수준은 다양하다. 정교화된 학습 가이드는 주요 프로젝트의 부분 또는 교육과정 개발 활동의 한 부분으로 소개되어 왔다. 덜 복잡한 학습 가이드는 교수들에 의해 더 짧은 시간에 제작될 수 있으나 학생들에게는 여전히 가치 있는 자료가 된다. 부록 2에 제시된 템플릿은 가이드 제작에 도움을 줄 것이다. 학습 가이드의 한 페이지가 부록 4에 제시되어 있다.

적응적 학습

학생중심 학습의 발전된 형태가 적응적 학습의 개념이다. 적응적 교육과정에서는 학습자 집단이 균일 집단이 아니며 학생들은 학습 유형의 선호와 관심, 그리고 능력에서 차이가 난다는 것을 인식하고 있다. 교수 또는 훈련자의 조언과 함께 학생들에게 광범위한 학습 기회를 제시하여 자신의 개인적 요구에 가장 잘 맞는 학습 경험을 선택하도록 한다.

전통적으로 학생들이 하나의 과정 또는 교육과정을 완수하는 데 할당된 시간은 정해져 있었다. 학생들이 도달하는 표준에는 차이가 있다. 진정한 학생중심 접근에서 변함없는 것은 도달해야 할 표준이며, 학생들이 표준에 도달하는 시간에는 차이가 난다는 것이다. 이런 식으로 교육과정 내에 느리거나 빠른 학습자를 수용한다.

의과대학과 대학원 훈련 프로그램이 학생들 또는 훈련생이 자신의 흥미를 추구하거나 자신의 요구에 맞는 적절한 학습 전략을 선택하기에 너무 자유가 없이 경직되어 있다고 주장할 수 있다. 새로운 테크놀러지와 이러닝을 사용하게 됨에 따라 자신의 개인적 요구를 다룰 수 있는 경험들이 거의 무제한적으로 학생들에게 제공될 수 있다. 적응적 학습의 실행은 이후 몇 년간 의미 있는 발전이 될 것 같다.

생각해 보기

1. 대부분의 교수들은 학생들이 자신의 학습에 책임이 있다는 것을 가정해야 한다고 믿지만, 교수로서 자신의 행동들은 이 철학을 뒷받침하고 있지 않다. 학생중심과 교수중심 접근 사이의 연속선상에서 자신의 입장은 어디쯤에 해당되는가?
2. 당신의 입장에서 자신의 프로그램을 더 학생중심으로 만들기 위해서는, 예를 들어 그림 13.1의 차원에서 볼 때 무엇을 할 수 있을지 생각해 보라.
3. 만일 당신의 과정에서 학습 가이드가 부족하다면 왜 스스로 준비하지 않는가? 당신의 학생들은 당신의 노력을 감사히 여길 것이다.
4. 완전한 적응적 교육과정의 실행은 현재 가능하지 않을 것 같다. 교수(teaching) 학습 프로그램이 학생 또는 훈련생 개인의 요구에 더 부합하기 위해서 무엇을 해야 할지 생각해 보라.

읽을거리

Harden, R.M., 2009. Independent learning. In: Dent, J.A., Harden, R.M. (Eds.), A Practical Guide for Medical Teachers. third ed. Elsevier, London, pp. 168–173 (Chapter 21).
The six key principles of independent learning are outlined in this chapter.

Harden, R.M., Laidlaw, J.M., Hesketh, E.A., 1999. Study guides – their use and preparation. AMEE Medical Education Guide No. 16 Med. Teach. 21, 248–265.

추가 읽을거리

Blumberg, P., 2009. Developing Learner–Centered Teachering. A Practical Guide for Faculty. Jossey–Bass, San Francisco.

Dron, J., 2007. Control and Constraint in E–Learning, Choosing when to Choose. Idea Group Publishing, London.
A useful account of when students should be given autonomy on their learning.

Rowntree, D., 1990. Teaching Through Self–Instruction. Kogan Page Ltd, London.
This book will be of help to you if you are planning to develop self–instruction material. It also provides practical advice on teaching with self–instruction.

14

문제와 임상 표현으로 학습하기

보건 전문가에 의해 수행되는 임상 문제나 직무는 학습의 기초가 될 수 있다. 보다 실제적인 학습 경험은 학생에게 동기를 부여할 수 있다.

전통적 의학과정은 학생들에게 엄청난 양의 기초과학, 임상 지식 및 의사에게 요구되는 술기를 전달하는 것에 초점을 둔다. 학생들의 학습에 대한 다른 초점은 문제, 임상 표현 혹은 의사가 수행하는 업무들이다.

문제바탕학습(PBL)

정의

문제바탕학습(Problem-Based Learning, PBL)이란 교육 전략의 일환으로 의학교육에 널리 채택된 것으로 그 사용에 대한 논란이 없지는 않다. PBL에 숨겨진 주요 아이디어는 학습은 임상 문제로부터 출발한다는 것이다. 이것이 학생들의 학습을 위한 주안점이며, '알아야 할 필요'에 기초해서 학습 활동을 촉진한다. 그동안 PBL은 의학교육에 주요한 공헌을 했다. 그럼에도, 아직 그 용어가 의미하는 바가 무엇인지 분명하지 않거나 개념적인 안개가 깔려 있다. 기초적인 교육의 원리는 학생이 임상적 사례를 접했을 때, 기초 지식과 임상 지식으로부터 원칙이나 규칙을 이끌어 내어 그 문제를 이해하고 해석해 낼 수 있도록 한다는 것이다(그림 15.1).

PBL 도입 이유

PBL이 정확히 사용된다면, 다음과 같은 많은 이점을 제공한다.

- 학생은 학습 과정이 즐겁고 동기를 부여해 준다고 여긴다.
- 학생은 학습에 활동적으로 참여한다. 활동은 2장에 기술한 효율적인 학습의 FAIR 원리 중 하나이다.
- 학습은 의료 행위와 연관이 있고, 학생은 이런 학습을 관련성(또 다른 FAIR 원리)이 있다고 여긴다.
- PBL은 전통적인 교육과정에서 종종 간과되었던 팀워크, 문제해결 및 역량과 같은 학습 성과를 강조한다.
- PBL은 미래의 임상 진료에 사용하기 좋도록 통합 지식을 발전시켜 나가도록 독려한다.

PBL 시행

PBL 시행 과정의 단계, '문제'의 본질과 형식, 학생에게 제공된 지지의 수준에 따라 접근방식은 다양하다. 더 많은 학생이 참여할 수 있을지라도, PBL은 대개 그룹당 8~10명의 소그룹 활동에 기초한다. 교수는 그룹을 촉진한다. 하지만 학생이 촉진자 역할을 할 수도 있다. 소그룹 활동이 PBL의 가장 중요한 특징이라고 여기는 사람들이 있을지 몰라도, 이러한 기법은 강의실 혹은 자유롭게 혼자서 공부하는 개별 학생들에게도 사용될 수 있다.

아래에 PBL 과정의 단계를 예를 들어 보았다. 순서는 정상적으로 과정 전반에 걸쳐 일주일에 한 번씩 마쳐진다.

1. 학생들은 문제 시나리오를 받는다. 통상적으로 이것은 의례히 환자의 표현에 관한 짧은 글이 담긴 출력물이다. 하지만, 문제는 컴퓨터, 비디오테이프 혹은 시뮬레이터를 이용해 제시될 수도 있다.
2. 학생들은 익숙지 않은 용어를 찾아서 명확히 하고, 그런 다음 토론되어야 할 문제나 문제들을 규명하고 합의한다. 학생들이 학습해야 할 내용을 파악하는 데 너무 많은 시간을 소비하지 않도록 하는 것이 중요하다.
3. 학생들은 사전지식을 바탕으로 제시된 상황에 대한 가능한 설명을 생각하고 더 학습해야 할 영역을 확인한다. 튜터는 학생들이 정한 학습 성과가 과

정 학습 성과 및 가용시간 안에서 달성 가능한 내용인지를 적절히 참작했는지 여부를 확인하도록 돕는다.

4. 학생들은 따로 공부하고 학습 성과와 연관이 있는 정보를 수집한다. 팀원은 과제를 나누고 각자마다 다른 책임을 부여하는 데 동의할 것이다. 일부는 소그룹 안에서 구글과 같은 검색엔진을 이용하여 온라인으로 가능할 것이다.
5. 팀원은 다시 모여 개인적으로 공부한 결과를 서로 나눈다. 그러고 나서 그들이 공부한 내용을 제시된 문제에 적용한다.
6. 환자에 대한 추가 정보가 학생들에게 제시될 수 있고, 위의 과정이 반복된다.

SPICES 모델(Harden & Davis 1999)에서 기술되었듯이, 문제바탕학습과 정보지향 접근 사이의 연속성에 국한된 다양한 지점들이 있다. 이것은 부록 9에 요약해 두었다. PBL은 대개 통합교육과정이 시행되는 상황에서 도입되지만, 이 전략은 과목이나 학문에 역점을 두는 교육과정이라면 마찬가지로 사용될 수 있다.

PBL로 인한 많은 학습이 학부교육의 초기에 일어나지만, 이 전략은 학부 후기, 졸업후교육 및 평생교육에서도 역할을 한다. 평생교육에서는 의사가 온라인이나 문서로 제시된 문제를 이용하여 원격으로 개별학습을 할 수 있다.

교수의 역할

PBL에서 교수의 역할에 대해서 수많은 연구와 논쟁이 있어 왔다. 역할은 다음과 같다.

- **소그룹에서 학습을 촉진하기.** 튜터가 분명히 촉진 기술을 가지고 있다는 것은 대체로 동의한다. 튜터가 그 영역의 전문가일 필요는 없지만, 일부 의학적 지식이 도움이 될 수는 있다(비록 모든 사람들이 여기에 동의하지 않을지라도). PBL을 시행하는 도중에 일어나는 가장 큰 문제는 교수가 주는 의견이 얼마나 가치 있는지 그리고 촉진자로서 역할을 얼마나 잘 수행하는

지와 연관이 있다. PBL 세션이 튜터가 주도하는 튜터지침서로 퇴보되어서는 안 된다. 이런 일을 예방하기 위해 교수를 훈련시키는 것이 중요하다.

- **학생 평가.** 교수는 PBL 그룹 전체와 각 팀원의 수행을 평가하고 기록할 책임이 있다. 이것은 학생이 얼마나 과목을 숙달하고 있는지, 수행과 술기는 얼마나 잘 하는지와 모두 연관이 있다. 학생 평가는 5장에서 고찰되었다.
- **자료 준비.** 과목과 관련된 자료를 학생이 어느 정도 준비해야 하는지에 대해서는 논란이 있다. 어떤 교수는 공부해야 할 핵심 학습 영역을 아우르는 광범위한 유인물과 배경 정보를 제공함으로써 학생들의 학습을 지지하기를 선호한다. 다른 교수는 학생들에게 '떠먹여 주어서는' 안 되고 학생들이 스스로 관련된 자료를 정하고 찾도록 내버려두어야 한다고 믿는다. 학생들이 정해진 시간 안에 기대되는 학습 성과를 달성하려면, 불필요한 어려움이나 장벽들과 직면하지 않는 것이 중요하다.
- **문제 제시.** 교수는 또한 문제를 전개할 때 출력물이나 멀티미디어 형식으로 그것을 제시하면서 의견을 가질 수 있다.
- **교육과정 계획 세우기.** 우리는 PBL이 과정 학습 성과에 어떠한 기여를 했는지에 대해 명확히 밝힐 필요가 있다. PBL 소그룹 활동은 교육과정의 다른 요소와 통합될 필요가 있다. 강의는 임상 실습과 다른 실습활동만큼 여전히 중요한 요소이다.

직무바탕학습(TBL)

정의

직무바탕학습(Task-Based Learning, TBL)은 PBL과 같은 교육 철학을 담고 있고, 실제로 부록 9(Harden & Davis 1999)에 설명한 바와 같이 PBL 교육과정의 일부로 기술했었다. TBL에서 학습자의 주안점은 출력물로 전달된 문제의 시뮬레이션이 아니라 건강전문가가 말하는 업무에 대한 기술이다. '복통 환자의 관리'가 한 예이

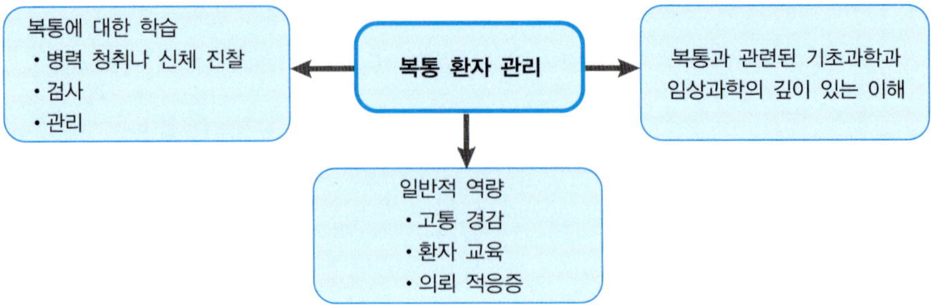

그림 14.1 TBL에서의 활동

다. TBL에서 목표는 단지 직무 수행법을 배우는 것이 아니라 직무와 관련된 기초 지식과 임상 지식에 관해 배우고, 그렇게 함으로써 직무를 더 깊이 이해하는 것이다(그림 14.1). TBL을 통해 우리는 무언가를 하는 방법뿐 아니라 요구되는 활동의 근간이 되는 원칙이나 기초를 알아야 할 필요가 있다고 인식하게 된다. 복통 사례에서, 학생들은 복부와 관련된 해부학과 생리학 같은 주제, 통증의 기전에 대한 이해, 복부의 병태생리, 복통 환자를 검사하고 치료하기 위한 여러 접근방식에 주목하게 된다.

임상 현장의 TBL

임상 실습에서 TBL은 교육과정의 통합과 PBL로의 접근방식으로 유용하다(Harden et al 2000). 복통 환자 관리라는 사례에서 학생들은 순환하는 각 임상 실습마다 다음과 같은 직무의 여러 측면에 주안점을 둘 수 있다.

- 외과 실습에서 급성복통과 응급진단 및 치료
- 내과 실습에서 환자를 검사해 나가는 접근방식
- 부인과 실습에서 부인과적 원인과 관련된 특별한 측면
- 노인의학 혹은 소아청소년과학에서 연령과 관련된 차이점
- 정신건강의학과에서 정신신체적인 측면
- 협진에서 각 팀원들의 역할, 조기진단, 의사결정하기, 일차진료(가정의학)에서 불확실성 다루기. 사례처럼 복통을 호소하는 환자를 언제 검사해야 할

지, 상급 병원으로 의뢰해야 할지

- 해외선택 실습에서 지리학적, 문화적 차이점

TBL은 학생에게 더 많은 책임을 부여하고, 학부 교육과정 혹은 졸업 후 수련 프로그램에서 순환하는 임상과의 경계를 넘어 학습을 통합하기에 좋다.

TBL 시행

TBL 접근방식을 채택한 의과대학은 교육과정의 주안점으로 대개 100~150개의 임상 표현을 정한다. 부록 3은 한 학교에서 정한 104개의 임상 표현의 목록이다. 각각의 직무가 학습 성과와 학생들이 참여하는 학습 경험의 범위에 어떻게 기여하는지를 규명하려면 비교표 또는 청사진을 만들어야 한다. 앞서 기술했듯이, 복통은 여러 과에서 임상 실습을 하는 학생들의 학습 주안점이고, 각 임상 실습은 학생들이 그 과정에서의 학습 성과를 숙달하기 위한 여러 방식에 기여한다.

TBL은 이전에는 대부분 다루지 않았던 졸업 후 교육의 구성과 주안점을 제공한다. TBL은 의료서비스 공급과 학생 혹은 수련의 교육 간에 갈등이 있을 것이라고 인식되는 것을 해결하는 데 도움이 된다. 치과 수련의가 일상적으로 수행하는 6가지 직무는 졸업 후 치과수련 프로그램의 기초로 인정되었다. 예상되는 학습 성과는 부록 11의 비교표에서 각 직무마다 구체화해 두었다.

교육과정에 구체화해 둔 직무는 학생의 포트폴리오를 위한 기틀을 제공할 수 있고, 이것은 31장에서 기술한 평가에 사용될 수 있다.

생각해 보기

1. PBL은 맡은 과정을 개선해 보려는 의도를 가진 많은 교수들을 위한 교육 전략으로 이점을 제공한다. 다른 교수들은 그들이 '좋은 교육'이라고 믿는 것에 외계인처럼 보이는 교육적 접근을 채택하기 꺼린다. 당신의 입장은 어떠한가? 당신이 회의적이라 할지라도, 만약 실습에서 좋은 PBL 사례를 보고, 함께한

학생들과 다른 교수들과 이야기를 나누어 본다면 생각이 바뀔지도 모른다.

2. 부록 9에 기술한 PBL 연속선상에서 당신은 어디에 위치해 있는가?
3. 당신이 가르칠 때 PBL을 사용해 왔다면 학습자에게 문제를 제시할 때 새로운 과학 기술을 충분히 사용했는가?
4. 당신이 임상교육에 있어서 학부생과 졸업후교육의 책임을 지녔다면, TBL의 개념을 탐구하길 원할 것이다. 또한 TBL은 임상적 주안점을 초기 교육과정에 도입하기 위해서도 사용될 수 있다.

읽을거리

Colliver, J.A., 2000. Effectiveness of problem-based learning curricula: research and theory. Acad. Med. 75, 259-266.
A review of problem-based learning.

Davis, M.H., Harden, R.M., 1999. Problem-based Learning: A Practical Guide. AMEE Medical Education Guide No. 15 AMEE, Dundee.
The underpinning principles and an outline of the advantages and disadvantages of the approach.

Harden, R.M., Davis, M.H., 1999. The continuum of problem-based learning. Med. Teach. 20, 317-322.
A model for analyzing the level at which PBL is introduced into a curriculum.

Harden, R.M., Crosby, J.R., Davis, M.H., et al., 2000. Task-based learning: the answer to integration and problem-based learning in the clinical years. Med. Educ. 34, 391-397.
A description of TBL in the clinical years of a medical school's programme.

Harden, R.M., Laidlaw, J.M., Ker, J.S., Mitchell, H.E., 1998. Task Based Learning: An educational Strategy for Undergraduate, Postgraduate and Continuing Medical Education. AMEE Medical Education. AMEE Medical Education Guide No. 7 AMEE, Dundee.
An introduction to TBL. Eight aspects of implementing TBL are described in this Guide.

Taylor, D., Miflin, B., 2010. Problem-Based Learning: Where Are We Now? AMEE Medical Education Guide No. 36 AMEE, Dundee.
A current review of the role of problem-based learning in medicine.

추가 읽을거리

Barrows, H.S., Tamblyn, R.M., 1980. Problem-Based Learning: An Approach to Medical Education. Springer Publishing Company, New York.

Schwartz, P., Mennin, S., Webb, G. (Eds.), Problem-Based Learning. Kogan Page Ltd, London.
A description of problem-based learning in action.

통합과 전문직종간 교육 접근 사용하기

다른 학문을 함께 묶는 통합교육과정은 많은 이점을 제공한다. 또한 다른 전공과 학습 경험을 공유하는 데서 오는 유익이 있다.

정의

1970년대 이후 의학교육에서 전 세계적으로 일어난 가장 의미 있는 변화는 개별 과목이나 학문에 주안점을 둔 교육과정으로부터 교육과 학습이 통합되는 프로그램으로 이동한 것이다. 전통적인 학문바탕 교육과정에서는 각각 고유의 강의 프로그램과 평가로 과정을 분리해서 과목을 가르쳤다. 해부학 과정에서 심장의 구조를 배운 학생은 각기 다른 시간에, 즉 생리학 과정에서 심장의 기능을, 약리학 과정에서 심장약물을, 병태생리 과정에서 심장의 이상을 배운다. 통합적 접근에서는 여러 과목이 전형적으로 심혈관계와 같은 신체계통을 중심으로 하나로 합쳐진다.

'수평통합'이라는 용어는 교육과정의 같은 시기에 있는 과목을 한데 묶는 것을 기술할 때 사용된다. '수직통합'은 정상적으로는 교육과정의 다른 시기에 가르치는 과목을 통합할 때 적용된다. 전통적으로, 의학과정의 초기에는 기초의학 공

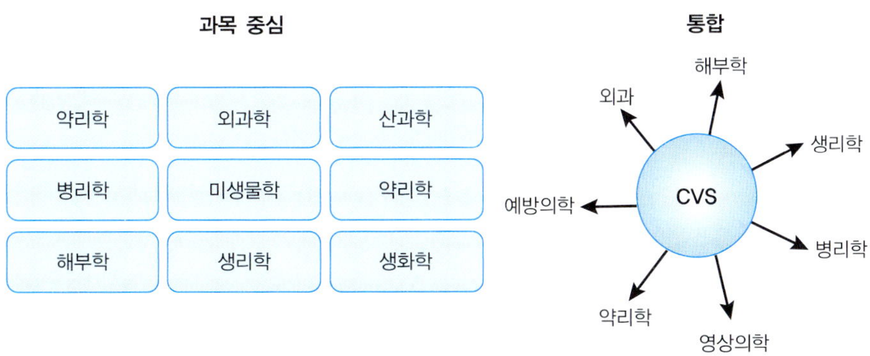

그림 15.1 과목 중심 교육과정과 통합 교육과정의 비교

부에 몰두하게 된다. 11장에 기술했듯이, 우리는 보다 최근에 임상적 학습 기회와 이것과 연관된 기초과학을 교육과정의 초기에 도입하는 것을 보았다. 더 많은 관심은 교육과정의 후반부에 기초과학과 임상의학을 통합하는 데 있다.

통합의 이점

교육과정 개발의 또 다른 접근방식으로, 통합은 그림자처럼 따라다니는 밀착실습과정(shadows)으로부터 출발해서 세계적으로 많은 의과대학에서 교육과정 개발의 표준 접근방식이 되었다. 거기에는 그럴만한 수많은 이유가 있다.

- **통합교육은 의학의 임상적 측면을 반영한다.** 한 가지 학문바탕 접근 이상의 통합적 접근은 학생이 환자와 환자가 가진 문제에 대해 전체론적인 관점을 취하도록 장려한다. 우리는 한 가지 학문바탕 교육과정을 가진 의과대학의 최종시험에서, 복통을 가진 여자로부터 병력을 청취해 보라고 할 때, 학생이 내과적, 외과적 혹은 부인과적 병력을 반드시 얻어야만 하는지를 되묻는 것을 목격했다. 그 학생은 여러 임상 실습 과정에서 배운 것을 전혀 통합하지 못했다.
- **통합은 학생에게 동기를 부여한다.** 대부분의 학생은 해부학자 또는 생리학자가 되는 데 관심이 없고, 학생들은 임상의학에 대한 기초과학의 연관성에 대한 진가를 알아차리지 못할 것이다. 애석하게도, 전통적인 교육과정은 의학에 대한 학생들의 열정과 관심의 조기 저하와 종종 관련이 있다.
- **이론을 실제와 연계하는 통합은 학습을 더욱 효과적으로 만든다.** 어떤 사항을 기억에서 추출하는 능력은 배웠던 당시의 조건과 기억이 끄집어 내어지는 정황 사이의 유사성에 달려 있다. 고전적인 잠수 실험에서, 잠수부는 물 아래와 수면 위에서 교과서를 배웠다. 이어서 수면 위에서 평가했을 때, 잠수부는 수면 위에서 배운 내용에 더 좋은 점수를 받았다. 물 아래에서 평가를 하니, 물 아래에서 배운 내용의 점수가 더 좋았다. 이것은 많은 다른 연

구에서도 마찬가지였다. 또한 고립해서 배워 적용해 보지 못한 지식은 쉽게 잊는다는 것을 알게 되었다. 그것을 소위 '불활성' 지식이라고 부른다.

- **통합교육과정은 불필요한 반복을 피하도록 도울 수 있다.** 통합교육과정은 학생이 알아야 할 중요한 것을 강조한다. 또한 통합교육과정은 너무 방대한 양의 정보를 제공하는 문제에 대한 반응일 수도 있다.
- **통합교육과정은 더욱 비용 효과적일 수 있다.** 효율은 임상술기센터의 시설물과 같은 교수 및 학습 자원을 공유함으로써 더 높아질 수 있다.
- **통합적 접근은 교수 간의 협력과 의사소통을 촉진한다.** 통합적 접근을 하려면 각각의 과목이 학습 성과에 어떻게 기여할 수 있는지에 관해 교수 간의 토론이 필요하다. 이렇게 교육에 협력하다 보면 연구에서도 협력하게 될 수 있다.

통합의 주안점

통합의 주안점은 다음과 같다.

- **신체계통.** 이것은, 예를 들어 심혈관계통 6주 과정, 호흡기계통 5주 과정 등과 같이 의학과정의 초기에 가장 흔히 채택되는 접근방식이다.
- **인생주기.** 통합의 주안점은 신생아, 소아, 청소년, 성인, 노인 그리고 죽음을 포함한 인생주기이기도 하다. 이는 계통바탕 접근방식과 같이 사용될 수 있다.
- **임상 표현 혹은 의사가 접하는 일련의 직무 기술.** 14장과 부록 3에서 설명했듯이 직무바탕학습은 특히 과정 후기를 통합할 때 유용한 접근이다.

통합적 연계

통합에 대한 토론은 편중되어 있어서, 어떤 교수는 통합교육을 선호하고, 어떤 교수는 반대한다. 교육 전략의 SPICES 모델에서, 통합은 완전통합이라는 한쪽 끝과 학문바탕교육이라는 반대편 끝 사이의 연속선상에 놓여 있다(Harden 2000). 두 양극단 사이 어디에 위치하든지 통합 사다리(그림 15.2)에 묘사된 대로 활용된다. 각 대학마다 운영되고 있는 고유한 교육과정에 어느 수준이 가장 적합할 것인지 찾아보기 바란다.

1단계 고립

도표에서 사각형으로 표시된 교실, 혹은 과목 전문가들은 다른 과목이나 학문의 고려 없이 각자 따로 어떻게 교육할지를 구성한다.

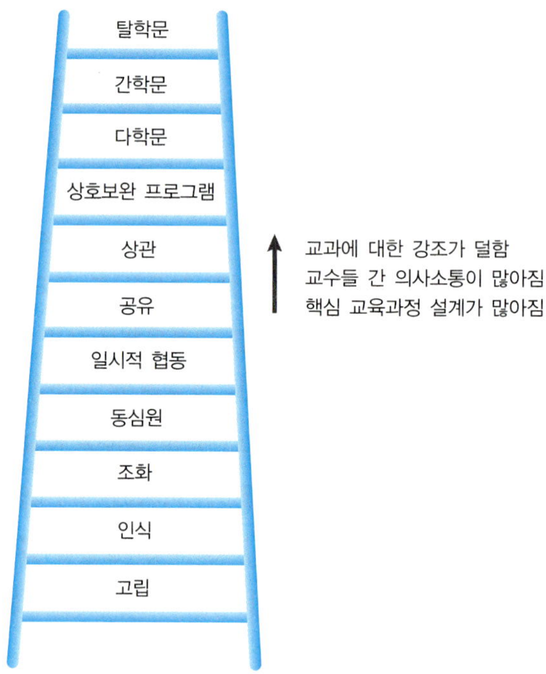

그림 15.2 통합 사다리(Harden, 2000에서 수정)

2단계 인식

교육은 1단계처럼 과목바탕이지만, 어떤 경우는 어떤 한 과목의 교수가 교육과정의 다른 과목에서 가르치는 내용이 무엇인지를 인식하고 있다.

3단계 조화

조화에서, 여러 과정을 맡은 교수들은 서로 자문하고, 과정에 대해 의견을 나눈다.

4단계 동심원

이 단계의 통합적 접근에서 교수는 과목바탕 과정 내에서 다른 과목과 연관된 지식과 기술을 내포한다.

5단계 일시적 협동

동일한 날이나 동일한 주에 가르친 유사한 주제를 가지고 과목들 안에서 서로 관련된 주제가 동일한 시간에 배치되도록 시간표를 조정한다.

6단계 공유

2가지 학문이 교육 프로그램에 시행되고, 어떤 교육은 교실 간에 공유된다.

7단계 상관

과목바탕교육에 추가하여, 각 과목 간의 공통 관심 영역을 함께 묶는 데 통합교육 시간이 도입되었다.

8단계 상호보완 프로그램

과목바탕교육과 통합교육 둘 다 있지만, 통합 세션이 교육과정의 주요 특성을 나타낸다.

9단계 다(多)학문

수많은 과목이 한 과정의 통합 주제 안에 결집되지만, 아직 과목들은 명확히 구분이 된다.

10단계 간(間)학문

과목은 새로운 통합 프로그램에서 정체성을 잃는다.

11단계 탈(脫)학문

한 목적을 위해 선택된 주제나 토픽보다는 차라리 실제 세상에서 예시되는 지식의 영역 주위로 통합된다.

전문직종간 교육

정의

앞서 언급한 통합교육은 의학 내에 학문을 서로 묶는 것에 관심이 있다. 전문직종간 교육은 2개 이상의 다른 전문가들이 서로 같이, 서로로부터 그리고 서로에 관해 배울 때 일어난다. 오늘날 임상의학에서, 한 가지 전문직만으로는 환자가 호소하는 여러 가지 문제에 적절하게 대응할 수 없다. 의사가 간호사, 약사, 물리치료사, 방문건강관리자 및 그 외 진료팀원과 같이 일한다면, 의사가 필요한 팀워크 기술을 가지고 각 전문직종의 역할을 이해하는 것이 필수이다. 과거에는 대부분 의사 교육이 마치 독립적인 부서처럼 수행되었다. 다른 전문직은 거의 고려하지 않았고 여러 교육 프로그램들을 합치기 위한 협력도 거의 없었다. 전문직종간 교육은 협력에 필요한 지식과 술기를 배울 수 있도록 해 주고 결과적으로 의료 전달의 개선을 가져다줄 수 있다.

전문직종간 교육의 연속성

전문직종간 교육은 보건 전문가들이 서로 간에 일체의 접촉 없이 개별적으로 배우는 고립에서부터 실제 임상상황에 바탕을 둔 학습이 일어나는 탈(脫)전문직종교육에 이르기까지 11단계의 연속선상을 따라 기술될 수 있다(Harden 1999). 이 단계들은 통합 사다리 위에 표시한 단계들과 유사하다.

전문직종간 교육의 원리

영국의 전문직종간 교육진흥원은 전문직종간 교육의 규정, 위원회 구성 및 개발을 안내하는 7가지 원칙을 만들었다(Freeth 2010). 전문직종간 교육이 비전이다.

1. 돌봄의 질을 개선하기 위해 일한다.
2. 서비스 사용자와 돌보는 자의 요구에 집중한다.
3. 서비스 사용자와 돌보는 자를 참여시킨다.
4. 서로 함께, 서로로부터 그리고 서로에 관해 배우도록 전문가를 장려한다.
5. 각 전문가의 위상과 공헌을 존중한다.
6. 전문직들 안에서 진료를 향상시킨다.
7. 전문직의 만족도를 높인다.

시행

전문직종간 교육은 협력 작업에 필요한 지식과 술기를 배울 수 있게 하며, 대체로 호평을 받는다(Hammick et al 2007). Barr(2009)가 말했듯이 진료에서 전문직종간 교육의 시행에 사용되는 방법은 다음과 같다.

- 교환바탕학습: 예를 들어 당뇨병, 증례연구, 강의공유, 이러닝
- 활동바탕학습: 예를 들어 PBL, TBL
- 관찰바탕학습: 예를 들어 여러 전문직으로부터 여러 학생들이 한 환자를 합동방문, 다른 전문직을 그림자처럼 따라다니는 밀착실습 그리고 업무관련 임상배치

- 시뮬레이션바탕학습: 예를 들어 역할놀이, 게임, 술기연습실 및 모의병동
- 포트폴리오와 평가

전문직종간 진료를 강조하는 자료가 개발될 수 있다. 우리는 보건팀의 여러 구성원들이 함께 사용할 훈련안내서를 개발하기 위해 아프리카 출신의 다종(多種) 전문가팀과 같이 일한 적이 있었다. 안내서는 설사 환자와 같이 보건 전문가가 평소에 접하는 흔한 임상 문제에 바탕을 두었다. 문제에 대한 관리는 일반적으로 각 페이지의 상반에 기술해 두었다. 페이지 하반의 세 번째 열에는 의사, 간호사 및 보건 행정가의 역할을 적었다. 팀원들은 각자 자신의 역할과 연관된 술기에 숙달할 수 있었을 뿐 아니라, 다른 팀원들의 역할까지 이해하게 되었다.

전문직종간 교육이 시행되는 방법은 중요하며 이러한 접근방식의 성공유무를 판가름지을지도 모른다. 다종 전문가로 구성된 PBL 그룹은 제시된 문제의 본질, 그룹의 브리핑, 튜터의 촉진 그리고 디브리핑에 따라 성공할 수도 실패할 수도 있다. 수련조산원의 임상적 경험과 의학생의 이론적 이해가 모두 요구되는 과제를 접했을 때 우리 경험으로는 수련조산원과 의학생으로 구성된 그룹이 PBL을 효율적으로 수행했다. 결과적으로 수련조산원에 대한 의학생의 태도가 긍정적으로 바뀌었고 수련조산원도 마찬가지였다. 한편 다종 전문가 그룹이 덜 성공적이었다고 보고한 연구도 있다.

생각해 보기

1. 당신의 과정에 도입할 통합적 접근에 대해 생각해 보라. 통합의 주안점은 무엇이며 당신은 통합 사다리의 어디에 위치해 있는가?
2. 통합교육과정이 있고, 학습 성과를 다룬다면, 제공된 학습 기회와 평가는 모두 통합적 접근을 반영하는가?
3. 당신의 수련 프로그램을 계획하고 시행할 때 전문직종간 접근이 고려되었는가? 당신을 이것을 다른 전문직의 교수들과 토론해 보았는가?

읽을거리

Barr, H., 2009. Interprofessional education. In: Dent, J.A., Harden, R.M., (Eds.), A Practical Guide for Medical Teachers, third ed. Elsevier, London Chapter 24)..
A useful account of interprofessional education.
Hammick, M., Freeth, D., Koppel, I., Reeves, S., Barr, H., 2007. The best evidence systematic review of interprofessional education. BEME Guide No. 9 Med. Teach. 29, 735-751.
A description of inter-professional education and the educational principles underpinning successful shared learning.
Hammick, M., Olckers, L., Campion-Smith, C., 2009. Learning in Interprofessional Teams. AMEE Guide No. 38. AMEE, Dundee.
An overview of the place of inter-professional education in the healthcare professions.
Harden, R.M., 1999. Multiprofessional Education. AMEE Medical Education Guide 12. AMEE, Dundee.
A description of approaches to multi-professional education.
Harden, R.M., 2000. The integration ladder: a tool for curriculum planning and evaluation. Med. Educ. 34, 551-557.
A description of the 11 steps in the integration ladder.
Harden, R.M., Crosby, J., Davis, M.H., et al., 2000. Task-based learning: the answer to integration and problem-based learning in the clinical years. Med. Educ. 34, 391-397.
A description of how TBL provides a focus for integration in the clinical years.

추가 읽을거리

Bandaranayake, R., 2011. The Integrated Medical Curriculum. Radcliffe Publishing, London.
A definitive and practical account of integration in the medical curriculum.
Fogarty, R., 1991. How to Integrate the Curricula. IRI/Skylight Training and Publishing, Illinois.
A view of the integrated curriculum from the perspective of schools.
Freeth, D., 2010. Interprofessional education. In: Swanwick, T. (Ed.), Understanding Medical Education: Evidence, Theory and Practice. Wiley-Blackwell, Chichester (Chapter 4).
Miller, B.M., Moore Jr., D.E., Stead, W.W., et al., 2010. Beyond Flexner: a new model for continuous learning in the health professions. Acad. Med. 85, 266-272.
This article describes a model that promotes inter-professional education.

16

효율적인 도제 모델과 직무바탕학습 만들기

직무와 관련된 경험에서 배우는 것보다 더 좋은 방법은 없다. 여기에는 주의깊은 감시와 감독이 필요하다.

도제

19세기 초, 의사는 이미 개업하고 있는 의사에게 견습생으로 훈련을 받았다. 스승은 초보를 받았고, 초보는 비용을 지불했다. 스승은 초보를 가르치고 자신의 고유한 방법과 비법을 알려 주었다(Calman 2006). 19세기 말과 20세기 초반 학부교육에서 의학의 기초과학적 토대에 대한 관심 부족과 도제식 경험 간의 다양한 질적 차이는 자연스럽게 의학교육이 대학바탕교육으로 전환되는 계기가 되었다. 교실에서의 보다 정형화되고 이론적인 교육과 교수식 강의가 강조되었다.

수년이 지나면서 교육의 많은 부분이 임상 현장으로부터 제외된 것에 대해 심화된 불안이 표출되었고 오늘날 현장에서의 학습이 다시금 더 많이 강조되고 있다. 그러나 이전보다 조금 더 신중하게 학습 경험을 계획하고 감시하고 있다. 현장학습은 이제 보다 정형화되어 계획된 교육과정의 일부로서 핵심 역할을 하고 있다.

정의

직무바탕학습(work-based learning, WBL)은 졸업후교육과 평생교육의 핵심 전략이지만, 학부교육에서도 가능하다. 그것은 학생이나 초보의사가 감독의 지시아래에서 배우는 정형화된 수련에서부터 시작해 동료와 임상 문제를 같이 의논하는 경험 많은 임상의사에 이르기까지 하나의 연속선상으로 볼 수 있다.

수많은 용어가 WBL을 설명하기 위해 사용되었다. 여기에 현장학습(on-the-job learning, OJL), 서비스바탕학습, 경험바탕학습, 임상을 통한 학습, 상황학습 및 지역사회 바탕 학습이 포함된다. 학생 혹은 수련의가 이러한 학습의 기초인 실제적인 활동에 참여하는 것이 핵심적인 특징이다. 그들은 자신의 경험을 통해 배운다. 동시에 자신이 돌본 환자에서부터 다른 환자와 다른 상황에 이르기까지 일반화하는 데 도움을 얻게 된다. 학생 혹은 수련의는 '현장에서' 직무를 수행하는 동안에 배운다. 일터학습은 학생으로 하여금 그들이 나중에 진료를 할 상황을 배우도록 해 주는 것이다.

원칙

WBL은 강력한 학습이 될 가능성이 있다. 원칙의 기초를 이루는 핵심은 일상적인 진료마다 배울 것이 있다는 것이다. WBL의 핵심 조건은 '지지적 참여'이다. 이것은 다음과 같은 학습자를 포함한다.

- 학습 경험을 찾아내고 거기에 참여하는 것에 대한 **책임감을 가진**
- 직무 중에 맡은 업무에 **능동적으로 참여하는**
- 멘토, 감독자, 교수 및 동료와 함께 자신의 학습 경험을 **성찰하는**
- 동료 및 보건팀의 다른 멤버와 **소통하는**
- 멘토, 감독자, 교수 및 동료로부터 **지속적인 피드백을 받는**

이점

임상 환경으로서 현장학습은 많은 이점을 제공한다.

- WBL은 전문적인 진료 상황의 실제적인 문제에 주안점을 둔다. 2장 FAIR 모델에서 설명했듯이 효율적인 학습의 핵심 원칙 중 하나인 관련성이 하나의 특징이다. 이는 학생/수련의에게 이론적인 훈련에 몰입하는 것보다는 실제 직무 현장에서 '실질적인 직무'를 수행해 보는 기회를 제공해 준다.
- WBL은 FAIR 모델의 다른 2가지 요소인 능동적 참여와 피드백을 요구한다. WBL에서는 특히 피드백이 주어지면 학생은 진료 기회와 수행을 통해 보다 효율적으로 배운다.
- WBL은 바로 그 본성 때문에, 학습자의 요구에 부응되도록 설계될 수 있다. 개인화는 FAIR 모델의 네 번째 구성요소이다.
- WBL은 다종(多種) 전문가적 경험을 제공하여 학생과 수련의가 팀원으로 일하면서 자신의 전문가적 정체성을 개발하도록 도울 수 있다.
- 직무 경험은 학생과 수련의가 진로를 선택하도록 도울 수 있다.
- 의학생으로서 교육과정 마지막 연차에 그림자처럼 따라다니는 밀착실습과정(shadows)과 같은 학생의 직무 경험은 학생으로 하여금 의사면허증 취득 이후의 다음 위치를 준비할 수 있도록 해 준다. 학생이 보건의료 전달체계의 직무 환경에 익숙해지도록 돕는다. 또한 이는 특정한 일에 대한 고용 전망을 높이는 데 도움이 될 수 있다.

시행

불행히도 WBL의 무한한 잠재력은 종종 현실적이지 않고, 기대했던 학습 성과도 나타나지 않을 때가 있다. 교수는 학부교육과 졸업후수련에서 WBL의 잠재성을 최적화하기 위해 여러 단계를 취할 수 있다.

- 예기한 학습 성과에 학습 경험을 맞추면서 주의깊게 경험을 계획한다. 어떤 상황을 학생/수련의가 경험할 것으로 예상하는가? 어떤 술기를 수행할 것으로 예상하는가?

- 예상하는 바를 명시적으로 밝혀 문서로 작성하고 학생/수련의와 함께 학습 계획에 동의를 구한다.
- 학습자의 진도를 감시하고 건설적이고 시의적절한 피드백을 제공한다.
- 학생/수련의의 현장 경험에 대한 다른 보건의료팀 멤버들의 잠재적인 기여를 인식한다. 만족스러운 관계 구축이 WBL 시행의 필수 요소이다.
- 교육 환경의 중요성을 인식한다. 환영받는다는 느낌이 든 학생/수련의가 제공되는 모든 학습 기회에 보다 능동적으로 참여하고 팀 안에서도 보다 능동적인 역할을 할 것이다(그림 16.1). 교육 환경의 개념은 18장에서 다루어진다.
- 의학생을 환자 진료의 통합적 요소로 만든다. 이것은 병동 회진 및 일부 환자 관리에 학생의 참여를 포함시킬 수 있다. 예를 들어, 학생이 노트에 기록하는 것이, 비록 이것과 다른 학생의 참여가 법적인 문제를 야기할 수 있을지라도, 환자 기록의 일부가 될 수 있다.
- 학습자는 예상된 업무에 대해 단계별 지침을 제공하는 직무지원 매뉴얼로부터 도움을 얻을 수 있다. 이것은 업무가 길어지고 복잡할 때, 그리고 과오의 결과가 클 때 특히 중요하다. 직무지원 매뉴얼은 출력된 형식이나 이동

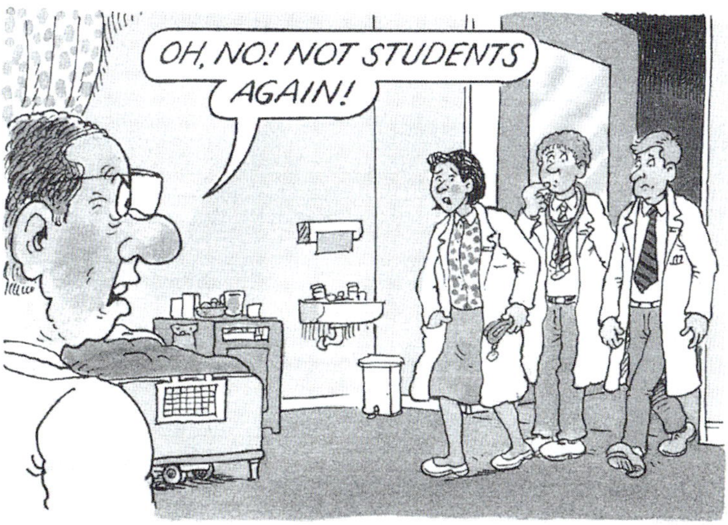

그림 16.1 교수의 부정적 태도는 학생들의 학습에 영향을 줄 수 있다.

장치를 통한 전자식으로 제공될 수 있다.

- 학습지침은 직무 현장에서 학생/수련의에게 기대하는 내용과 그들 자신의 경험으로부터 교육 이점을 최대한 얻을 수 있는 방법을 이해하는 데 도움이 될 수 있다. 지침은 이러한 경험을 수련 프로그램의 다른 요소와 연결짓고 또 이론을 실제와 연관짓도록 도울 것이다. 임상 현장에서 학생/수련의의 경험을 풍요롭게 할, 시뮬레이터 이용과 같은 추가적인 학습 경험을 명시했다. 학습지침의 사용에 대해서는 13장에 기술되었다.

문제와 함정

WBL이 시행되면 문제와 어려움에 부닥칠 것이다.

- 학습은 기회주의적이고 오로지 학생/수련의가 본 환자에 바탕을 둘 것이다. 경험의 일부 반복은 유용하지만, 불필요한 반복은 피해야만 한다. 그렇지 않으면 학습자는, 실수하지 않으려고 계속해서 연습해 보지만 경기가 향상되지 않는 골프선수같이 되려는 위험에 빠진다.
- 환자에게 의료를 제공할 때 학생/수련의에게 할당된 책임의 수준은 문제가 될 수 있다. 학습자가 자신의 능력이나 권위를 넘어선 업무를 받지 않는 것이 중요하다.
- 때때로 수련 중인 의사의 교육적 요구와 의료 전달의 수요 사이에서 갈등이 감지된다. WBL에서 교육과 의료서비스 구성요소 간의 관련성은 명시적으로 밝혀져야 하며, 교육은 의료 전달과 통합되어야 한다.
- 학습자에게 진전이 있는지 주의깊게 감시하고 적절하게 피드백을 제공할 필요가 있다. WBL에 주어지는 흔한 비평은 피드백을 부적절하게 하거나 피드백을 전혀 하지 않는 것이다(그림 16.2). 학습자의 진도와 학습 성과에 대한 성취도 평가는 도전이 될 수 있다. 비전통적인 평가방법이 요구될 수 있으며 이는 31장에서 논의될 것이다.

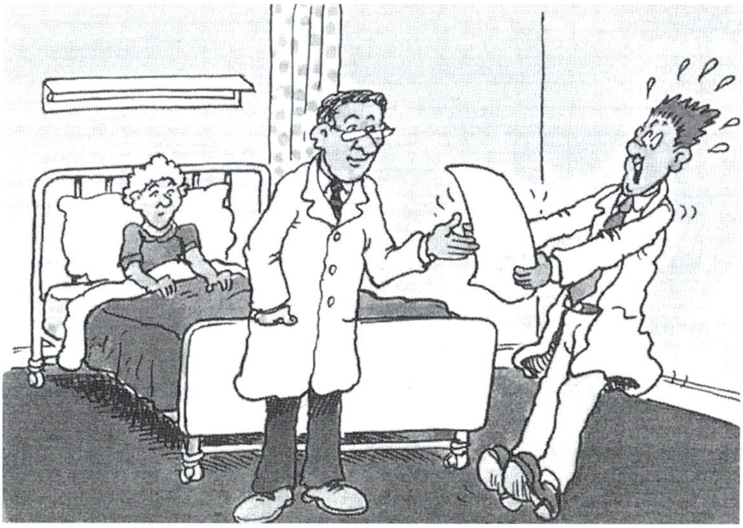

그림 16.2 부적절한 피드백은 문제를 일으킬 수 있다.

- 학비에 의존하는 학부교육과 졸업후수련을 맡은 의과대학과 신참의사의 고용으로 높은 보험료를 유치할 수 있는 병원에는 재정에 영향을 미칠 수 있다.

생각해 보기

1. 직무 환경은 강력한 학습이 될 가능성이 있고, 효과적이고 효율적인 학습의 기준을 충족시킬 수 있다. 이러한 잠재성이 당신의 수련의에게 충분히 성취되는가?
2. 교수 혹은 훈련가로서, 직무에서 학습을 촉진하고 안내하며 수련의와 학생에게 피드백을 제공할 수 있는 방법에 대해 생각해 보라.
3. 학생이나 수련의의 학습을 지원하는 학습지침이 있는가? 그렇지 않다면, 하나 마련할 것을 고려하라. 소아청소년과 수련기간에 신참의사를 지원하도록 준비된 학습지침의 일부가 부록 4에 나와 있다.

읽을거리

Laidlaw, J.M., Harden, R.M., Robertson, L.J., et al., 2003. The design of distance-learning programmes and the role of content experts in their production. Med. Teach. 25, 182-187.
The preparation of a study guide for trainee surgeons is described.

Mitchell, H.E., Harden, R.M., Laidlaw, J.M., 1998. Towards effective on-the-job learning: the development of a paediatric training guide. Med. Teach. 20, 91-98.
A description of how WBL was implemented for junior doctors in a postgraduate paediatric training programme aided by a study guide.

Swanwick, T. 2005. Informal learning in postgraduate medical education: from cognitivism to 'culturism'. Med. Educ. 39, 859-965.
A useful account of work-based learning in practice.

추가 읽을거리

Calman, K., 2006. Medical Education: Past, Present and Future. Churchill Livingstone, London.
An interesting account of the history of medical education.

Hargreaves, D.H., Bowditch, M.G., Griffin, D.R., 1997a. On-The-Job Training for Surgeons. Royal Society of Medicine Press, London.
A description of the process required for successful on-the-job training for surgeons. While the context of training has changed somewhat since the book was written the key educational messages remain relevant.

Hargreaves, D.H., Southworth, G.W., Stanley, P., Ward, S.J., 1997b. On-The-Job Training for Physicians. Royal Society of Medicine Press, London.
In this book the emphasis is on the training of physicians.

핵심교육과정에 선택사항 만들기

학습의 필수적 요소를 제공하는 핵심교육과정과 함께, 선택과정이나 선택실습은 학생에게 더 깊게 선택 주제를 공부하도록 기회를 제공한다.

배경

정보 과부하는 오늘날 학생이 직면하는 가장 큰 문제 중 하나이다.

의학의 발전과 소위 일컫는 '정보 폭발'이 학생에게는 더 이상 견디기 힘든 부담이 되고 있다. 교육과정위원회는 새로운 주제와 팀기술, 전문직업성, 통증관리, 호스피스, 건강교육 및 개별의학과 같은 특정 관심사에 대한 주제에 관심을 기울일 수 있다. 하지만 교육과정 안에서 가용시간은 한정되어 있기 때문에 이러한 시

그림 17.1 정보 과부하 – 의학교육에서 직면한 주요한 한 문제

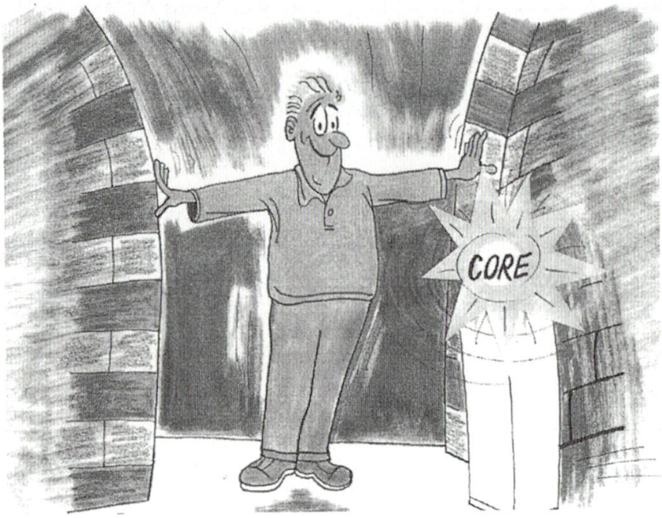

그림 17.2 핵심적인 학습 성과의 강조

간이 최선의 사용이라는 확신을 하려면 몇 단계를 거칠 필요가 있다는 것을 인식해야만 한다.

정보 과부하 문제에 대해 교수는 다음과 같아야 한다.

- 학생이 간단한 사실의 암기에서 정보의 탐색, 분석 및 합성을 포함해 높은 수준의 학습 목표로 옮겨 갈 필요가 있다는 것을 인식한다. 이 책의 전체에 흐르는 테마는 교수가 정보 제공자에서, 학생에게 문을 열어 주고, 접근을 허용하여 학생 스스로가 정보를 가져오도록 하는 사람으로 그 역할이 바뀌었다는 것이다.
- 학생이 임상에 들어갔을 때 배운 것 중에 단지 극히 일부분만을 기억할 것으로 예상하고, 학생이 배울 수 있는 한계보다 더 많이 가르치려 하기보다는, 핵심 혹은 반드시 알아야 할 학습내용을 강조하는 것이 바람직하다.
- 선택과정이나 선택심화과정을 선택했다면 학생이 보다 넓고 깊게 공부하도록 학생에게 기회를 제공한다.

선택과정이나 선택심화과정을 가미한 핵심교육과정의 이점

핵심교육과정은 많은 이점을 제공한다.

- 이것은 성과바탕학습에 부합하며 모든 학생에게 해당하는 필수 학습 요건을 강조한다.
- 이것은 교육과정이 점점 전문화되고 있는 경향을 저지하는 데 도움이 된다.
- 이것은 여러 프로그램 사이에 수련의 동등성을 결정하고 의사의 가동성을 촉진하는 데 도움이 된다.
- 이것은 학생을 평가할 수 있는 표준을 제공한다.

선택과정이나 선택심화과정을 결합하면 추가적인 이점이 있다.

- 학생은 지식의 향연을 다룰 기회를 가지는 한편, 이와 동시에 자신들이 선택한 과목을 깊게 공부할 것이다.
- 정상적인 교육과정에서는 강조되지 않는 과목에서 특별한 학습 모듈을 제공할 수 있다.
- 선택심화과정의 경험은 학생이 그 과목을 진로탐색으로 선택한 경우 도움이 될 수 있다. 정한 과목의 선택심화과정을 다 마치고 나면 학생은 그 분야의 졸업후수련을 단축함으로써, 졸업후수련에 유리하게 작용할 수 있다. 지금은 이것이 일반적인 것이 아니지만, 장래에는 보다 널리 인정될 것이다.
- 교수는 과목에 특별한 관심을 가지고 있고 장차 연구자 혹은 교수가 될 학생으로 구성된 열정적인 그룹과 소통하는 이점을 가진다.

핵심교육과정의 구체화

핵심교육과정의 구체화에는 임상의사와 기초과학자를 포함해 주도권을 가진 모든 사람들이 책임을 져야 한다. 각 학문이나 전문성에 대한 내용은 7장에서 기술된 것처럼 결정될 수 있다.

만약 주제가 다음과 같다면, 핵심교육과정에 포함될 만하다.

- 임상 실무에서 흔히 볼 수 있는 일이다.
- 임상에서 중증이거나 생명을 위협하는 상황을 대표한다.
- 다른 학습을 위한 중요한 전제가 되고, 중요한 원칙을 설명한다.

핵심교육과정은 다음과 같은 면에서 성찰된다.

- 학습 성과의 진술
- 교육과정의 골자로 사용되는 환자의 임상 표현 목록
- 예를 들어 지역사회 경험과 같이 학생에게 제공되는 학습 기회
- PBL 교육과정에서 제시된 문제
- 평가

선택과정 또는 선택심화과정

1993년 영국 General Medical Council이 『내일의 의사』에서 추천한 대로, 옵션이나 선택과정을 가미한 핵심바탕 교육과정은 교육과정의 계획을 세우는 데 있어서 중요한 진전이었다. 핵심 또는 일률적 교육과정과 선택심화과정에 전적으로 바탕을 둔 교육과정 사이의 SPICES 연속선상에의 정확한 위치는 학교가 결정한다. 일반적으로 학생의 선택심화과정을 교육과정 가용시간의 10~30%로 할당하도록 추천한다.

흔히 해외 프로그램으로, 학생에게 국제적인 주안점과 다른 문화를 경험할 기회를 제공하려는 선택과정의 개념은 이제 새로운 것이 아니다. '핵심과 선택' 교육과정의 개념이 돋보인 것은 선택과정 또는 선택심화과정이 전체 교육과정에 밀

접하게 통합되고, 그 결과 핵심 학습 성과에 기여한다는 것이다. 선택교육과정의 학습 성과는 독립된 내용일 수 있고, 독학, 자기평가 및 전문직업성과 같은 보다 높은 차원의 역량을 내포할 것이다. 학생은 바로 이 선택과정을 통해서 자신만의 학습을 찾아가고 자신의 진전을 평가할 최대의 기회를 가질 것이다.

선택심화과정 주제 선택

다양한 주제가 선택심화과정에서 강조될 수 있다.

- 핵심교육과정에 포함된 과목의 보다 심도 깊은 공부. 교육과정에서 기초과학에 할당된 시간이 줄었기 때문에, 이 영역에 관심을 가진 학생은 이때 해부학이나 다른 기초과학을 보다 깊이 있게 공부할 기회를 가진다.
- 교육과정에서 다루어지지 않았던 성형외과 같은 특수한 임상 영역
- 예를 들어, 외국어 공부나 경영학 공부처럼 의학과는 무관하지만, 향후 진로와 연관이 있을 수 있는 주제
- 의학교육과 교수법. 선택심화과정을 하는 동안 유용한 학습 교재를 만드는 학생을 본 적이 있다.
- 예를 들어, 전문직종간 팀 혹은 그림자처럼 따라다니는 밀착실습과정(shadowing)의 구성원으로 일해 보는 것과 같은 전문직종간 경험. 밀착실습과정은 어떤 학교에서 주로 여학생들에게 인기 있는 선택심화과정을 제공했다.
- 연구: 임상 연구, 기초 연구 혹은 교육학 연구

학생은 의과대학이 제공하는 선택과정의 목록에서 선택하거나 향후 진로를 위한 자신만의 영역을 찾아볼 수 있다.

선택심화과정 평가

선택심화과정의 평가는 투명해야 하고, 선택심화과정이 학습 성과에 기여한 공헌과 연관이 있어야 한다. 선택심화과정에서 학생수행에 대한 평가는 종합평가에 통합되어야 한다. 핵심교육과정의 수행과 함께, 선택심화과정의 평가는 학생의 진전을 결정하는 데 사용되어야 한다.

다양한 방법이 사용될 수 있다. 31장에 언급될 포트폴리오 평가는 수많은 이점을 준다. 공정성 및 형평성과 연관된 문제는 여러 선택과정의 다양한 특성을 고려해 강조될 필요가 있다.

선택과정과 핵심과정의 통합

선택심화과정은 여러 가지 방식으로 핵심교육과정 시간표에 통합될 수 있다.

- **연속성.** 예를 들어, 2주간의 선택심화과정을 마치면 8주 핵심교육 블록이 시작된다. 이것은 학생으로 하여금 선행 블록의 과목을 보다 자세하게 탐색하거나 관련이 없는 과목을 공부하도록 해 준다.
- **간헐적.** 예를 들어, 교육과정 내 정해진 시간에 4~10주간의 블록을 선택심화과정으로 배치한다.
- **공존.** 선택심화과정 주제를 핵심과정과 함께 일주일에 반나절 혹은 하루를 진행하도록 계획하며, 이때 반드시 핵심교육과정과 관련된 주제를 다루지는 않는다.
- **통합.** 선택심화과정은 학생이 보다 깊이 있게 핵심교육의 다른 측면을 공부하도록 핵심 토픽 프로그램 내에 통합된다. 우리가 제안한 내분비학 과정의 한 가지 선택과정은 학생이 내분비질환의 검사실 검사를, 그 다음은 외과를, 세 번째는 지역사회에서 내분비 문제의 관리를 살펴보게 하는 것이다.

생각해 보기

1. 당신이 학부과정이나 졸업후수련에 관여하든 아니든 간에 당신의 프로그램에서 핵심교육과정과 선택심화과정 사이의 적절한 균형이 이루어졌는가?
2. 선택심화과정의 학습 성과가 학생과 감독에게 분명하게 명시되는가, 그리고 그것이 적절하게 평가되는가?
3. 학생이 선택할 수 있는 선택심화과정이 충분이 있는가, 그리고 학생이 선택하도록 충분한 안내서가 제공되는가?

읽을거리

Cholerton, S., Jordan, R., 2009. Core curriculum and student-selected components. InL Dent, J.A., Harden, R.M. (Eds.), A Practical Guide for Medical Teachers. third ed. Elsevier, London, pp. 193-201 (Chapter 25).

A description of how the curriculum with a core and student-selected component should be considered as a whole built round a core set of learning outcomes.

Harden, R.M., Davis, M., 2001. The core curriculum with options or special study modules. AMEE Education Guide No. 5. Med. Teach. 23, 231-244.

A description of the concept and how it can be implemented in practice.

Riley, S.C., 2009. Student selected components. AMEE Guide No. 46. Med. Teach. 31, 885-894.

A guide written for developers of medical curricula where SSC initiatives offer choice and depth of study.

18

교육 환경의 중요성 인식하기

그동안 간과된 이 영역은 이제 학생들의 학습에 영향을 주는, 실질적이고 매우 현실적인 요소로 인식되고 있다.

학습 환경이란 무엇인가?

우리는 교육과정 보고서를 읽어 볼 수 있다. 우리는 예상되는 학습 성과를 면밀히 살펴볼 수 있다. 그리고 우리는 다양한 교육 방법을 경험해 볼 수 있다. 하지만 우리는 교육 프로그램에 대한 학생의 경험에 대해서는 거의 알지 못할 것이다. Genn은 학생이 학교에서 경험하는 분위기, 즉 무엇이 가치 있고 무엇이 인정되며 무엇이 장려되는지가 여기에 대한 핵심이라고 말하고 있다. Genn이 기술한 대로, 교육 분위기는 의과대학의 영혼이자 심장이다. 학생의 행동, 성취감, 만족감을 결정짓는 것은 교육 환경이다. McAleer 등(2009)은 그것을 기상상황의 기후 또는 환경에 비유하면서, 우리가 양육하는 분위기를 만들어 가지 않는다면, 교육의 결과를 극대화하기를 기대할 수는 없다고 제안했다.

긍정적이든 부정적이든 간에 의과대학 또는 졸업 후 프로그램의 학습 환경에 기여하고, 학생/수련의의 학습에 영향을 미치는 것은 다음과 같다.

- 학생의 학습 방식과 교육 전략 채택 방법
- 학생의 학습 내용
- 학생 평가 방식
- 제공된 임상 경험의 유형
- 온라인 또는 도서관에서 이용 가능한 서적과 자원
- 교수가 말하는 가치

- 강의실 좌석, 냉난방, 방음장치 같은 물리적인 요소

교육 분위기가 중요하다

의대교수가 해야 할 가장 중요한 한 가지 과제는 적절한 교육 분위기를 조성하는 것임이 거의 확실하다. Genn 등에 의하면 교육 분위기는 막연하고 비현실적이며 실체가 없는 반면에, 그 효과는 널리 미치고 실질적이고 매우 실제적이며 영향력이 크다. 분위기란, 제시되어 왔듯이, 안개와 같다. 완전히 담그기 전에는 안개 속에 오래 머물 수 없다. 분위기는 보상이 있고, 격려되며 강조되는 그런 종류와 학교나 수련 프로그램에서 가치 있는 생활방식을 포함한다. 학습 환경에 대한 한 연구가 다음과 같은 질문에 대한 답을 하도록 도울 수 있다.

- 의과대학 혹은 수련 프로그램이 학생들 사이에 협력을 장려하는가? 아니면 경쟁을 장려하는가?
- 질문에 답하도록, 능동적으로 생각하도록 학생을 독려하는가? 아니면 수동적으로 참여하면서 규칙을 따르도록 학생을 독려하는가?
- 학습장의 요구에 부합한 교육과정인가? 아니면 교수의 요구에 부합한 교육과정인가?
- 교육과정이 학생으로 하여금 도전하고 모험을 하게 하는가? 아니면 오직 최소한의 역량만을 기대하는가?
- 환경이 교수로 하여금 지지적이고 실수를 인내하는 신뢰적인 사람이 되게 하는가? 아니면 교수로 하여금 학생의 '적'으로 의심의 눈을 가지고 바라보게 하는가?

교육 환경의 검토 없이는, 이런 질문에 대답할 수가 없다. Genn(2001)은 "의과대학의 교육과정을 기술하고, 평가하고, 때론 '조정하기'를 바란다면, 우리는 교육과정 및 의과대학과 연관된 교육 환경과 조직 환경을 고려할 필요가 있다"고 시

사했다.

졸업후수련에서는 특별히 부실한 감독, 다양하고 예측할 수 없는 교육, 지속성의 결여 및 비건설적인 피드백 제공, 교육적 요구보다는 의료서비스 요구에 대한 강조 등과 관련된 관심을 갖고 있다. 이것들은 모두 구축된 교육 환경과 연관이 있을 수 있다.

학생이 교육과정을 통해 발전해 가면서 더 냉소적이고 덜 공감적이 되어 간다는 주장들이 우려가 된다. 그 문제들은 적어도 부분적으로는 교육 환경에 달려 있다. 대부분 이것은 과제지향적이다. 해답과 처치를 알고 있는 전문과학자 혹은 임상의사가 내놓은 임상 표현은 강조되는 반면에 환자를 돌보는 요양보호사 인력 개발에 관한 사회정서적 성향은 도외시되고 있다. 적절한 교육 환경은 환자와 그들이 가진 어려움을 공감하고 동일시하는 능력을 개발하도록 장려한다.

21세기 건강전문가 교육을 위한 세계독립위원회가 2010년 12월 *The Lancet*을 통해 의학교육에 대한 근본적 고찰의 필요성을 제안했다. 그 권고에서는 학습 성과에 대한, 그리고 교육, 학습 및 평가 방법에 대한 광범위한 변화를 제안했고, 팀워크, 전문직종간 협력, 국제적 차원 및 독학과 관련된 이슈를 강조했다. 누군가는 이러한 변화를 실행하기 위한 핵심이 지지적 교육 환경의 구축이라고 논쟁할 수 있다.

교육 환경의 여러 측면

의학교육 환경은 특히 더 복잡하다. 다른 차원을 때로 방침이라고 한다. 고려할 만한 가치가 있는 환경의 어떤 측면 혹은 어떤 지향점을 여기에 나열해 보았다. 목록이 포괄적이지는 않지만, 이것은 다양한 지향점의 사례를 보여 준다.

협력적 혹은 경쟁적 지향점

팀워크와 협동이 의학교육에서 중요한 학습 성과로 확인되고, 전문직종간 팀의 중요성도 인식되는 반면에, 우리 학생과 수련의가 속한 수련 프로그램이 협력보다 오히려 경쟁을 촉진한다는 것은 역설이다. 학생은 다수의 팀이나 그룹으로서의 수행보다는 개별 수행에 근거해서 인식되고 보상을 받는다.

만약 다른 동료와 함께 공부하고 임상 실습에서 병동팀의 일원으로 참여하도록 학생을 장려한다면 협력적 교육 환경이 만들어지고, 학생은 그룹이나 팀에 '속한' 느낌을 발전시키게 된다. PBL 교육과정에서 그룹 수행을 소중히 여기고 평가하려는 시도를 해 왔다.

학생 혹은 교수 지향점

교육 환경은 어쩌면 학생보다는 교수가 더 가치 있는 것이라는 관점의 하나일지 모른다. 학생 중심 환경에서 가치 있는 것은 학습자이고, 13장에서 기술한 대로 학생의 관심, 독립성과 자율성이 장려된다.

지지적 혹은 처벌적 지향점

과거에는 학생이나 수련의가 학문적 또는 개인적 문제를 다룰 때 혼자 내버려두었다. 만약, 특히 모멸감이나 괴롭힘을 당했다면, 그 학생은 교육이 위협적이거나 겁을 주는 것으로 알았을 것이다. 그런 환경이 일부 통과의례로 여겨질지라도, 거기서 살아남은 학생을 더 단단해지도록 돕는 것으로 간주되어 왔다. 학습자는 그들이 겪는 어려움을 숨기거나 그들이 가진 지식의 차이를 폭로하지 않도록 권고받았다. 보다 최근에는 분위기가 바뀌었다. 오늘날에는 학생이 자신의 발전을 평가하고 지지와 자문을 받는다는 확신을 가지고 자신이 가진 어떤 어려움이라도 밝히도록 권고를 받는다. 지지적 교육 환경에서는 학습자가 자유롭게 실험하고, 자신의 우려를 표명하고, 자신의 지식의 부족을 밝히며 자신의 한계까지 가 본다.

지역사회 혹은 병원의 지향점

의학교육은 지역사회 내 가정의학의 일상적인 진료 실상과는 동떨어진 채, 그 바탕이 현실 사회와 괴리되어 있는 학술센터라고 비평을 받아 왔다. 학생들의 역할 모델은 세계적으로 인정받는 교수와 전문의이다. 과거에 학생들이 일반 의사나 농촌 의사를 향후 '차선'의 진로로 선호하지 않았다는 것은 그리 놀랍지 않다. 다행히도 이제는 이러한 긴장을 잘 인식하고, 학생으로 하여금 시골에 있는 일부 의과대학과 함께 시골 현장이나 지역사회에서 배우는 것을 점점 더 강조하고 있다.

연구 혹은 교육 지향점

교육 프로그램과 학습 프로그램은 연구가 가치 있고 연구에 보상이 주어지며, 교육을 연구논문이나 연구계획서를 적는 것을 침해하는 활동으로 여기는 환경 아래에서 수행되는 것 중 하나이다. 어떤 의과대학은 임명과 승진 기준에서 교육의 학문성을 인정함으로써 균형을 바로잡으려고 시도한다. 새로 임명된 교수들은 교수 개발 프로그램을 통해 교육에 있어 전문지식을 보여 주거나 습득하기를 기대한다.

환경의 영향

교육 분위기는 많은 방식으로 나타날 수 있다.

- 교육 환경은 학생의 성취도와 성공을 예측하는 데 독특하고 눈에 띄게 기여한다.
- 학습자의 동기부여는 공부하고 있는 교육 환경의 영향을 받는다.
- 많은 요소가 장래의 진로 선택에 영향을 미치지만, 의심할 여지 없이 교육 환경은 상당한 영향력을 가질 수 있다. 학술기관에서 외과를 전공하고 싶다거나 시골에서 일반의사로 살고 싶은 바람은 수련 프로그램의 교육 환경과 관련이 있는 것으로 보인다.
- 좋은 교육 환경을 가진 기관이 있다면 교수진은 거기에 더 오래 머물려고 할지도 모른다. 교수들이 그런 기관에는 서로 가려고 한다.

교육 환경의 평가

교육 환경이 과거에 무시되었던 한 가지 이유는 그것을 측정할 적합한 장비나 도구가 없었기 때문이다. 오늘날에는 여러 상황에서 사용되는 수많은 유용한 도구들이 나와 있다. McAleer 등(2010)은 30가지 도구를 열거하면서 유용한 도구를 표로 만들어 제시했다. 그 중에 가장 자주 사용되는 것은 Dundee Ready Education Environment Measure(DREEM)와 Postgraduate Hospital Educational Environment Measure(PHEEM)이다.

교육 환경의 평가에는 질적, 양적 접근이 모두 가능하다. 질적 접근방식은 '수련 프로그램 중에 무엇이 가장 좋습니까?'처럼 개방형 질문으로 구성된 설문도구를 사용하거나 혹은 포커스그룹으로부터 피드백을 받아 자료를 수집하는 것을 포함한다. 정량적 도구에서는 학생이 교육 환경의 한 측면이나 차원과 연관된 질문들로 만들어진 일련의 질문에 응하도록 요청을 받는다.

DREEM은 부록 12에 기술되었듯이 5가지 하위요인을 가진다.

1. 학생이 가진 학습에 대한 인지
2. 학생이 가진 교수에 대한 인지
3. 학생이 가진 학업적 자아 인식
4. 학생이 가진 분위기에 대한 인지
5. 학생이 가진 사회적 자아 인식

DREEM은 이러한 차원을 다루는 총 50개 문항으로 구성되어 있는데, 각 문항은 '전혀 그렇지 않다'의 0점부터 '매우 그렇다'의 4점까지 5점 척도로 만들어졌다. 학생이 생각하는 이상적인 교육 환경을 의미하는 경우에는 200점 만점이 된다. 151~200점은 우수(excellence)에 해당한다.

졸업후교육(PHEEM), 마취과 교육(ATEEM), 외과 교육(STEEM)의 교육 환경을 평가하기 위한 도구들도 개발되어 있다.

환경 측정의 결과 이용

교육 환경의 측정 결과는 다음에 사용될 수 있다.

- 기관의 프로필을 구축하고, 교육과정의 전체적인 면을 알기 위해
- 학생이 경험한 교육 환경을 학생이 어떻게 인지하는지를 이해하고 그것을 학생이 생각하는 이상적인 환경과 비교하기 위해
- 교수, 학생 및 관리자를 포함한 여러 이해당사자들 간의 인식을 비교하기 위해
- 한 학교 내의 다른 교실 혹은 실습, 수련 프로그램의 다른 시기의 환경을 비교하기 위해
- '학습 조직'으로 의과대학 혹은 졸업 후 기관을 지원하여 프로그램 중에 부족한 것이 무엇인지, 반드시 바꾸어야 할 곳이 어디인지를 알려 주는 동시에 바뀌지 말아야 하는 측면은 더 잘하도록 하기 위해
- 바뀌기 전후의 교육 환경을 비교하면서 바뀐 교육과정의 효과를 평가하기 위해
- 다른 의과대학이나 다른 지리적 상황에서의 환경을 비교하기 위해

결론

교육 분위기나 교육 환경은 학부나 졸업후교육 프로그램 성공의 핵심 요소이다. 교육 환경 평가는 교육과정을 만들고 평가하는 것과 관련하여 가치 있는 정보를 준다. 모든 이해당사자들을 포함한 교육 프로그램의 질적 보증은 오늘날의 아젠다에 속한다. 이것과 관련된 시사적인 관점은 교육 환경의 평가에 대한 것이다. 교육과정이 실패할지도 모르는 이유는 주어진 교육 환경에 대한 고려 없이 일정표, 교육 방법, 학습 방법, 평가 방법을 바꾸어 왔기 때문이다.

생각해 보기

1. 학생으로서 바라는 학습 환경의 유형을 생각해 보고, 이 환경과 당신의 수련 프로그램이 속한 환경을 비교해 보라.
2. 가용할 정보가 없다면, 사용 가능한 도구 중에 하나를 이용하여 당신이 교육하고 있는 곳의 교육 환경을 측정해 보라. 그 결과에 근거하여 프로그램을 개선시킬 수 있는 방법에 관해 생각해 보라.
3. 학생/수련의가 인식하고 있는, 당신 자신의 교육과 태도가 교육 환경에 어떻게 기여할지 성찰해 보라.

읽을거리

Genn, J.M., 2001. Curriculum, environment, climate, quality and change in medical education – a unifying perspective. AMEE Medical Education Guide. No. 23 Med. Teach. 23, 445-454.

A key text on the subject that merits careful reading.

Hoff, T.J., Pohl, H., Bartfield, J., 2004. Creating a learning environment to produce competent residents: the roles of culture and context. Acad. Med. 79, 532-540.

Ideas from management theory helped the authors identify attitudes, behaviours and interactions that define a learning culture.

Holt, M.C., Roff, S., 2004. Development and validation of the Anaesthetic Theatre Educational Environment Measure (ATEEM). Med. Teach. 26, 553-558.

A description of how the measure was developed and how it is capable of identifying problem areas that can be remediated.

McAleer, S., Soemantri, D., Roff, S., 2009. Educational environment. In: Dent, J.A., Harden, R.M. (Eds.), A Practical Guide for Medical Teachers. third ed. Elsevier, London, pp. 64-70 (Chapter 9).

Roff, S., 2005. Education environment: a bibliography. Med. Teach. 27, 353-357.

A list of over 100 relevant articles.

Roff, S., McAleer, S., Harden, R.M., et al., 1997. Development and validation of the Dundee Ready Education Environment Measure (DREEM). Med. Teach. 19, 295-299.

The first description of this important inventory.

Roff, S., McAleer, S., Skinner, A., 2005. Development and validation of an instrument to measure the postgraduate clinical learning and teaching educational environment for hospital-based junior doctors in the UK. Med. Teach. 27, 326-331.

A description of the development of the Postgraduate Hospital Educational Environment Measure (PHEEM).

Shobhana, N., Wall, D., Jones, E., 2006. Can STEEM be used to measure the educational environment within the operating theatre for undergraduate medical students? Med. Teach. 28, 642–647.

The Surgical Theatre Educational Environment Measure was shown to be a reliable and practical tool for measuring the operating theatre educational environment.

19

교육과정 배치도 작성하기

학습 성과, 교육 방법 그리고 학생 평가를 함께 연결짓는 방법에 관한 명확한 도해는 교수뿐만 아니라 학생에게도 매우 중요하다. 교육과정 배치도가 필요하다.

교육과정을 계획하는 것은 학습 성과, 내용, 일정표, 교육 프로그램, 학습 기회 및 평가를 포함하는 복잡한 문제이다.

교육과정의 개발에 있어 상대적으로 간과되었던 것은 교육과정에 대한 소통이다. 교사와 학생이 무엇을 다루고 어디를 강조해야 할지 어떻게 알 수 있을까? 어떤 학습 기회가 학습 성과를 숙달하는 데 도움이 될지를 학생들이 어떻게 알 수 있을까? 어떻게 평가와 교육 프로그램이 연결될까? 아쉽게도 여기에 대한 명확한 답은 없다. 학생과 수련의는 교육과정이나 교육 프로그램을 그저 '신비하고 비밀스러운 여정'으로 생각할 것이다. 그들은 단지 교육과정을 만족스럽게 마치고 나면 결국 자격을 얻게 될 것이라는 사실을 제외하면, 앞에 무엇이 놓여 있는지, 그들의 목적지가 어디인지에 대한 확신도 하지 못한다. 당면과제는 교사와 학생들이 교육과정에 대한 정보를 효율적으로 나누는 것이다. 학습 성과의 명시와 함께 교육과정 배치도를 작성하는 것이 그 문제를 강조하는 것이다.

교육과정 배치도는 무엇을 배우는지, 어떻게 배우는지, 어디에서 배우는지, 그리고 어떻게 교육 성과를 평가하는지에 대한 정보를 제공할 수 있다. 이는 어느 교육과정에서든 핵심적인 특징이 되어야 한다.

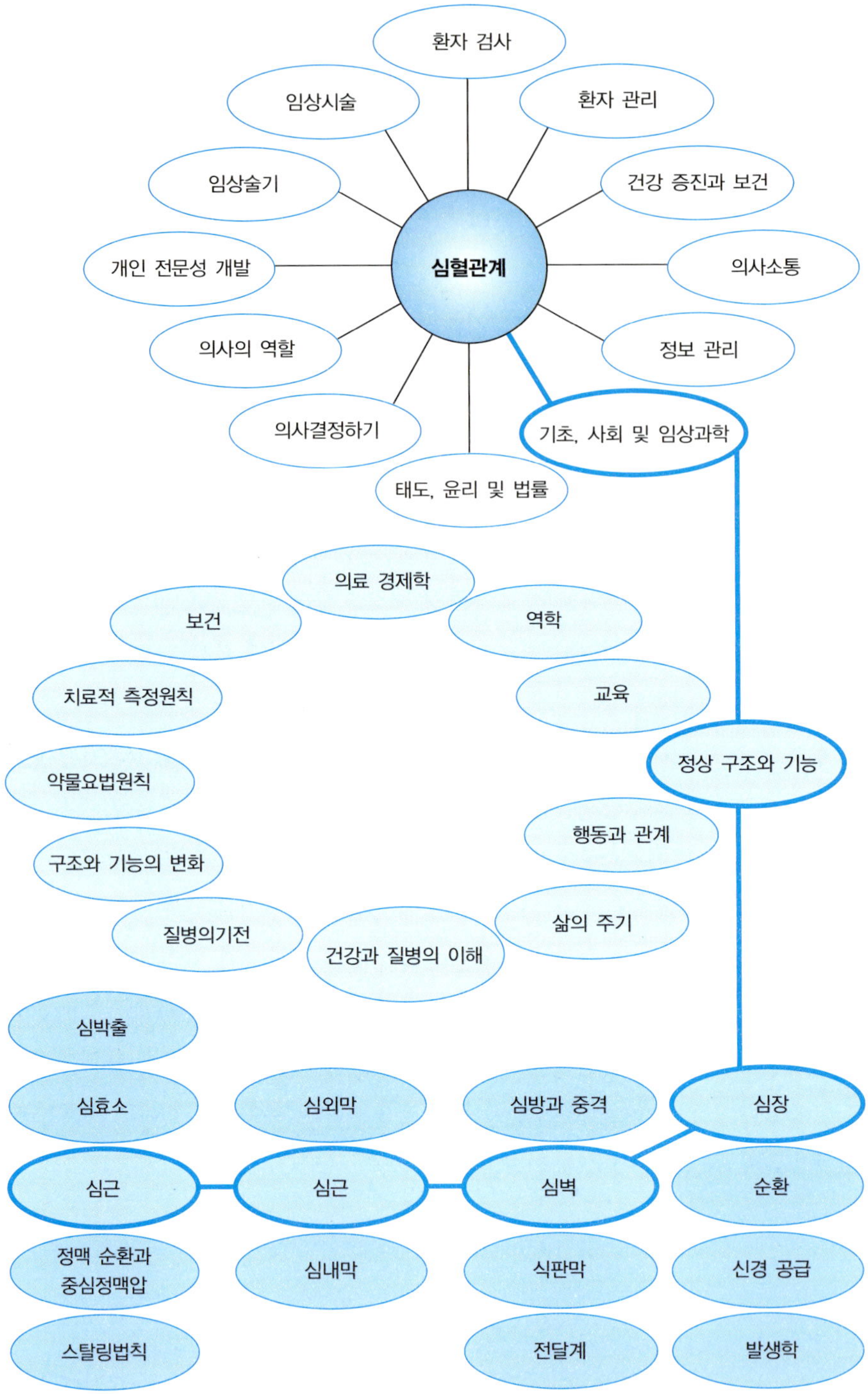

그림 19.1 심혈관계 요소를 포함한 교육과정 지도

정의

교육과정 배치도는 교육과정의 큰 그림과 어떻게 여러 요소들이 연관이 있고 서로 연결되는지를 보여 주는 시각적 설명이다. 그것은 교육 전략, 교육 내용, 학습 성과, 교육 경험, 평가 및 과정 프로그램이 정교하게 혼합되어 있는 교육과정의 모습을 보여 준다. 심지어 이것은 교육과정을 서로 연결하고 있는 접착제처럼 생각될 수도 있다. 학습 성과를 중심으로 나타낸 교육과정 배치도 예시를 그림 19.1에 나타내었다.

교육과정 배치도 작성은 오늘날의 의제이다

교육과정 배치도를 마련하는 것이 교육과정을 계획하고 시행하는 데 필수적인 몇 가지 이유가 있다.

- **성과바탕학습.** 배치도는 제공되는 서로 다른 교육과정 및 학습 경험에 따른 학습 성과를 예측할 수 있도록 한다.
- **학생중심학습.** 교육과정 배치도는 학생이 자신의 학습에 대한 책임을 지도록, 또한 자신이 공부하는 내용과 이를 더 큰 그림에 비추어 어떤 역할을 하는 것인지 이해하도록, 마지막으로 학습 경험을 자신의 개인적 필요에 따라 맞추도록 돕는다.
- **PBL 및 통합학습.** 교육과정 배치도는 PBL과 통합교육 프로그램의 학습 성과와 다른 학문으로부터 투입을 명확하게 한다.
- **전문직종간 교육.** 교육과정의 일반 요소 및 의학과 다른 전문직 간의 차이점이 배치도에 기술되어 있다. 이는 전문직종간 활동 계획을 용이하게 세우도록 한다.
- **평가와 교육의 통합.** 교육과 평가의 관계는 제5부 '학습에 대한 평가'에 설명된 것과 일치한다.

- **분산학습.** 배치도는 두 곳 이상의 캠퍼스를 가진 한 의과대학이 제출한 교육과정의 일관성을 보장하도록 돕는다.
- **학생의 유동성.** 교육과정 배치도에 내포된 교육과정의 투명성은 학생이 다른 곳으로 이동해도 학습 내용을 이해할 수 있도록 돕는다. 볼로냐 프로세스에 따라, 학생은 첫 과정을 수료한 후 다른 학교로 옮겨 두 번째 과정을 수료할 수 있다.
- **교육의 지속성.** 교육과정 배치도는 학부교육, 졸업후교육 및 평생교육의 다른 시기 사이의 순조로운 이행과 각 시기에서 다루는 내용의 이해를 돕는다.
- **교육과정 평가.** 교육과정 배치도는 교육 프로그램에 대한 내부적인 평가뿐만 아니라 대중에 의한 보다 공식적인 인증 평가 및 고찰과 같은 외부 평가 모두에 가치 있다.
- **의학의 변화.** 의학의 진보를 수용하려면 교육과정은 고정되지 않고 역동적으로 변해야 한다. 교육과정에 새로운 학문을 통합했다면 배치도에 이를 강조해 둔다. 한눈에, 교육과정 속에 불필요한 중복을 구별할 수 있다.

교육과정 배치도의 잠재적 사용자

교육과정 배치도는 다음 사람들에게 가치 있을 것이다.

- **교수.** 배치도는 교육과정의 전반을 보여 주기 때문에, 교수는 자신의 과정이 교육과정 내 어디에 위치해 있는지를 점검하고 자신의 역할과 책임이 무엇인지를 확인할 수 있다. 학생과 수련의는 교육과정의 어디에서 어떤 주제가 다루어지는지에 대한 교수들의 부정확한 설명에 대해 자주 불평하곤 한다.
- **교육과정 설계자.** 배치도는 설계자가 교육과정을 평가하고 최신의 상태가 되도록 만드는 데 도움을 준다. 학생이 배우기로 되어 있는 것(교육과정 선

언), 제시된 교육과정(교육과정 시행), 실제로 학생이 배운 것이 어떻게 정리되는지(교육과정 학습)를 연구하는 데 배치도를 사용할 수 있다.

- **학생.** 교육과정 배치도는 목표하는 학습 성과집 및 학습 안내서와 더불어 학생들에게 정보를 제공한다. 이 정보는 학생이 스스로 학습 프로그램을 계획하고 발전을 평가하는 것을 돕는다.
- **행정가 및 지지 교수.** 교육과정 배치도는 인력, 장비, 숙식을 포함한 교육과정의 시행에 필수적인 자원이 무엇인지 알려 준다. 또한 이것은 교실 또는 교수 개인이 교육과정을 위해 기여해야 할 것이 무엇인지를 결정하도록 해주고, 그 결과 인정도 받고 보상도 받게 될 것이다.
- **인증기관.** 배치도는 의과대학 또는 졸업 후 프로그램이 인증 기준에 부합하는지에 대한 근거를 제공하는 데 도움이 된다.
- **교육학연구자.** 의학교육 연구에 대한 관심이 점점 증가하고 있다. 교육과정 배치도는 현재 교육과정 또는 교육 프로그램과 평가 프로그램에 관련된 변화를 연구하는 데 유익한 도구이다.

교육과정 배치도 준비하기

잠시 당신이 다른 상황에 있다고 가정해 보자. 당신은 익숙하지 않은 세계에서 일 년간의 여행을 계획해야 하는 상황에 놓여 있다. 그 지역의 여행 정보를 얻기 위해 당신에게 가장 먼저 필요한 것은 지도이다. 지도는 서로 다른 목적지들과 이들이 서로 어디에 위치해 있는지, 도로나 철도나 공항 등 여러 이동 방법, 그리고 성이나 호수 등 흥미로운 장소를 보여 준다. 이와 똑같은 방식으로 교육과정 배치도는 다음과 같은 내용을 포함한다.

- 예상되는 학습 성과
- 내용, 주제 또는 화제
- 학습 경험 및 사용 가능한 자원

- 평가
- 과정 및 모듈
- 시간표

배치도의 강점은 이런 요소들 간의 연계 속에서 나타난다. 예를 들어, 학습 성과, 학습 경험, 평가는 각 과정이나 모듈 내 단위에서 구체화된다. 이러한 다차원적인 방법과 어느 한 요소의 관점으로 교육과정을 살펴보는 능력을 통해 최대의 효과를 얻을 수 있다. 예를 들면, 교육과정의 어느 부분이 의사소통 기법을 학습 성과로 다루고 있는지 평가해야 하는 관점에서 전문직업성은 어디서 평가되는지 또는 교육 프로그램에서 임상술기센터의 역할은 무엇인지.

필요한 많은 양의 정보를 저장 · 조작 · 갱신하는 것과 관련된 문제 그리고 정보를 다른 관점에서 쉽게 바라볼 수 없다는 문제 때문에 교육과정 배치도 작성은 제한되어 왔다. 다중관계적 데이터베이스를 포함한 전자기기의 사용은 교육과정 배치도 작성이라는 개념에 신선한 자극을 주었다. 교육과정 배치도를 개발하던 대부분의 학교는 딱 맞는 상업적 소프트웨어가 없기 때문에 자체적으로 배치도 작성 프로그램을 만들어 왔다.

교육과정 배치도의 기초는 일정기간에 걸쳐 시행된 과정과 모듈의 목록일 것이다. 이를 위해서는 학습 성과, 학습 경험 및 학습 평가에 대한 정보가 추가될 수 있다. 우선 먼저 배치도를 준비할 때 이것이 일련의 이차원 모형이라고 생각하면 편할 것이다. 각각의 학습 기회마다 예정되어 있는 행사가 확인되면, 학습 성과, 학생 평가가 명확해진다.

생각해 보기

1. 당신의 교육과정에 연관된 정보가 학생/수련의와 어떻게 소통하는지 생각해 보라. 교육과정 배치도는 프로그램 학습 성과, 학습 기회와 자원 그리고 평가 과정의 각 부분을 어느 정도까지 강조하는가?

2. 교육과정 배치도를 작성하기 위해 필요한 시간 투자는 보상받을 수 있고, 그 결과로 더 잘 가르치고, 더 잘 배울 수 있는 기회를 갖게 된다. 당신은 일을 제쳐 두고 이를 위해 시간을 낼 수 있는가?

읽을거리

Harden, R.M., 2001. Curriculum mapping: a tool for transparent and authentic teaching and learning. AMEE Guide No. 21 Med. Teach. 23, 123-137.
A description of curriculum mapping.

Ross, N., Davies, D., 1999. Outcome-based learning and the electronic curriculum at Birmingham Medical School. Med. Teach. 21, 26-31.
A description of an electronic curriculum map based on a database and delivered to staff and students via the web.

제4부

학습 촉진하기

학습이나 교수에 있어서 가장 좋은 단 한 가지 방법은 없다.

_Noel Entwistle, *Styles of Learning and Teaching*, 1981

개요

다양한 학습 기회 목록에서 가장 적절한 방법을 선택하고, 최대의 효과를 낼 수 있을 때까지 그 방법을 사용하라.

20장. 교수자의 도구상자

넓은 범위의 도구들 중에서 교육적 도구를 선택할 때에는 많은 점들을 고려해야 한다. 기대되는 학습 성과, 지역적 상황, 학생들의 필요에 대해 생각해야 한다.

21장. 대규모 강의와 교수

강의는 교육프로그램에 유용한 도움을 줄 수 있다. 강의의 역할과 강의를 진행하는 방법에 대해 주의깊게 고려할 필요가 있다.

22장. 소집단 학습

소집단 교수는 소집단이기에 발생할 수 있는 문제로 인한 단점보다 그 이점이 더 많다. 소집단 학습은 적절하게 실행할 경우 성공적이 될 수 있다. 하지만 이때 교수자의 역할은 학습 촉진자라는 것을 기억해야 한다.

23장. 독립학습

스스로 자기만의 학습을 할 수 있도록 학생과 수련생들에게 더 많은 책임을 부여할 필요가 있다. 학습자들은 학습의 방향과 지원을 요구할 것이다.

24장. 임상 맥락에서의 교수학습

계획과 피드백의 부족, 부실한 감독으로 인해 임상 교육(clinical teaching)을 망치게 될 수 있다. 학생, 교수자, 환자는 모두 각자의 중요한 역할이 있다.

25장. 임상 경험을 위한 시뮬레이션

모의 환자, 마네킹, 모델과 컴퓨터 시뮬레이션은 실제 환자를 상대로 하는 임상 경험을 보완해 주며, 훈련 프로그램에서 중요한 부분을 차지한다.

26장. 이러닝

인터넷과 온라인상으로 이용 가능한 자료들은 의학 교육에 혁신을 가져왔다. 이 자료들은 교육 프로그램에 가치 있게 기여할 수 있다.

27장. 동료학습과 협동학습

동료들과 협력하여 하는 학습은 효과적이다. 이 학습은 비공식적으로 실행할 수도 있고, 정해진 학습 활동에 통합하여 실행할 수도 있다.

20

교수자의 도구상자

넓은 범위의 도구들 중에서 교육적 도구를 선택할 때에는 많은 점들을 고려해야 한다. 기대되는 학습 성과, 지역적 상황, 학생들의 필요에 대해 생각해야 한다.

교수 방법의 선택

2장에서 설명한 FAIR 교육 원칙[피드백(feedback), 활동(activity), 개별화(individualisation), 관련성(relevance)]을 실제로 적용하면 효과적인 학습을 할 수 있다. 학생과 수련생들을 위해 학습 기회를 만들어 주는 것이 이 장의 주제이다.

지난 10년간 소집단 활동, 독립학습, 시뮬레이션과 이러닝을 포함하는 새로운 학습 기술의 사용, 다른 맥락에서의 학습을 더 많이 강조하는 강의와 같은 전통적 교수 방법에 대한 재검토가 이루어졌다.

다양한 관점으로 교수 방법을 선택해 보는 것은 매우 유용하다.

- 기대되는 학습 성과. 6장에서 논의했던 학습 성과는 모든 교수에 있어서 먼저 고려해야 하는 출발점이다.
- 사용할 수 있는 도구(예: 모의 환자 또는 파워포인트 발표)
- 학습이 이루어지는 장소나 맥락(예: 강의실, 외래 환자 병실, 농촌 지역)
- 교육과정에서 채택하는 교육 전략(예: 문제바탕학습)
- 학생과 수련생의 특별한 요구(예: 학생들은 학습 주제에 대한 자신들의 능력이나 숙달 정도를 고려한 다양한 출발점을 가지고 있는가?)

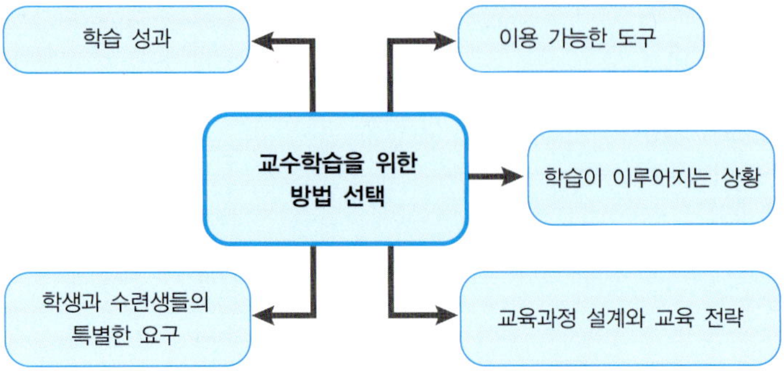

그림 20.1 교수학습을 위한 방법 선택

학습 성과

학생들을 위해 가장 적절한 학습 경험을 선택할 때에는 기대하는 학습 성과를 반드시 고려해야 한다. 정보를 제공할 때, 학습의 구조나 틀을 제공하는 경우에는 강의의 방식이 유용하다. 하지만 팀워크, 성찰, 문제 해결을 해야 하는 경우에는 소집단 토의 방식이 적절하다. 모의적 또는 실제 환자를 상대로 하는 임상적 맥락에 있어서의 교수는 학생들이 임상적 기술을 익히고 이론을 실제 적용하는 경우에 도움을 준다.

환자 안전, 오류 예방, 팀워크, 건강 증진, 적절한 태도의 개발과 관련된 학습 성과는 의학 교육과정에서 상대적으로 소홀히 다루어져 왔다. 다음 장에서는 교수학습 방법과 학습 기회 제공을 위한 적절한 선택이 이루어진다면 열거한 영역의 역량들을 어떻게 충분히 능숙하게 다룰 수 있는지를 보여 준다.

기대하는 학습 성과에 맞는 교수학습 방법을 연결하기 위한 청사진 또는 매트릭스가 준비되어야 한다. 학습 성과는 가로축에, 학습 방법과 제공되는 학습 기회는 세로축에 배열한다. 세로축에는 각각의 학습 성과에 맞는 적어도 한 개 이상의 학습 기회가 배열되어야 한다. 한 개의 학습 기회는 여러 개의 학습 성과에 매칭될 수 있다. 예를 들어, 모의 환자를 학습할 때에는 면담 기술과 태도 두 개의 학습 성과를 다룰 수 있다. 이런 방법으로 작성한 표는 훈련 프로그램 계획에 도움을 줄 뿐만 아니라 학생이나 수련생들의 학습을 위한 안내의 역할도 할 수 있다.

이 표는 가능하다면 교육과정 지도 또는 학습 관리 도구에 통합해서 사용할 수도 있다.

교수자의 도구상자

숙련된 목수는 각각의 고유한 기능을 위해 설계, 제작된 다양한 도구가 들어 있는 상자를 가지고 있다. 망치는 못을 박기 위해 사용한다. 못을 박기 위해 펜치를 사용할 수도 있지만 효과적이지 않다. 이 도구상자는 여러 형태의 톱을 가지고 있으며 그 톱들은 각각의 역할에 맞는 기능들을 가지고 있다. 목수들은 오래된 도구를 대신할 최신 기술에 맞는 기능이 향상된 신제품을 사용할 것이다. 만약 우리가 목수라면 작업에 맞는 도구를 담은 큰 도구상자를 가지고 다닐 것이다. 이 예에서 목수 대신에 교수자라는 단어를 넣어도 그 의미는 크게 달라지지 않는다. 교수자는 교수와 학습을 위한 최신의 다양한 도구들을 가지고 있어야 한다. 학생과 수련생들은 교수자들이 학습 성과에 가장 적절한 방법을 사용하여 교수하기를 기대할 권리를 가지고 있다.

유용한 도구에는 다음과 같은 것들이 포함된다.

- 강의할 때 원칙이나 생각을 전달하기 위한 파워포인트와 같은 발표 도구
- 학생들이 강의에 적극적으로 참여할 수 있도록 돕는 청중 응답 시스템(간단한 색깔 카드 포함)
- 실제 환자 진료 경험을 보완해 줄 수 있는 모의 환자 또는 시뮬레이션
- 실제 현장에서의 행동 절차를 설명하는 비디오 클립
- 강의 팟캐스트 또는 녹음, 녹화 파일
- 교육적 목적을 위해 제작된 게임
- 온라인 정보 소스 또는 참고 자료
- 가상 현미경 검사, 가상 환자와의 진료 경험과 같은 컴퓨터 바탕 학습 기회
- 협동학습을 촉진하기 위한 페이스북 같은 네트워크 도구

- 학생들이 서로의 학습을 지원할 수 있는 동료학습

다음에서는 교수자들이 사용할 수 있는 여러 도구에 대해 설명한다.

학습 맥락

학습은 교실, 실험실, 병원 또는 지역사회와 같은 다양한 맥락과 상황에서 이루어진다. 가장 효과적인 학습 프로그램은 다양한 훈련 단계에 맞는 혼합된 또는 균형 잡힌 형태의 다양한 학습 맥락을 제공하는 것이다.

교실 맥락

교실 맥락은 다음을 포함한다.

- **강의실.** 강의는 많은 학부 과정에서 이루어진다. 강의의 사용과 남용은 다음에 다룰 것이다.
- **소집단 활동**. 소집단 학습이 제공하는 여러 장점들을 통해 그 가치가 인정되고 있다. 이 활동은 문제바탕학습에서 중요한 부분을 차지한다.
- **실험실 또는 해부실**. 전통적 교육과정에서는 이들 장소에서 학습 기회를 제공한다. 컴퓨터 기반 학습을 포함하여 다양한 대체 방법들이 이 기회를 제공하고 있다. [해부학 교수에 사용되는 방법은 Louw와 동료들(2009)에 의한 AMEE Guide No.41에 설명되어 있다.]
- **임상술기센터**. 많은 대학교에서 시뮬레이터 또는 모의 환자를 사용하여 학습 기회를 제공하는 센터나 실험실을 보유하고 있다. 모든 교육 단계에 있어 이런 교육 장소를 이용하는 것이 중요하다는 사실이 인정되고 있다.
- **도서관, 자료 센터 또는 컴퓨터실**. 오늘날의 도서관과 과거에 우리가 알고 있던 도서관 사이에는 큰 차이가 있다. 오늘날의 도서관은 다양한 멀티미디어 자료를 가지고 있다. 학생들은 컴퓨터를 사용할 수 있고 학생들이 함께

학습할 수 있는 공간이 따로 마련되어 있다.

임상적 맥락

임상적 맥락에서 학습은 의학교육의 핵심이라고 할 수 있다. 실제 의료 행위와 관련하여 더욱 현실에 가까운 학습을 위한 움직임이 있어 왔다. 또한 학생들이 1학년 때부터 환자와의 실제적 경험을 할 수 있도록 돕는 학습의 가치가 입증되었다. 다양한 임상적 맥락은 다음과 같다.

- **병동.** 전통적으로 학생들의 대부분의 임상 경험 기회는 병동에서 이루어져 왔다.
- **이동 간호.** 병원 진료에 다양한 변화가 생기면서 이동 간호 부서와 외래 진료 부서는 학생의 임상 경험을 위한 유용한 학습 기회를 제공한다.
- **지역사회.** 환자 진료에 대한 광범위한 관점을 제공하기 위해 지역사회 바탕 교육이 점점 더 강조되고 있다. 지역 건강관리 맥락에서의 학습의 가치가 인정되고 있다.
- **특별한 장소.** 말기 환자 간병 센터 또는 뇌졸중 치료실과 같은 특별한 장소에서의 경험은 유용한 학습 기회를 제공할 수 있다.

비공식적 장소

학생들의 대부분의 학습은 강의실이 아닌 장소에서 이루어진다. 학생들은 집에서 또는 비공식적인 장소에서 협동학습을 한다. 요즘 학생들은 과거 세대의 학생들과는 큰 차이를 보인다. 네트워크와 협동학습은 26장과 27장에 나오는 연구에서 매우 중요한 역할을 한다.

교육 전략

다양한 교육 전략은 3부에서 다룬다. 선택된 교육 전략은 학습 방법의 선택과 깊은 관련이 있다.

- *문제바탕 교육과정*, 보통(항상은 아님) 소집단 학습 활동에서 더 강조되는 전략이다.
- *지역사회 바탕 교육과정*, 주요 교육 센터와 멀리 떨어져 있는 지방에서 학습이 이루어진다.
- *수직적으로 통합된 교육과정*, 모의 환자 또는 시뮬레이터를 사용하는 시뮬레이션을 이용하면 의료 수련 과정의 저학년 학생들에게 임상 의료 행위 또는 실제적 의료 절차를 효과적으로 소개할 수 있다.
- 모의 병동을 사용하면 *전문직종간 학습(inter-professional learning)*을 지원하는 데 유용하다.

어떤 교육 전략을 선택하든지, 다양한 교수와 학습 방법의 역할은 여전히 존재한다. 예를 들어 문제바탕학습에서 소집단 학습 활동과 독립학습이 강조되지만 때로는 강의를 통한 학습도 필요하다.

학생 또는 훈련생

학습자에 초점을 맞추어 학습 방법을 선택해야 한다. 다음의 사항을 고려한다.

- 한 단위의 학습 시간 동안 학습하는 학습자의 수
- 학습자의 배경과 개별적 요구
- 새로운 학습 기술에 대한 학습자의 숙달 정도
- 독립학습을 위해 이용이 가능한 시설

각 학생들이 자신의 학습 요구를 충족시키는 방법은 차이가 있다. 가능하다면 학습 방법을 선택할 때 학생들의 개별적 요구를 고려해야 한다(2장, 13장). 모든 학생이 강의에 참여하는 방법을 선택하지는 않는다. 많은 다른 학생들은 다른 대체가능한 방법을 더 선호할 수도 있다.

학생들을 단지 훈련이나 교육프로그램의 수혜자라고만 생각해서는 안 된다. 학생들은 교수자와 함께 교육내용을 만들기도 하고, 교육의 개발과 전달에 있어 활동적으로 기여할 수도 있다. 이 점과 관련된 더 자세한 내용은 이 책의 27장 동료 교수에서 다룰 것이다.

선택한 접근방법에 따라 기대되는 교수자의 역할은 다양하다. 이제 교수자의 역할은 정보 공급자에서 학습 촉진자로 변화하고 있다.

결론

이 장의 초점은 다양한 교수학습 방법에 맞추어져 있지만 학습자의 성공에 기여하는 중요한 부분은 교수자이다. 교육의 성공과 실패는 학습 방법을 선택하는 교수자가 그 교육 방법을 얼마나 잘 계획하고 실행하는가에 달려 있다. 각각의 방법은 교수자에게 각각의 다른 역할을 요구한다. 교수자의 역할이 무엇이든지 간에 학습이 효과적이 되려면 각 방법에 따라 요구되는 교수자의 역할을 수행할 수 있어야 한다.

생각해 보기

교수자의 교수 방법 선택과 관련하여 생각해 볼 점들은 다음과 같다.

1. 단 한 개의 최상의 교수 방법은 존재하지 않는다. 맥락과 이용 가능한 자료를 고려하여 학생과 수련생에게 맞는 최상의 접근방법을 선택한다.
2. 대부분의 교수자들은 자신들이 이미 알고 있거나 익숙한 교수 방법을 선택한다. 다시 한 번 자신의 교수 방법을 돌아보고 그 방법들이 최대의 효과를 내기

까지 사용하고 있는지 살펴본다. 당신은 시뮬레이션이나 이러닝과 같은 새롭고 다양한 교수 방법들에 충분히 익숙해져 있는가? 그렇게 함으로 현재 상황에서 정보에 근거한 최상의 결정 또는 선택을 하고 있는가? 이 책에 나오는 설명도 도움이 될 수 있지만, 교수자 자신이 이런 새로운 교수 방법을 교육하는 다른 학교나 센터, 교육모임에 가서 직접 그 교수 방법을 경험해 보는 것은 특히 중요하다. 증명된 기존의 방법들뿐만 아니라 새로운 교수 방법들에 능숙해지겠다고 결심하기 바란다.

3. 학생들이 학습하는 다양한 맥락에 대해 생각해야 한다. 다양한 맥락을 최대한 활용하고 있는가? 예를 들어 학부과정에서 실제적 경험학습을 하고자 할 때 학부 학생들의 조기 과정부터 학생들에게 지역사회나 실제 임상 상황에서의 학습 기회를 주기 위해 노력하고 있는가? 대학원 과정에 있는 학생들에게 임상술기센터 또는 온라인 방법을 통한 학습 기회를 충분히 제공하고 있는가?
4. 개별 학생들의 수요를 충족시킬 수 있는 다양한 학습 기회들을 어떻게 제공할 것인지 생각해 보아야 한다.

읽을거리

Ramsden, P., 2003. Learning to Teach in Higher Education, second ed. Routledge Falmer, London.

Chapter 9 in this useful book looks at teaching strategies for effective learning and develops further some of the issues raised in this chapter. It identifies problems associated with the choice of an appropriate teaching method.

추가 읽을거리

Louw, G., Eizenberg, N., Carmichael, S.W., 2009. The Place of Anatomy in Medical Education. AMEE Guide No. 41. AMEE, Dundee.

A description of approaches to teaching anatomy.

McKeachie, W.J., 2010. Teaching Tips. Strategies, Research and Theory for College and University Teachers, twelfth ed. Houghton Mifflin Company, Boston.

The text, originally written to answer the questions posed by new teachers, highlights the decisions that need to be taken about the choice of teaching method.

21

대규모 강의와 교수

강의는 교육프로그램에 유용한 도움을 줄 수 있다. 강의의 역할과 강의를 진행하는 방법을 주의깊게 고려할 필요가 있다.

강의의 사용

교수 활동을 위한 모든 방법들 중에서 강의는 아마도 가장 널리 활용되는 방법일 것이다. 통계조사를 보면 의과대학생들은 의학교육과정 동안 평균적으로 1800개의 강의를 듣는다고 한다. 학생들에게 있어 강의들 대부분은 금방 잊혀질 것이다. 소수의 강의만 기억에 남을 것이다. 이런 많은 비판에도 불구하고 강의는 오랜 기간 동안 교육에서 그 활용 가치를 인정받아 왔다. 강의는 많은 것을 제공할 수 있다. 강의는 효과가 없으므로 교수자의 도구상자에서 제외되어야 하는 것이 아님을 기억해야 한다.

Brown과 Manogue(2001)는 강의가 대단위의 학생들에게 정보를 경제적이고 효율적인 방식으로 전달할 수 있는 방법이라고 설명한다. 강의는 어려운 주제에 대해 깊이 다루기 전에 주제에 대해 안내하는 역할을 할 수 있다. 강의는 주제에 대해 다른 관점을 제공할 수 있고, 개인적, 임상적, 실험적 경험담을 들려 줄 수 있으며, 연구를 주로 하는 대학에서는 교수할 때 좋은 연구 기반 관점을 제공할 수 있다.

강의의 문제점

능력이 부족한 교수자가 강의할 때 또는 교수자가 강의를 적절하게 활용하지 못할 때 강의의 문제점이 발생할 수 있다. 강의에 대한 공통적인 비판점(그림 21.1)

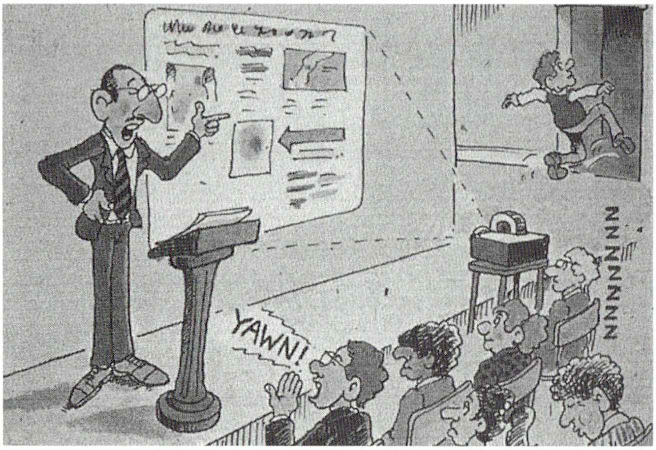

그림 21.1 강의는 많이 비판받아 왔다.

은 다음과 같다.

- 강의는 학생들이 자발적으로 학습하는 것을 방해하는 수동적인 교수 방식이다.
- 강의에서 다룰 수 있는 내용들은 사실 대부분 학생들이 그저 책을 읽거나 온라인 프로그램을 통해 더 잘 학습할 수 있다.
- 시각 자료에 나오는 너무 많은 정보 때문에 학생들이 강의 내용을 따라가기가 쉽지 않다.
- 강의의 내용이 청중에게 부적절하고, 관련성이 없으며, 너무 앞서가는 내용이거나 너무 간단할 경우에 문제가 발생한다.

강의를 사용해야 하는 경우

강의를 적절하게 활용하면 많은 이점이 있다.

- 교수자는 대단위의 학생들을 동시에 만날 수 있고, 강의 주제에 대한 자신

의 열정을 전달할 수 있다.

- 강의는 어려운 주제에 대해 안내의 역할을 할 수 있고, 강의 이후에 이루어지는 학생들의 학습을 위해 좋은 틀을 제공할 수 있다.
- 논쟁이 되는 주제에 대해 다룰 때, 교수자는 또 다른 관점을 제공할 수 있고, 주제와 지역적 상황을 연관시킬 수 있다.
- 최첨단의 지식을 다룰 때, 강의를 통해 최신의 정보를 제공할 수 있고 연구가 기여하는 부분을 강조할 수 있다.
- 학생들의 생각을 자극하고 토의를 격려하며 주제에 대해 깊이 생각해 볼 수 있도록 도울 때 강의를 사용할 수 있다.
- 실제적인 교수 자료를 보여 줄 수 있다. 예를 들어, 심장 시뮬레이터, 또는 강의의 주제를 설명하기 위해 실제 환자 진료 내용(환자의 동의하에)을 보여 줄 수 있다.
- 학생들의 추가적 학습을 위한 지침을 제공하고 필요한 자료에 대해 소개해 줄 수 있다.

좋은 강의 제공하기

대규모 집단의 학생들에게 강의를 하는 것을 어려워하는 교수자에게 강의는 매우 두려운 일일 수 있다. 좋은 계획과 준비는 이 두려움을 줄이는 데 도움을 준다.

정보 수집

강의의 내용에 집중하기 전에, 먼저 사실 정보를 수집한다.

- 교육과정을 위한 학습 성과 진술문을 참고한다. 그렇게 함으로써 강의의 목적을 분명하게 인지하며, 강의를 교육과정에 어떻게 일치시킬 것인지 알아내야 한다.
- 강의의 주제에 대해서 학생들이 이미 알고 있는 내용을 파악한다.

- 지금 하고자 하는 강의가 한 주제와 관련하여 연속적으로 이루어지는 강의 중 하나인지 아닌지를 결정한다. 연속적인 강의 중 하나의 강의라면 다른 강의는 주제와 관련하여 어떤 부분을 다룰 것인지 결정한다.
- 강의 장소와 교수 장비를 파악한다.

내용과 구조에 대한 생각

강의의 내용과 구조를 미리 계획한다.

- 교수자 자신이 전달하고 싶은 강의가 아니라 학생들이 듣고 싶어하는 강의를 위한 내용을 계획한다.
- 강의의 제목을 만든다. 강의의 내용을 준비하면서 제목을 만드는 것이 제목을 먼저 생각해 보고 내용을 만드는 것보다 쉬울 수 있다. 그렇게 함으로써 교수자의 생각을 구조화하는 데 도움을 줄 수 있기 때문이다. 제목을 질문의 형식으로 만들면 학생들의 흥미를 자극할 수 있다.
- 강의를 어떻게 구조화할 것인지를 고려한다. 구조화하는 방법에는 보통 2가지 방식이 있다. 한 가지 방식은 전통적 방식으로, 강의의 내용을 몇 개의 큰 영역으로 나누고, 그 영역을 다시 세부 영역으로 나누는 방식이다. 다른 한 가지 방식은 문제중심 방식인데, 문제 또는 사례를 제시한 후 해결 방법을 토의하는 방식이다. 이 장에서는 주로 전통적 방식에 초점을 맞추지만 다루게 될 대부분의 조언은 두 가지 방식 모두에 적용할 수 있다.
- 강의 진행 방식은 매우 다양하다. 따라서 교수자 자신의 성격에 맞고 자신이 가장 편안하게 생각하는 방식을 선택해야 한다.

강의의 도입부

강의의 도입부를 준비하는 데 어느 정도의 시간을 투자하는 것이 중요하다. 강의의 처음 몇 분은 매우 중요한 부분이다. 청중의 주의를 사로잡기 위해 노력해야 하고, 강의의 내용이 왜 중요한지를 강조한다. 흥미를 끌 수 있는 자료로는 환자 관리를 잘못하여 신문보도에 나온 자료, 환자 관리에 있어 정신병리학의 이해가 중요하다고 증명된 환자 사례, 또는 주제의 중요성을 강조하는 흥미로운 통계 자료가 있다. Robert Cialdini는 강의를 시작할 때 "상식적으로는 설명할 수 없는 몇 가지 사례가 있습니다. 하지만 제가 한 가지 약속을 하겠습니다. 이 강의가 끝날 때쯤에 여러분들은 이 미스터리를 해결할 것입니다."라고 하면서 청중의 흥미를 이끌어 냈다.

학생들을 강의의 내용에 대해 모르는 상태로 내버려두지 말아야 한다. 강의하고자 하는 내용을 말해 주고, 실제로 그 내용을 말해 주고, 마지막에 지금까지 말한 내용을 요약해서 말해 주어야 한다. 미리 조직하고 준비하는 것이 중요하다. 이렇게 함으로써 학생들에게 구조화된 강의의 이정표를 제공해 줄 수 있다. 예를 들어, "우리는 오늘 이 주제의 6가지 특징을 차례차례 살펴볼 것입니다." 또는 "먼저 우리는 이것을 살펴보고 다음에는 이것을 살펴보고 마지막으로 이것을 살펴볼 것입니다."라고 말할 수 있다.

시각 자료

시각 자료는 강의의 주요점을 강조하고 원리나 어려운 개념들을 설명하는 데 도움을 준다. 또한 강의의 속도를 다양하게 조절하고 학생들의 흥미를 유지하는 데 도움을 준다. 동영상은 사례 연구를 소개할 때 사용할 수 있다. 시각 자료에 오타가 있는지 세심하게 확인한다. 오타가 있으면 강의의 신뢰도에 악영향을 미칠 수 있다. 강의실의 뒤쪽에 앉은 학생들도 시각 자료를 읽을 수 있게 자료를 제작한다. 많은 교수자들은 이런 부분에서 자주 실수를 한다.

파워포인트는 교수자들이 강의 내용을 담은 슬라이드를 제작하는 데 도움을 주는 애플리케이션이며 발표를 할 때 매우 널리 사용되고 있다. 하지만 종종 많은 슬라이드와 동영상들은 강의의 요점을 명확하게 하고 정보를 전달하는 데 있어 방해의 요소로 작용한다. 많은 웹사이트에서 파워포인트 발표를 위한 좋은 조언과 팁을 제공하므로 적용하도록 노력해야 한다.

시각 자료는 교수자들이 학생들에게 메시지를 전달하는 가장 효과적인 도구이다. 하지만 파워포인트 슬라이드가 교수자의 역할을 대체할 수는 없다. 슬라이드의 내용은 강의의 내용을 보충해 주는 것이지 대체하는 것이어서는 안 된다.

강의를 위한 팁

교수자가 강의를 하기 전에 어느 정도의 걱정을 하는 것은 당연한 일이다. 목이 마르는 것을 대비하여 연단에 물 한 컵을 준비해 둔다. 다음에 열거하는 'LECTURE' 팁을 고려하고 미리 준비하면 이런 걱정을 줄일 수 있다(그림 21.2).

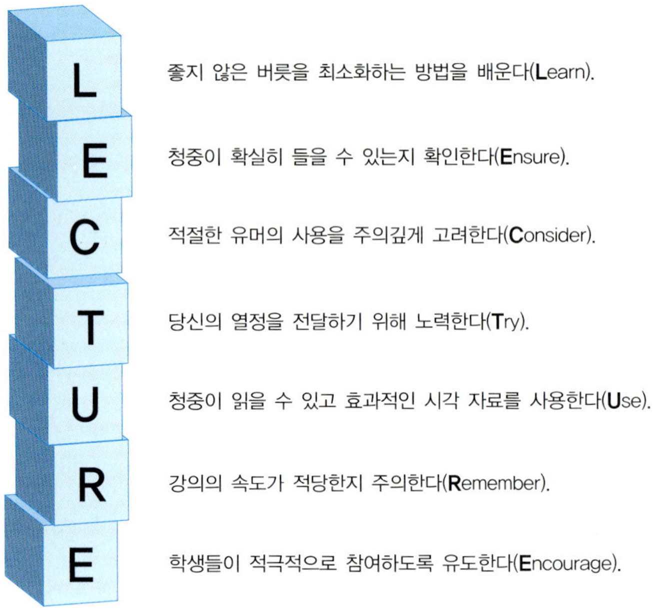

그림 21.2 강의 팁

- 좋지 않은 버릇을 최소화하는 방법을 배운다. 예를 들어, 안경을 벗어서 연단 위에 놓는 버릇 또는 주머니 속에 동전이 짤랑거리게 하는 것은 수업에 지장을 준다.
- 특히 강의실 뒤편에 앉은 학생들도 확실하게 당신의 음성을 듣고 이해할 수 있도록 노력한다.
- 적절한 유머의 사용을 주의깊게 고려한다. 예를 들어, 그 유머를 사용하면 강의 진행에 도움을 주는가? 당신은 정말 그 유머를 잘 사용할 수 있는가? 당신의 유머 사용 시도는 완전히 실패할 것인가?

- 주제에 대한 자신의 열정을 전달하기 위해 노력한다. 교수자가 그저 강의의 내용을 읽어내려 간다면 열정을 전달하는 것은 불가능하다. 음성의 높낮이, 정점, 속도에 변화를 줄 필요가 있다.
- 청중이 읽을 수 있고 효과적인 시각 자료를 사용한다. 강의 시작 전에 시각 자료 기기 및 강의실 전등이 사용 가능한 상태인지를 확인한다.
- 강의의 속도에 유념하여 학생들이 강의 내용을 필기할 수 있도록 충분한 시간을 준다. 너무 빠른 속도의 강의는 강의 진도를 따라가기 힘들어하는 학생들에게 매우 비효과적이다.
- 학생들이 불안함에 억제되거나 위협을 느끼지 않게 하면서 강의에 적극적으로 참여할 수 있도록 유도한다. 강의의 마지막에 시간을 어느 정도 배정하여 학생들이 질문과 토의할 수 있는 시간을 준다.

청중의 흥미 유발

강의를 수동적인 학습 방식에서 청중들의 관심을 유발하고 적극적으로 참여하게 하는 방식으로 전환할 수 있는 여러 방법이 있다. 다음 사항들을 고려한다.

- 강의의 중간 중간에 주제에 맞는 질문을 소개한다. 질문에 대한 선택형 답안들도 함께 제시한다. 학생들은 전자식 답변 방식을 통해 답하고, 컬러카드를 사용하여 답하도록 할 수도 있다.
- 강의의 중간에 학생 셋, 넷, 또는 다섯 명이 한 조가 되어 옆에 있는 조와 함께 토의를 하는 브레인스토밍 세션을 배정한다. 몇 개의 조는 토의의 결과를 전체 학급에 발표할 수 있도록 한다. 또는 조들이 다지선택형 질문에 카드 또는 전자식 답변 방식을 통해 답하게 할 수도 있다. 이것이 팀바탕학습의 핵심 활동이다.
- 사례 연구 또는 환자 관리에서 발생하는 문제를 강의에 활용한다. 그 문제의 깊이를 더하면서 학생들의 참여를 유도한다.

강의의 마무리

강의의 끝부분은 도입부만큼이나 중요하다. 당신이 전달하고자 하는 주요 개념이나 정보를 요약, 정리한다. 또한 한 주제와 관련하여 이어지는 연속적 강의에 학생들이 준비할 수 있도록 도와준다. 다음 강의에서 다룰 내용 중에 학생들이 깊이 생각해 볼 수 있는 내용을 제시한다. 흥미로운 내용을 제시하여 학생들이 그 내용에 대해 토의할 수 있도록 유도한다.

유인물

강의 중에 나누어 주는 유인물은 강의의 틀과 구조 또는 교수자가 전하고자 하는 핵심 내용을 학생들에게 전달해 준다. 학생들이 강의를 들으면서 그 내용을 개인의 필요에 맞추어 자신의 노트에 정리할 수 있도록 설계한다. 유인물은 학생들의 복습을 위한 훌륭한 도구가 될 수 있다. 몇몇 교수자들은 자신의 강의 파워포인트 자료를 그대로 유인물로 나누어 주기도 하는데, 이는 특정 목적을 가지고 나누어 주는 유인물에 비해 효과가 적다. 학생들이 노트 필기를 하는 것이 좋겠다고 생각되는 시점에는 충분한 시간을 주는 것이 좋다.

강의의 평가

좋은 교수자는 자신의 강의를 평가한다. 강의 내용을 명확하게 이해할 수 있었는지, 학생들이 흥미롭게 생각한 부분이 어디인지, 학과목과의 관련성은 어느 정도인지, 학습에 정말 유용한 도움을 주는 강의였는지를 파악하기 위해 학생들로부터 피드백을 받는 것이 좋다. 부록 13에 나오는 질문지를 사용해 볼 수 있다. 학생들의 노트를 조사해 보면 자신의 강의에 대한 좋은 통찰력을 얻을 수 있다. 학생들의 노트를 조사해 볼 때 자신의 강의가 부족한 점이 많다는 것을 발견하게 될 수 있으므로 미리 마음의 준비를 하는 것이 좋다.

자신의 강의에 동료를 참석하게 하여 동료평가를 받으면 자신의 강의에 대한 추가적인 좋은 조언을 얻을 수 있다. 자신의 강의를 녹화하면 나중에 스스로 강의를 평가해 볼 수 있다.

생각해 보기

1. 교수자로서의 자신의 능력이 어느 정도라고 생각하는가? 자신의 강의 진행 능력을 발전시키기 위해 무엇을 할 수 있는가?
2. 자신의 강의를 평가하기 위해 동료나 학생들로부터의 피드백을 활용해 본 적이 있는가?
3. 당신 강의의 목적이 무엇이라고 생각하는가? — 정보 전달인가? 깊이 생각해 보도록 유도하는 것인가? 주제에 대한 학생들의 태도에 영향을 주기 위함인가?

읽을거리

Brown, G., Manogue, M., 2001. Refreshing lecturing: a guide for lecturers. AMEE Medical Education Guide No. 22. Med. Teach. 23, 231-244.
This Guide provides an overview of the lecture, the processes of lecturing and suggestions for improvement.

Harden, R.M., 2008. Death by PowerPoint – the need for a 'fidget index'. Med. Teach. 30, 833-835.
Some practical hints on the use of PowerPoint in presentations.

Newman, L.R., Lown, N.A., Jones, R.N., et al., 2009. Developing a peer assessment of lecturing instrument: lessons learned. Acad. Med. 84, 1104-1110.
An interesting article which describes how an instrument was created for peer assessment of lecturing using a modified Delphi method.

O'Brien, T.E., Wang, W., Medvedev, I., et al., 2006. Use of a computerized audience response system in medical student teaching: its effect on exam performance. Med. Teach. 28, 736-738.
A description of the use of an audience response system in a haematology course at Case Western Reserve University School of Medicine, USA.

Robertson, L.J., 2000. Twelve tips for using computerized interactive audience response system. Med. Teach. 22, 237-239.

추가 읽을거리

Bligh, D.A., 2000. What's the use of lectures? Jossey-Bass, San Francisco.
A classic text on the use of lectures.

22

소집단 학습

소집단 교수의 이점은 소집단이기에 발생할 수 있는 문제가 빚어내는 단점보다 더 많다. 소집단 학습은 적절하게 실행할 경우 성공적이 될 수 있다. 하지만 이때 교수자의 역할은 학습 촉진자라는 것을 기억해야 한다.

정의

오랜 기간 동안 소집단 교수는 많은 교육프로그램, 특히 임상적 맥락에서 이루어지는 교수의 한 가지 특징이었다. 문제바탕학습과 팀바탕학습이 도입됨에 따라 소집단 교수는 새롭게 재조명을 받아 왔다. 학습자들이 집단 안에서 함께 활동하고, 공통 목표를 달성하기 위해 함께 상호작용한다. 교수자가 집단 활동을 촉진할 수도 있고, 학생 집단 스스로 방향을 설정하여 학습할 수도 있다.

소집단에서 교수의 역할

집단 활동을 하는 학생들은 다른 학습 방법을 사용해서는 쉽게 달성할 수 없는 학습 성과를 달성할 수 있으므로 소집단 교수는 교수자의 도구상자에 반드시 포함되어야 한다.

학습 성과는 소집단 교수를 통해 다음과 같은 점들을 달성할 수 있다.

- 경청하기와 토론하기와 같은 사회적 그리고 대인관계적 기술과 대화 기술의 발전
  이러한 기술들은 교육 프로그램에서 다루어질 수 있는 중요한 학습 성과 중 하나로 인정되어 왔다.

- 팀의 한 구성원으로서 학습 활동을 하면서 다른 팀원들의 역할을 이해하는 능력

  소집단 교수에서는 학생들이 전문적인 태도로 행동하고 다른 팀원들의 의견을 존중하도록 격려받는다. 의사들은 팀의 구성원으로서 효과적으로 작업할 필요가 있다. 팀원들과 조화롭게 일하는 능력은 자연스럽게 얻을 수 있는 당연한 능력이 아니다.
- 문제해결, 비판적 사고, 복잡한 문제에 대한 분석, 이해한 내용을 정련하여 더 명확하게 이해하는 활동에 참여하는 능력
- 불확실성에 대처해야 하는 학생들에게 요구되는 기술의 향상

  일반적이지 않고 복잡하며 불확실한 문제가 발생하는 의료 상황에서 필요한 기술이다.
- 혁신적 생각, 창의성, 새로운 아이디어 도출
- 암기를 강조하는 얕은 학습보다는 주제에 대한 더 완벽한 이해를 강조하는 심도 있는 학습
- 의료 상황에서 전문성에 대한 좀 더 깊은 개념을 탐구하고 자신의 능력과 태도를 반영하는 학생
- 자기 스스로 하는 학습에 대해 책임지는 능력

이점

소집단 학습은 위에 언급된 달성해야 할 주요 학습 성과와 더불어 다른 많은 이점을 제공한다.

- 소집단 학습은 2장에 나오는 효과적인 학습의 FAIR 원칙을 포함한다. 특히 소집단 학습은 수동적 학습보다는 적극적 학습을 격려하고 주제에 대한 학습자의 이해와 태도와 관련된 피드백을 학습자에게 즉시 제공한다.
- 학생들은 적절하게 조직된 소집단 내에서 활동하고 참여하며 동기화된다.

학생들은 학습 과정이 진행됨에 따라 계속해서 이런 점들을 적용하도록 독려받는다. 이 방법은 학생들에게 어느 정도의 임무를 부여함으로써 부담을 주지만 학생들은 덜 딱딱한 학습 환경에서 더 편안함을 느끼며 학습 활동을 할 수 있다. 심지어 이런 경험들이 즐거울 수 있다.

- 소집단 활동은 집단 구성원들의 능력과 전문성을 바탕으로 이루어진다. 효과적 또는 효율적이지 못한 학습자들은 다른 구성원들로부터 배우고 그들의 학습 기술을 발전시킬 수 있다. 연구 결과에 따르면 많은 수의 집단이 문제를 다루면 '가장 뒤떨어지는' 집단의 학습 결과가 가장 훌륭한 개별 학생이 혼자 활동하여 내놓은 결과보다 예외 없이 언제나 더 좋다는 것을 알 수 있다.

소집단 교수의 문제점

이 소집단 교수 접근방법은 문제점을 가지고 있다. 교수자들은 이 방법을 효과적으로 사용하지 못할 수 있고 몇몇 소집단 학습 세션은 잘못 관리될 수 있다.

- 강의 방식에 익숙해져 있는 교수자들은 소집단 학습 활동의 촉진자로서의 역할에 대한 경험이 부족하다. 결과적으로 소집단 학습은 그저 작은 집단 강의의 한 부분으로 전락할 수 있다.
- 소집단 학습은 강의 방식보다 관리하기가 상당히 어렵다. 각 학생의 행동, 개성, 부족한 면에 대해 주의를 집중해야 하기 때문이다. 집단 내에서 학생들의 다양성으로 인해 다양하고 흥미로운 의견을 생산해 낼 수 있다. 하지만 동시에 의견을 내는 과정에서 논쟁이 발생될 수 있고 소집단 학습이 적절한 기능을 발휘하지 못하도록 방해할 수 있다.
- 소집단 학습을 위해 필요한 공간을 마련하는 작업은 공간 확보 측면에서 문제를 발생시킨다. 만약 180명의 학생들을 대상으로 9명이 한 팀이 되는 방식으로 나누어 소집단 학습을 한다면 20개의 작은 소집단 학습 공간이 필요하다. 소집단 학습이 계단식 강의실 또는 대강당에서 이루어지는 팀바탕학

습에서는 이런 문제가 발생하지 않는다.

- 소집단 교수는 일반적으로 교수자가 학생을 위해 사용하는 시간보다 더 많은 시간을 교수자에게 요구한다. 만약 학생 집단이 스스로 학습을 하는 활동이 강조되거나 한 교수자가 팀바탕학습에서 많은 수의 집단을 관리한다면, 이 문제는 그리 큰 문제가 되지는 않을 것이다.
- 소집단 활동을 하기 전에 이 학습을 통해 얻을 수 있는 이점과 학습 결과에 대해 학생들이 공지받지 못하는 경우가 많다. 학생들은 이 학습 방식에 대해 호의적인 태도를 나타내기가 쉽지 않다. 학생들은 소집단 활동을 통해 배우는 내용이 가치 있다고 생각하지 않을 수 있고, 강의를 듣거나 책을 읽는 학습 시간보다 덜 효과적인 학습 시간이라고 생각할 수 있다.

소집단 활동에 사용할 수 있는 기술

소집단 세션을 조직하는 데 사용할 수 있는 많은 방법들이 있다. 상황, 학습자, 지역적 맥락, 기대되는 학습 성과에 따라 몇몇 방법은 다른 방법보다 더 적당한 방법일 수 있다.

- **브레인스토밍(brainstorming)**. 브레인스토밍은 시간이나 아이디어들이 다 소진될 때까지 학생들이 의견에 대한 비판이나 의견의 타당성에 대해 이의를 제기받지 않으면서 가능한 한 많은 생각들을 만들어 내는 창의적 사고 학습 활동이다. 제시된 의견들에 대해서는 나중에 토의를 하게 된다. 창의성과 새로운 생각을 도출해 내도록 유도할 때 특히 유용한 방법이다.
- **스노우볼링(snowballing)**. 학습자들은 둘씩 짝지어 과제나 주제에 대해 토의한다. 그런 다음 다른 짝 집단과 함께 토의 결과에 대해 비교, 대조를 한다. 이 네 명의 집단은 다른 네 명의 집단과 위의 활동을 반복한다. 마지막으로 토의한 내용은 전체 회의 시간에 다룬다. 스노우볼링은 비위협적인 상황에서 아이디어를 명확하게 하도록 유도한다. 스노우볼링의 변형된 방법은

직소(jigsaw)집단(퍼즐식)이다. 이 기술은 집단별로 한 가지 주제를 토의한 후 각 집단을 새로운 집단으로 변형시키는 방식이다. 새로 만든 집단의 한 구성원은 이전 집단에 포함되어 있던 구성원이어야 한다.

- **역할극(role-playing).** 학생들은 돌아가면서 간호사, 의사, 환자의 역할을 연기해 본다. 역할극은 학생들이 대화할 때 생기는 문제들과 태도에 대해 조사해 볼 때 특히 도움이 된다. 역할극을 녹화하면 학생들은 그 녹화 영상을 보면서 분석하고 학습할 수 있게 되는 유익이 있다.
- **저널 클럽(journal club).** 대학원 교육에서 많이 사용하는 방식이다. 참가자들은 최근 의학 학술지에 나온 내용들에 대해 평론해 보도록 요구받는다. 집단은 구성원들의 평론 내용을 토의한다.
- **개별지도(tutorial)/세미나.** 개별지도는 학생들이 주제에 대해 비판적, 구체적으로 탐구해 보도록 돕는 데 유용하다. 이를 통해 학생들은 자신이 이해한 내용을 더 명확하고 넓게 이해할 수 있게 된다. 개별지도를 위한 출발점으로 임상 사진, 동영상 또는 학생의 짧은 발표를 이용할 수 있다. 개별지도 시간에 집단은 강의 시간에 다루어진 내용이나 과제로 주어진 자기 학습 내용을 토의할 수 있다. 개별지도는 학생들이 어려움을 느끼는 주제의 부분들에 초점을 맞춘다.
- **문제바탕학습(problem-based learning).** 소집단 활동은 문제바탕학습에서 핵심적인 역할을 한다. 집단 토의는 집단에 주어진 문제를 중심으로 이루어진다. 문제와 관련된 학생들의 학습 요구가 밝혀진다.
- **임상 교육(clinical teaching).** 교수는 병동의 환자나 외래병동의 환자를 중심으로 적은 수의 학생들로 이루어진 집단과 함께 진행한다. 임상술기센터는 모의 환자나 모델을 사용하여 임상 교육을 위한 학습 환경을 제공할 수 있다. 임상 교육은 24장에서 더 자세히 논의된다.

교수자의 역할

위에서 살펴본 바와 같이 소집단 활동은 여러 가지 형태를 취할 수 있다. 학생들이 집단 활동에 참여하는 방식과 교수자의 역할은 다양하다. 학생을 중심에 두느냐 교수자를 중심에 두느냐에 따라 방식은 달라지며, 그에 따라 교수자의 역할도 다양해진다. 교수자를 최고 중심에 두는 방식이라면 소집단 활동 시간은 개별지도, 세미나 또는 임상 교육으로 구성될 수 있고, 교수자의 역할은 정보 제공자가 된다. 그러나 강의 방식보다는 더 많은 학생들의 상호작용 활동이 포함되어야 할 것이다. 학생을 최고 중심에 두는 방식이라면 교수자의 역할은 학생 집단 조직을 촉진하는 것이 된다. 집단은 학생들이 스스로 이끌어 간다. 교수자는 아래에 열거하는 범주에서 하나 또는 그 이상의 역할을 수행한다.

- 의장(chair person): 집단으로부터 정보나 의견을 끌어내고 집단 활동의 진행을 주관하는 역할
- 자문: 정보 또는 전문적인 지식을 제공하는 역할
- 관찰자: 집단 토의 중간 적절한 시점에 의견을 제시하는 역할
- 일부러 반대의 입장을 취하는 사람(논의의 활성화를 위해): 집단의 의견에 반대하고 도전하는 역할
- 상담가: 집단의 구성원이 위협을 느끼거나 특정 학생들이 토의를 지배할 때 긴장을 완화시켜 주는 역할

소집단 활동을 촉진하는 것은 교수자가 할 수 있는 최고의 고난이도 기술을 요하는 임무 중 하나이다. 교수자는 집단의 활동을 안내하고 학습자들이 상호작용할 수 있도록 유도해야 한다. 동시에 교수자는 집단의 활동을 지배적으로 주관하지 않도록 조심해야 한다.

특히 문제바탕학습의 맥락에서 많은 논의가 이루어져 왔다. 논의의 주제는 집단 촉진자는 학습 내용을 전문적으로 알고 있는 사람이어야 하는가 아니면 학습 내용에 대해서는 전문적으로 알고 있지 않지만 촉진 기술을 가지고 있는 사람이

어야 하는가에 관한 것이었다. 대부분의 상황에서 학습 내용을 전문적으로 알고 있는 것은 교수자가 되기 위한 중요한 필수 조건이다. 특히 임상 교육에서 교수자의 역할은 정보 전달자의 역할을 하게 되므로 이 조건은 필수적이다. 하지만 학습 내용을 전문적으로 알고 있는 것만으로는 자격이 부족하다. 교수자가 소집단 활동 진행에 대해 이해하고 필요한 촉진 기술을 가지고 있는 것이 중요하다.

몇몇 교수자는 다른 교수자들보다 소집단 활동 시간을 더 잘 진행한다. 몇몇 의학전문 대학원 또는 의학대학원은 전문적으로 집단 촉진자의 역할을 수행하는 교수자만을 선호하는 경우도 있다. 이때 동료 교수자들이 촉진자로서의 기술을 익힐 수 있도록 돕는 동료 기술 개발 프로그램도 함께 진행되어야 한다.

소집단 활동 실행하기

소집단 활동의 각 단계마다 여러 임무들이 수행되어야 한다.

소집단 활동 전

소집단 활동은 상대적으로 편안한 분위기에서 하지만 잘 계획하여 효과적으로 진행되어야 한다. 교수자는 아래의 점들을 고려해야 한다.

- 교수자는 소집단 활동 진행을 위해 어떤 방식을 선택할지 그리고 어떤 형태의 소집단 활동을 포함시킬 것인지 결정한다. 예를 들어, 활동에 브레인스토밍이나 스노우볼링의 방법들을 포함시킬 것인가?
- 한 집단에 포함할 학생의 수와 위치를 결정한다. 집단에 포함할 학생의 수는 다양할 수 있지만 권장하는 집단의 최대 학생 수는 7~8명이다. 상황에 따라 더 확장될 수 있지만 최대 12명을 넘겨서는 안 된다.
- 집단 모임 장소를 준비하고 토의를 유도할 수 있도록 좌석을 마련한다. 그림 22.1에 세 가지 예가 나와 있다. 첫 번째 예는 많이 선호되는 방식이고 집단의 상호작용을 최대화할 수 있다. 두 번째는 교수자 또는 집단 리더의 역

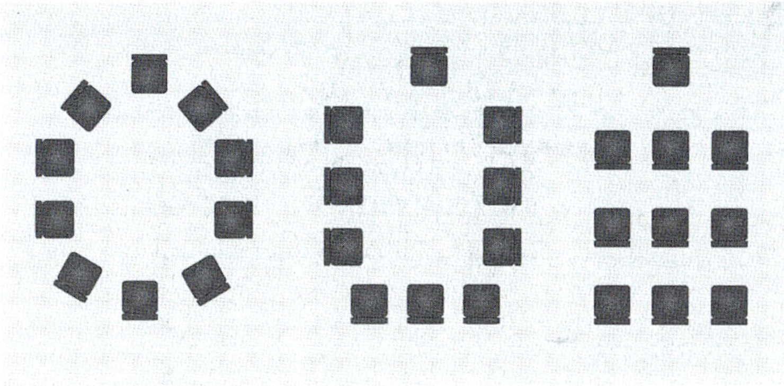

그림 22.1 소집단 교수를 위한 좌석 배치

할에 중점을 둔다. 세 번째는 강의실 좌석 형태이므로 반드시 피해야 한다.

- 적절한 학습 환경을 조성한다. 예를 들어 옆 강의실에서 들려오는 소음은 수업에 방해가 될 수 있다.
- 수업 후 기대되는 학습 성과를 고려하고 명시한다. 이렇게 함으로써 주제와 관련된 문제나 테마, 성찰(reflection), 대인관계 기술과 같은 더 일반적인 역량도 수업에 반영할 수 있다.
- 필요한 수업 자료를 계획한다. 예를 들어, 흥미를 일으키는 짧은 동영상, 사례 연구, 출판된 논문이 있을 수 있다. 임상 상황의 경우 실제 또는 모의 환자를 활용할 수 있다.
- 만약 교수자가 소집단 수업 전에 학생들이 어느 정도의 예비 작업을 하고 수업 범위에 대한 실제적인 경험을 얻고 수업에 참여하길 원한다면 미리 학생들이 준비할 수 있도록 알려 주어야 한다.

소집단 활동 중

소집단을 관리하고 문제들이 발생할 때 해결할 수 있는 단 한 가지 최고의 방법은 없다. 그러나 다음에 나오는 지침들이 도움을 줄 수 있다.

- 집단의 구성원들은 서로 자기소개를 하고 자신의 개인적 목표와 기대하는

점을 밝혀야 한다. 이를 통해 이루어져야 하는 활동의 분야가 정해진다.

- 기대되는 학습 성과와 어떻게 그 결과를 성취할 것인지를 검토한다. 학생들은 소집단 활동에 참여할 때 시간 낭비라고 생각하거나 더 나은 다른 학습 활동을 통해 배울 수 있다고 생각하면서 수업에 참여하기를 주저하는 경향이 있을 수 있다. 소집단 활동이 실패하는 원인 중 하나는 명확한 목표와 학습 성과의 결핍이다.
- 몇몇 학생들은 집단 학습 환경에서 위협감을 느낄 수 있기 때문에 집단 학습 활동을 위한 기본 규칙을 정한다. 이 규칙들은 모든 학생들의 참여와 기여가 긍정적으로 받아들여진다는 것을 보장해 주어야 한다. 일반적인 규칙의 예로는 한 구성원에게 특정 시간 동안 혼자서 말할 기회가 주어져야 하고, 모든 구성원은 참여와 기여를 해야 한다와 같은 것이 있다.
- 학생들의 학습을 위한 긍정적인 환경을 조성한다. 서로를 신뢰하고 존중하는 환경이 조성되어야 한다. 자신들의 약점이 무엇인지를 밝힐 수 있을 정도로 편안함을 느낄 수 있는 환경이어야 한다.
- 집단이 현재 다루고 있는 임무에 집중하게 한다. 이것의 성공 여부는 동의된 학습 성과와 채택된 방법에 달려 있다. 학습 과정이 계속 진행되게 해야 한다.
- 제시된 의견에 대해 제한 없이 질문하고 경청하며 답변하는 환경을 조성하여 집단의 구성원들이 활동에 참여할 수 있도록 유도한다. 집단 내 각 학생들의 발전 정도를 확인한다.
- 교수자는 소집단 활동의 중심 또는 초점이 되지 않도록 조심해야 한다. 집단 내 다른 구성원들이 제공할 수 있거나 다른 방법으로 얻을 수 있는 정보를 교수자가 제공하지 않도록 조심해야 한다.
- 적절한 수준에서 토의가 이루어지게 한다. 너무 지루하거나 과열되어서는 안 된다.
- 집단 내 학생들이 수행하는 각기 다른 역할이 있음을 인식한다. 예를 들어 정보 제공자 또는 영향력을 미치는 역할이 있다. 이런 역할들에 대한 정보를 활용하여 집단이 임무를 완수할 수 있도록 돕는다.

- 집단 내 문제들을 해결한다. 예를 들어 지배적인 성향을 나타내는 학생, 너무 게으른 학생의 문제가 있다. 이때 "잠깐"이라고 말한 다음 집단 구성원들에게 이 문제를 어떻게 해결하고 싶은지를 물어볼 수 있다.
- 활동 시간이 끝날 때 쯤 집단이 무엇을 성취했는지를 정리해 보고 다음에 만날 때 무엇을 성취하고 싶은지를 계획한다.

소집단 활동 후

소집단 활동 후 다음의 점들을 유념해야 한다.

- 집단 모임에서 밝혀진 후속적으로 취해야 할 행동을 지원한다. 이 행동에는 추가적 학습 기회 접촉 또는 집단 구성원들 간의 온라인상 대화가 포함된다.
- 만약 필요하다면 추가적 소집단 활동을 계획한다.
- 학생 출석부 또는 학생 평가표를 작성한다.
- 예를 들어 학생 피드백 양식 등을 사용하여 소집단 활동을 평가한다. 활동 시간 동안 교수자와 학생이 경험한 내용을 숙고해 보고 다음에 다시 이 활동을 하게 될 경우 어떻게 하면 향상된 활동을 진행할 수 있을지 생각해 본다.

생각해 보기

1. 교수 프로그램에 소집단 활동 방법을 충분히 사용하고 있는가?
2. 만약 당신이 소집단 교수를 사용하려고 한다면 학생들이 달성해야 하는 학습 성과를 다시 검토해 봐야 한다. 위에 제시된 소집단 활동을 위한 학습 성과와 비교해 볼 때 당신이 생각한 학습 성과는 어떠한가?
3. 당신이 생각한 학습 장면에서 어떤 소집단 방법이 적절한가? 그 방법에서 교수자의 역할은 무엇인가?
4. 소집단 교수 기술 공유를 위한 동료 교수 개발 프로그램에 참석하는 것은 도움이 되는가?

읽을거리

Edmunds, S., Brown, G., 2010. Effective Small Group Learning. AMEE Guide No. 48. AMEE, Dundee.

An overview of the use of small group methods in medicine and what makes them effective.

Crosby, J.R., Hesketh, E.A., 2004. Developing the teaching instinct: 11: Small group learning. Med. Teach. 26, 16-19.

A brief guide to the use of small group learning in medicine.

McCrorie, P., 2010. Teaching and leading small groups. In: Swanwick, T. (Ed.), Understanding Medical Education: Evidence, Theory and Practice. Wiley-Blackwell, Chichester.

A useful introduction to the use of small group work in medical education.

Steinert, Y., 1996. Twelve tips for effective small-group teaching in the health professions. Med. Teach. 18, 203-207.

Practical suggestions for successfully implementing small group learning.

추가 읽을거리

Miflin, B., 2004. Small groups and problem-based learning: are we singing from the same hymn sheet? Med. Teach. 26, 444-450.

Small group learning considered in the context of PBL.

독립학습

스스로 자기만의 학습을 할 수 있도록 학생과 수련생들에게 더 많은 책임을 부여할 필요가 있다. 학습자들은 학습의 방향과 지원을 필요로 할 것이다.

21장과 22장에서는 학생들이 소집단 환경과 강의식 환경에서 어떻게 학습하는지를 살펴보았다. 이런 환경들이 아닌 환경에서 스스로 하는 독립학습은 언제나 교육의 한 특징을 이루어 왔다. 학생들이 자신의 학습에 책임을 지고, 자신만의 필요에 따라 학습하는 독립학습의 중요성은 점점 더 많이 강조되고 있다.

독립학습의 중요성

독립학습에 관심이 점점 더 증가하는 데에는 다음과 같은 이유가 있다.

- 교수자가 무엇을 가르치는지가 강조되는 교사중심 학습에서 학생이 무엇을 학습하는지에 중점을 두는 학생중심 학습으로 학습의 방향을 전환하는 움직임이 있어 왔다.
- 강의를 지나치게 활용하는 방법은 비판을 받아 왔다. 그리고 교육과정 내에서 다른 학습 활동을 위해 더 많은 시간을 활용할 수 있게 되었다.
- 이제는 교육과정들이 학생들이 스스로의 학습을 계획할 수 있는 선택과목을 포함하고 있다.
- 협동학습과 동료학습은 교육에서 점점 더 중요한 부분을 차지하고 있다.

독립학습의 이점

독립학습은 다음의 이점을 가지고 있다.

- 다양한 배경을 가진 학생들이 점점 더 많이 의전원에 입학하면서 독립학습은 개별적 학생들의 필요와 요구를 충족시킬 수 있다.
- 성과바탕 모델(outcome-based model, 2장 참조)로의 움직임으로 학생들은 자신들에게 요구되는 것이 무엇인지 더 쉽게 이해하게 되었다. 또한 학생들이 자신의 개인 학습 프로그램을 만드는 것을 가능하게 하였다. 강의 참석의 필요성에 대해 묻자 학생들은 강의에 참석하는 주된 이유가 자신들이 무엇을 공부해야 하는지를 알기 위함이라고 밝혔다. 성과바탕교육에서 학습성과는 매우 명확하다.
- 원격학습과 대면학습의 혼합적 모델은 점점 더 많은 관심을 받고 있다. 학생 스스로 하는 독립학습은 이 학습에 있어 중요한 특징이다.
- 학생들은 지역주민센터, 지역 병원, 임상술기센터와 같은 여러 다양한 장소에서 학습할 수 있다. 이런 학습에서는 학생들이 자신의 학습에 대해 더 많은 책임을 지게 된다.
- 평생학습과 지속적이고 전문적인 성장의 필요가 점점 더 인식되고 있다. 이런 필요는 학생들이 훈련의 초기에 자신의 학습에 더 많은 책임을 지고 필요한 학습 기술을 얻고 개선할 것을 요구한다.
- 기술과 인터넷의 발전에 따라 풍부하고 강력한 학습 경험들을 이용할 수 있게 되었다.
- 독립학습이 강의식 교수를 대체할 수 있게 되면, 교수자들은 좀 더 많은 시간을 소집단 또는 개별적 학생과 상호작용할 수 있는 활동에 활용할 수 있게 된다.

학생들이 얻는 혜택

독립학습은 형식적 강의 또는 소집단 환경과 비교해 볼 때 학생들에게 여러 혜택을 제공한다.

- 학생들은 주제에 대해 요구되는 숙련도를 달성하는 데 필요한 시간을 사용하면서 자신의 속도에 맞추어 학습할 수 있다.
- 학생들은 언제 어디서 학습할 것인지를 결정할 수 있다. 직장 또는 집에서도 학습을 할 수 있다.
- 자신의 학습 필요에 맞게 학습의 내용을 조정할 수 있다.
- 어떻게 하면 최선으로 학습할 수 있는지에 맞추어 학습 방법과 교수 설계를 선택할 수 있다. 어떤 학생들은 시각적 학습을 좋아하는 반면 어떤 학생들은 청각적 학습을 선호한다.
- 심도 있는 학습을 위해 더 넓은 범위의 학습을 할 수 있고 공부를 하면서 주제에 대해 숙고해 볼 수 있다.
- 적절한 학습 자료를 사용하여 자신의 학습 진행 상황을 점검할 수 있다. 점검 후 도출된 피드백 결과를 후속 학습에 반영할 수 있다.

교육과정 내에서의 독립학습의 역할

교육과정 내에서의 독립학습의 역할에 대한 두 가지 질문을 해 보아야 한다. 첫 번째로 독립학습 또는 개인학습을 위해 교육과정 내에 얼마나 많은 시간을 배정해야 하는가? 몇몇 교육과정은 9시부터 5시까지의 형식적 시간표가 있어서 학생들은 그 외의 시간에만 개인학습을 할 수 있다. 이것은 학생들에게 개인학습을 하도록 시간을 배정해 주면 학생들은 그 시간을 제대로 활용하지 못할 것이고 교수자들은 자신들이 참여해 왔던 일에서 배제된다는 가정에 근거해 있다. 두 번째 질문은 학생들의 독립학습을 관리해 주어야 하는지 아니면 학생 스스로 조정할 수 있어야 하는지와 같은 범위에 관련된 질문이다. '스스로 방향을 정해서 하는 자기학습'을 '방향이 주어진 자기학습'으로 대체하는 것에 관한 많은 논쟁이 있었다. 왜냐하면 모든 학생은 어느 정도의 지도와 관리를 통해 유익을 얻기 때문이다. 학습 방향을 제공받는 것의 필요성에 대해서는 학생들마다 다를 수 있고, 같은 학생이지만 그 학생이 학부생일 때와 대학원생일 때의 필요가 달라질 수 있다. 학생들의 자율성 정도를 결정하는 것은 교수자가 해야 하는 가장 중요한 결정 중 하나이다. 너무 적은 지도는 학생들에게 혼란을 가중시키고 비효율적이고 비효과적인 학습을 야기한다. 과한 지도는 학생들의 자발적 학습 동기를 저하시키고 심지어 지루함을 느끼게 할 수 있다.

교수자의 역할

독립학습에 있어서 교수자의 역할은 자신들이 익숙해져 있는 역할과는 매우 다를 수 있다. 이는 교수자의 역할이 정보 제공자에서 학생들의 학습을 촉진하는 촉진자 역할로의 변화를 의미한다. 촉진자로서의 역할은 교수자에게 더 많은 것을 요구하고 학습자의 필요와 학습자들이 학습하면서 부딪히게 되는 문제들에 대한 이해를 요구한다. 교수자의 책임은 다음과 같다.

- 학생들의 독립학습, 자신감, 호기심, 학습하고자 하는 욕구를 자극할 수 있는 지원적 학습 환경을 조성하는 것이다. 독립학습은 학습자의 필요에 반응하고 융통성 있는 환경에서 성공적으로 이루어진다.
- 교육과정 내의 독립학습에 있어 학생들이 해야 하는 역할이 무엇인지 설명해 준다. 학생들이 상대적으로 이 학습에 대한 경험이 적다면 필요한 학습 기술에 대한 상담과 조언을 해 주어야 한다.
- 학생들이 자신들의 학습 계획을 짜는 데 도움을 주기 위해 학생들과 함께 작업한다.
- 학생들에게 기대되는 핵심 학습 성과에 대해 대화를 나눈다.

- 적절한 학습 자료를 찾을 수 있도록 도와주고 그 자료들을 어떻게 최선의 방법으로 사용할 수 있는지에 대해 조언을 해 준다. 교수자는 또한 새로운 학습 자료나 주석, 기존의 자료를 수정한 자료를 만들 수 있다.
- 학생들이 자신의 학습 진행 상황을 점검하고 주제에 대한 숙련도를 평가하도록 조언을 하고 지원해 준다.
- 발생할 수 있는 문제들에 반응하고 특정 시간과 장소를 정하여 학생들에게 조언과 도움을 준다.

학습 자료

독립학습을 지원할 수 있는 여러 가지 자료가 있다.

- 출판된 책 또는 저널 기사. 출력물은 복잡한 기술을 요하지 않는다는 장점이 있다. 휴대하기 쉽고 출력물 중간 중간에 주석을 넣거나 강조할 점을 표시하기도 쉽다.
- DVD. 절차를 보여 주는 동영상 또는 저자의 개인적 해설을 포함하는 멀티미디어 이미지를 제공할 수 있는 이점이 있다.
- 온라인 자료. 유튜브, 위키피디아, 페이스북과 같은 웹사이트들을 통해 즉시 얻을 수 있는 학습 자료가 점점 더 많아지고 있다. 그 자료의 질과 신뢰성에 대해서는 신중할 필요가 있다.
- 강의 녹화자료
- 스마트 폰 또는 아이패드와 같은 이동통신기기를 통해 전달되는 자료
- 웜바와 같은 도구를 사용하는 원격 회의. 이를 통해 다른 학생, 교수자, 촉진자들과 생중계로 상호작용할 수 있는 기회를 제공한다.
- 모델 또는 모의 장치
- 환자 또는 모의 환자

학습 자료를 선택하는 것은 기대되는 학습 성과, 이용 가능한 자료, 기술적 지원에 달려 있다. 교수자는 자신의 학생들이 사용할 독립학습 자료를 직접 만들고 싶을 수 있다. 단순한 녹화자료가 아니라면 이 일은 매우 부담이 되는 임무가 될 수 있다. 따라서 교육기술자 또는 기술과 교수 설계에 경험이 있는 동료와 함께 일하는 것이 좋다. 똑같은 일반적 교육 원칙이 적용된다. 피드백이 제공되어야 하고, 학습은 수동적이 아닌 능동적이어야 하며, 학생들은 자신이 수업 시간에 배운 내용에 대해 생각해 보도록 독려되어야 한다. 학생들은 자신의 개인적 학습 필요를 만족시키기 위해 교육 자료를 개인화할 수 있어야 한다. 자료의 내용은 특정한 학습 결과에 부합하고 관련성이 있어야 한다.

독립학습과 교육과정

독립학습은 교육과정 내에 다음의 목적으로 편성될 수 있다.

- 정규화된 활동을 위한 강의 대체. 새로운 코스가 계획되었을 때 강의를 대체하는 용도로 사용할 수 있다. 또는 학생들이 다른 학습 활동에 시간을 사용할 수 있도록 기존의 코스에 있는 강의를 대체한다.
- 강의 참석을 대체하는 선택사항. 팟캐스트는 많은 의전원에서 이 목적을 위해 사용하는 방법이다. 학생들은 강의에 참석할 것인지 또는 자신들에게 적합한 시간과 장소에서 강의 주제를 학습할 것인지를 선택할 수 있다.
- 기존의 학습 기회 외에 추가된 기회. 현대 읽기 자료 목록으로는 온라인 자료 URLs과 다른 멀티미디어 자료가 있다. 교수자는 논평과 주석을 학생들에게 제공하여 학생들이 가장 적절한 자료를 선택할 수 있도록 도울 수 있다.
- 복습의 목적

학습 안내

학생들의 학습을 지원하기 위한 학습 안내의 개념은 13장에 소개했다. 학습 안내는 독립학습에서 중요한 역할을 수행한다. 학생들은 다양한 학습 기회를 안내받으며, 활용 가능한 시간을 최선으로 사용할 수 있도록 조언을 제공받는다. 안내는 주제와 관련된 활동을 포함한다.

안내는 출력물 또는 전자식 형태로 제공될 수 있다. 수련의를 위한 학습 안내에서 발췌한 내용이 부록 4에 나와 있다. 아이콘 또는 페이지 레이아웃은 학습을 촉진하기 위해 사용될 수 있다. 학습 안내의 설계는 학생들이 어떻게 사용하도록 의도했는가에 따라 달라진다. 학습 안내 삼각형(그림 23.1)에서 학습 안내 위치는 학습 안내가 설계된 목적의 강조 정도를 나타내 준다. 다음의 내용이 그 목적이다.

- 학생들이 자신들의 학습을 관리하기 위한 도움
- 학습을 촉진하는 활동 제안
- 학생의 학습을 지원하기 위한 내용 제공

학습 안내는 그 목적에 따라 이 삼각형 내 어느 곳에나 위치할 수 있다.

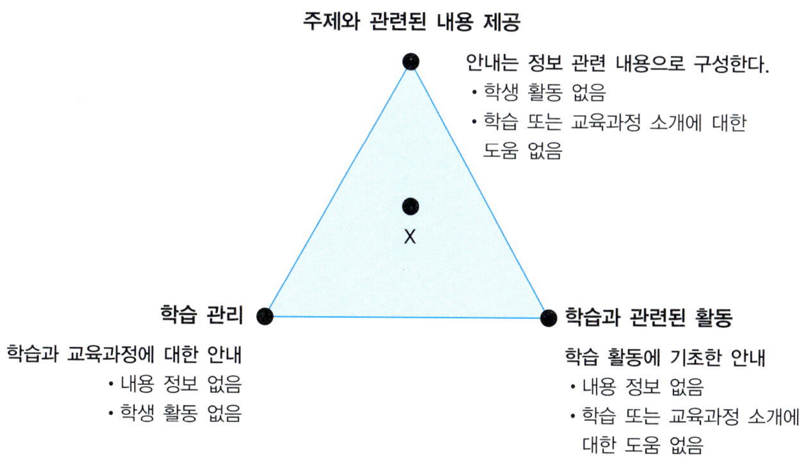

그림 23.1 학습 안내 삼각형은 학습 안내 목적을 세 꼭짓점으로 가지고 있고, X는 학습 안내 세 가지 목적이 동등하게 강조될 때의 학습 안내 위치를 나타낸다.

원격학습

몇몇 교육기관에서는 코스 또는 모듈을 온라인상에서 제공한다. 학생들은 코스를 거의 모두 다 원격으로 수료할 수 있다. 독립학습과 면대면 학습을 혼합한 하이브리드 모델이 더 흔하게 사용되고 있다.

독립학습을 하는 학생들은 어디서 언제 학습할 것인지를 선택할 수 있다(그림 23.2). 독립학습은 캠퍼스 내에 있는 중앙 학습 자료 센터, 교수자와 중앙 캠퍼스로부터 떨어져 있는 훈련 시설, 또는 학생의 집에서 이루어질 수 있다. 동시학습에서는 시간이 고정되어 있으며 학생들은 다른 학생들과 교수자와 함께 동시에 생중계로 상호작용을 한다. 이 학습의 전형적 예로 전화, 웹컨퍼런스 또는 온라인 채팅방이 있다. 학생들은 동시에 활동하면서 다른 학생 및 교수자와 언제 학습하고 싶은지를 대화하고 선택할 수 있다. 이는 게시판이나 이메일을 통해 할 수 있다.

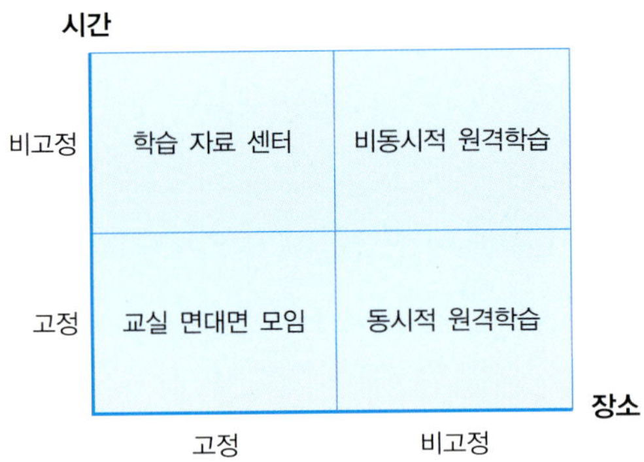

그림 23.2 원격학습에서는 학습의 시간과 장소를 고정할 수도 있고 비고정할 수도 있다.

독립학습의 문제

독립학습은 학부과정, 대학원 과정, 평생교육에서 중요한 역할을 한다. 이 학습이 관리 없이 진행되거나 충분한 예비 작업이 부족할 때, 안내가 없을 때, 학생들이 시간을 최선으로 활용할 수 있도록 돕는 지원이 없을 때 문제가 발생하게 된다.

생각해 보기

학생 또는 수련생의 독립학습을 계획하는 일은 중요한 책임이다.

1. 당신의 교육 프로그램은 면대면 접촉과 학생들 스스로 공부하는 기회 사이에 적정한 균형을 이루고 있는지 고려한다. 교육과정 내에 독립학습을 위한 시간이 배정되어 있는가?
2. 학생의 학습을 지원하는 학습 안내 또는 조언의 제공을 통해 학생들이 스스로 하는 학습의 이점을 최대화할 수 있도록 충분히 돕고 있는가?
3. 새로운 기술의 사용을 통해 얻을 수 있는 이점들을 당신의 프로그램에 충분히 활용하고 있는가?
4. 학생들에게 제공하는 자율성의 정도와 학생들의 학습을 발휘하게 하는 교수자의 통제 정도를 고려하라. 학생들이 과정을 진행해 감에 따라 이 정도는 어떻게 변화되는가?
5. 학습 자료를 직접 만들 것인지의 여부를 고려하라. 만약 자료를 만들겠다면 누구와 함께 일할 것인지를 고려하라.

읽을거리

Harden, R.M., Laidlaw, J.M., Hesketh, E.A., 1999. Study guides: their use and preparation. AMEE Guide No. 16. Med. Teach. 21, 248-265.

Montemayor, L.L.E., 2002. Twelve tips for the development of electronic study guides. Med. Teach. 24, 473-478.

추가 읽을거리

Dron, J., 2007. Control and Constraint in e-Learning: Choosing When to Choose. IDEA Group Publishing, London.
A useful discussion of how much autonomy should be given by the teacher to the student to manage their learning.

Laidlaw, J.M., Hesketh, E.A., Harden, R.M., 2009. Study guides. In: Dent, J.A., Harden, R.M. (Eds.), A Practical Guide for Medical Teachers. third ed. Elsevier, London (Chapter 27).,
This chapter outlines important trends in independent learning.

24

임상 맥락에서의 교수학습

계획과 피드백의 부족, 부실한 감독으로 인해 임상 교육을 망치게 될 수 있다. 학생, 교수자, 환자는 모두 각자의 중요한 역할이 있다.

정의

임상 교육(clinical teaching)은 임상 환경에서 실제 환자에 초점을 두는 교수 방법이다. 이 임상적 환경에는 실제 병동이나 외래진료 외래환자부서, 수술실, 지역 등이 해당된다.

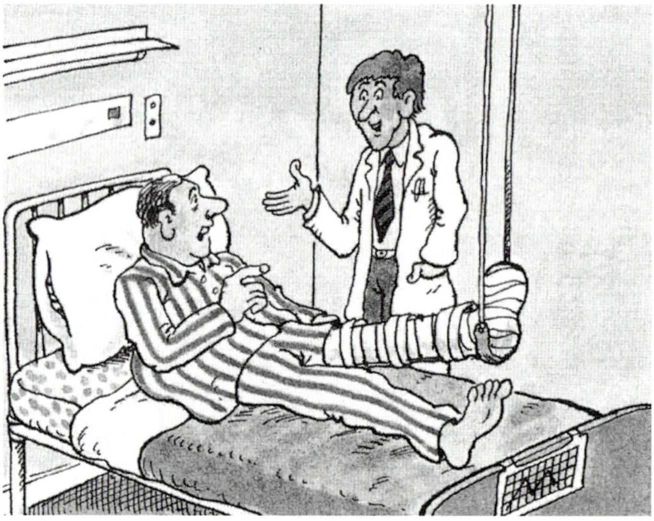

그림 24.1 임상 교육

임상 교육에 대한 인식의 변화

임상 교육은 의학교육의 중심부에 있어야 하지만 이 임상 교육을 어떻게 진행해야 하는지에 대해서는 주의가 기울여지지 않았다. 전통적으로 의사 훈련은 수련생들이 유명한 의사와 함께 일하며 배우는 도제 방식으로 이루어졌다. 이 방법은 관련성 있고 실용적인 훈련을 제공하지만 동시에 두 가지 단점을 가지고 있다. 먼저 가르치는 내용의 과학적인 근거가 부족하고 가르치는 숙련된 의사의 양심과 능력에 따라 교육의 질과 수준이 상당히 달라진다. 이런 이유로 20세기 초에는 의학교육을 의과대학에서 전담하게 되었고 더 개선된 교육과정을 사용하게 되었다. 의료에 대한 과학적 근거를 더 많이 강조하게 되었고, 이 과학적 근거를 교육하는 것이 초기 의학교육에서 중요한 역할을 함에 따라 강의 방식이 교육에서 널리 사용되게 되었다. 지난 20년간 교육 환경이 임상적 맥락으로 이동하는 움직임이 있어 왔고, 교육과정의 초반부터 실제적인 학습 경험을 제공하려는 노력이 있어 왔다. 대학원 교육에서도 변화가 있었다. 의학교육은 의료 행위를 함에 있어 수련생들의 봉사적 역할과 상충되지 않는다는 인식이 생겼기 때문이다. 적절한 교육과정, 계획, 학습은 학생들의 실제 일하는 맥락에서도 관리될 수 있다.

임상 교육의 중요성

임상 교육의 이점은 다음과 같다.

- 적절하게 임상 교육을 수행할 경우, 학생들은 학습과의 관련성으로 인해 동기유발된다.
- 학생들은 의사가 되기 위해 의과대학에 들어오고, 환자와 함께, 환자로부터의 학습은 강력하고 효과적인 학습 경험이 된다.
- 환자를 둘러싼 학습은 학생들이 필수적인 지식, 술기, 태도를 결합한 의료를 위해 전방위적으로 접근할 수 있게 돕는다.

학생

임상 교육에 있어 핵심적 구성원은 학생, 교수자, 환자이다. 임상 환경에서 학생의 역할은 학생의 학년에 따라 달라진다. 1학년 학생들은 환자에 대한 의료 행위에 참여하지 않으면서 학습에 적극적으로 참여할 수 있다. 학생들은 6~10명의 조로 나뉘어 임상 교수자가 지정한 1~2명의 환자를 방문하여 학습할 수 있다. 학생들은 임상 교수자가 직접 환자를 상대하면서 의료 기록지를 작성하고 환자를 검사하는 것을 관찰할 수 있고 때로는 직접 그 일들을 해 볼 수도 있다. 임상 교수자는 학생들이 작성한 검사 결과지를 보면서 학생들에게 질문을 하고, 학생들은 환자 진료에 대해 생각해 보도록 요구받는다. 그 후 학생들에게 피드백을 제공한다.

더 높은 학년의 학생들은 실제 의료팀의 구성원으로서 의료에 참여할 수 있다. 교육은 환자 치료와 통합적으로 운영된다. 학생들은 주변적인 역할에서 의료팀의 한 구성원으로서 의료에 참여하게 된다. 학생들은 경험 많은 의료팀의 구성원과 함께 일하면서 학습하게 된다. 이 과정에서 학생들은 실제 의료 행위에 익숙하게 된다. 병동 환자 진료나 환자 진료 컨퍼런스는 전형적인 학습 기회라고 할 수 있다.

대학원 교육에서 일터바탕학습(work-based learning)은 학생들이 의료팀의 특정한 책임을 맡은 구성원으로 활동하면서 자신의 역량을 개발하는 것이다. 학생들에게 일이나 절차의 전문적 부분과 관련된 짧은 과정을 배정해 줄 수 있다.

교수

임상 교수자의 역할은 그 다양함을 생각해 볼 때 특히 도전적일 수 있다. 이 역할은 정보 제공자, 역할 모델, 촉진자, 멘토, 평가자, 계획가를 포함한다. 임상 교수자들은 학생들과 함께 작업하면서 다양한 역할을 동시에 수행하게 된다. 교수자들은 전문가로서 지식을 제공할 수 있어야 하며, 동시에 교수학습 과정을 이해하면서 학생들의 학습을 촉진시킬 수 있어야 한다. 경험이 많든지 적든지 의사들은 학생들에게 역할 모델이 될 수 있다. 많은 연구들은 훌륭한 임상 교수자의 자질에 대해 조사했으며 그 내용을 다음 표에 요약했다.

표 24.1 좋은 임상 교수자의 특징

좋은 임상 교수자	미흡한 임상 교수자
분명하게 정의된 학습 성과를 가지고 임상 교육을 계획	분명한 계획 없이 무계획적 방법 사용
긍정적 태도와 열정적인 교수 수행	교수에 관심이 없고 교수를 다른 중요한 임무를 수행함에 있어 방해물로 생각
환자와 좋은 관계를 유지하면서 긍정적인 역할 모델 수행	의료 행위에 있어 전문성이 부족한 역할 모델
학생들이 필요로 할 때 도움	학생들을 무시하면서 위협적으로 교수
학생들이 수업에 적극적으로 참여하도록 격려	설교적으로 교수하면서 학생의 역할은 수동적이 됨
환자중심의 문제해결 수업	질병 기반의 사실적 지식 수업
학생들이 환자를 검사할 때 관찰하고 피드백을 제공	학생들의 환자 검사 보고서를 읽거나 들은 후 부적절한 피드백 제공
학생들이 술기를 발전시킬 수 있는 연습 기회 제공	학생들이 술기를 연습하도록 격려하지 않음
학생들의 학년과 개별적 필요에 맞추어 교수 조정	학생들의 학년과 개별적 필요를 고려하지 않음

임상 교수자에게 요구되는 술기는 흔히 의사라면 당연히 갖고 있는 술기라고 생각한다. 훌륭한 의사라면 당연히 훌륭한 교수자라고 생각한다는 것이다. 하지만 부족하고 형편없는 교수자가 임상 교육을 하고 있다. 밝혀진 문제점으로는 계획의 부족, 부적절한 감독, 부족한 피드백, 학생들은 어떻게 학습하는가에 대한 기본적 교육 원칙에 대한 인식 부족이 있다.

환자

임상 교육은 중요한 요인이 환자라는 독특성을 가지고 있다. 환자는 병동내, 외래, 지역사회에 있을 수 있다. 학생들은 실제 환자와의 경험을 통해 학습할 뿐 아니라 모의 환자, 마네킹, 컴퓨터 시뮬레이션과 같은 시뮬레이터를 통해 많은 학습적 유익을 얻을 수 있다. 물론 이런 모의 기구들은 실제 환자와의 경험을 보충해 줄 수는 있지만 완전히 대체할 수 있는 도구는 아니다. 환자는 교수 환경을 실제 환경으로 바꾸어 주고, 실제적인 학습 경험을 제공하며 교수자가 실제 작업과 관련성이 있음을 보증해 주는 역할을 한다. 교수자뿐만 아니라 환자도 학생들에게 학생들의 술기와 태도, 의사소통기술에 대해 피드백을 제공해 줄 수 있다.

학생들이 상대하게 되는 다양한 환자의 범위는 기대되는 학습 성과를 고려하여 정해져야 한다. 환자의 범위는 포트폴리오에 기록하여 혹시 나중에 학생들이 아직 경험해 보지 못한 부분이 있다면 보충해 주어야 한다. 휴대하기 편리한 전자기기를 갖고 있는 학생들은 환자와의 경험을 잘 정리하여 더 완전하게 기록할 수 있다. 환자들은 그들의 건강 문제, 참여 가능성, 참여 의지, 교수 프로그램에 협조할 수 있는 능력을 고려하여 선정되어야 한다. 학생들이 환자와 접촉하기 전에 환자의 완전한 동의를 받아야 한다. 동시에 환자가 편안함을 느낄 수 있게 해야 하고 환자의 존엄성이 존중되어야 한다. 이럴 때 환자 또한 학생들과의 경험을 통해 자신도 유익을 얻었다고 느낄 수 있다.

계획

모든 교수 방법과 마찬가지로 계획도 중요하다. 기대하는 학습 성과는 분명하게 정의되어야 하고 학생들이 분명하게 이해할 수 있어야 한다. 기대되는 학습 성과로는 환자 기록지 기록, 실제적인 의료 절차에 대한 숙련, 윤리적 문제 이해에 필요한 기술이 있다.

적절한 학습 기회는 그것이 공식적이든 비공식적이든 상관없이 학습자의 학습 계획에 반드시 포함되어야 한다. 공식적 교수 세션을 책임지고 있는 교수자는 그 시간에 자신이 해야 하는 일을 대신 맡아줄 사람과 대체함으로써 수업 시간에 교수자를 찾는 휴대전화로 방해받는 일이 없게 해야 한다.

실행

공식적 임상 교육 세션에서 학생들은 활동적이고 적극적으로 참여할 수 있어야 한다. 학생들은 자유롭게 질문하고 도움을 요청할 수 있어야 한다. 학생들은 자신들이 관찰하는 환자에 대해 생각해 보고 숙고해 보도록 독려받아야 한다. 교수자들은 질문을 기술적으로 사용하여 학생들이 활동하는 데 도움을 줄 수 있다. 질문의 목적은 다음과 같다.

- 학습자의 호기심을 자극한다.
  예) 일반의는 갑상선 질환을 앓고 있는 환자를 얼마나 자주 진료할 거라고 생각하는가?
- 학습자의 주제에 대한 지식을 평가한다.
  예) 이 증상은 환자가 갑상선기능항진증이 있다는 믿을 만한 증거가 되는가?
- 학생의 이해를 돕고, 학생들이 주제에 대해 숙고하도록 독려하며 비판적 사고를 하도록 유도한다.
  예) 가능한 치료 방법 중에서 어떤 방법을 추천하며, 그 이유는 무엇인가?
- 학습자들이 배운 이론을 실제와 관련시켜 보도록 독려한다.
  예) 환자에게 심박급속증이 있음을 어떻게 알 수 있는가?
- 비교 또는 다른 관점이나 의견을 활용한다.
  예) 지금의 환자와 우리가 본 바로 전의 환자의 차이점은 무엇인가?
- 학생들이 배운 내용을 복습하고 정리, 요약하도록 독려함으로 학습을 강화한다.
  예) 오늘의 경험으로부터 무엇을 배웠는가?

교수자로서 당신은 침묵을 편안하게 느끼는 방법을 배울 필요가 있다. 질문을 하고 답변을 하는 과정 사이에 학생들에게 적어도 3~5초간 생각할 시간을 주어야 한다. 교육 개발 프로그램에서 질문의 중요성에 대해 충분한 관심이 기울여지지 않았다. 우리는 경험 있는 교수자들도 이 기술이 부족함을 발견하게 되었다.

학습자에게 질문하는 것과 마찬가지로 교수자들이 잘 듣는 것도 중요하다. 학생들이 어떤 말을 했는지 주의를 기울여 잘 듣고 이해한 후 질문에 적절히 답해 주어야 한다. 비언어적 행동도 중요하기 때문에 학생들과 눈맞춤을 유지하는 것이 좋다.

임상 교육에서 학생들에게 피드백을 제공하는 것은 특히 중요하다. 피드백은 학습 과정에서 필수적인 부분이다. 피드백은 학생들의 학습 수행에 대한 정보를 제공하고 그 정보에 근거하여 어떻게 발전할 수 있는지를 알려 준다. 학생들의 동기를 유발하기 위해서는 피드백을 기술적으로 제공할 필요가 있다. 피드백은 평가적인 방식으로 제공하기보다는 시의적절하고 서술적인 방식으로 제공해야 한다. 또한 일반적인 내용보다는 특정한 내용을 제공해야 한다. 부정적인 부분만 언급할 것이 아니라 긍정적인 제안을 제공하려고 노력해야 한다.

임상 감독

대학원 프로그램에서 임상 감독은 안전하고 적절한 치료를 환자들에게 제공하는 맥락에서 개별적, 전문적, 교육적 발전에 대한 문제에 대해 학생들에게 안내와 피드백을 제공한다. 임상 감독이 중요하기는 하지만 그 감독을 수행하는 방법은 매우 다양하다. 임상 감독자는 다음의 책임을 진다.

- 수련생의 진로 의도와 열정을 파악한다.
- 수련생의 장점과 약점을 파악하고 훈련을 학생의 필요에 맞게 조정한다.
- 수련생과 정기적으로 만나 기대되는 학습 성과에 대해 토의한다.
- 수련생들의 발전한 부분을 관찰하고 건설적인 피드백을 자주 제공한다.
- 수련생들이 경험하는 임상 사례일지나 포트폴리오를 잘 기록하게 하여 내용을 다시 보면서 숙고해 볼 수 있도록 격려한다.
- 수련생들이 조언이나 도움이 필요할 때 찾아올 수 있도록 시간을 충분히

준다.

- 필요할 경우 학생들에게 상담을 제공한다.
- 교수자 자신이 긍정적인 태도를 나타내면서 학생들의 동기를 유발한다.
- 개별적 지식 기반과 실습을 최신의 것으로 유지하게 한다.

생각해 보기

1. 임상 경험의 많은 부분이 열악한 상황에서 학생들이 학습 성과를 달성하는 것을 어떻게 보장할 수 있을지에 대해 생각해 본다.
2. 임상 교육에 참여하는 환자는 충분한 설명을 듣고 동의를 하는가? 환자들은 피드백을 제공하도록 요구받는가?
3. 당신이 책임지고 있는 학생들의 발전 상황을 충분히 관찰하고 건설적인 피드백을 자주 제공하는가?

읽을거리

Dolmans, D.H.J.M., Wolfhagen, I.H.A.P., Essed, G.G.M., et al., 2002. The impacts of supervision, patient mix, and numbers of students on the effectiveness of clinical rotations. Acad. Med. 77, 332-335.

The effectiveness of clinical rotations depends on high quality student supervision.

Dornan, T., Littlewoods, S., Margolis, S.A., et al., 2007. How Can Experience in Clinical and Community Settings Contribute to Early Medical Education? A BEME Systematic Review. BEME Guide No. 6. AMEE, Dundee.

Evidence as to the value of clinical experiences early in the curriculum.

Irby, D.M., Papadakis, M., 2001. Does good clinical teaching really make a difference? Am. J. Med. 110, 231-232.

Ramani, S., Leinster, S., 2008. Teaching in the clinical environment. AMEE Guide 34. Med. Teach. 30, 347-364.

An overview of clinical teaching with practical guidelines.

Spencer, J., 2010. Learning and teaching in the clinical environment. In: Cantillon, P., Wood, D. (Eds.), ABC of Learning and Teaching in Medicine, second ed. John Wiley and Sons, Chichester (Chapter 8).

A short overview of clinical teaching.
Sutkin, G., Wagner, E., Harris, I., et al., 2008. What makes a good clinical teacher in medicine? A review of the literature. Acad. Med. 83, 452–466.
A description of what is known about the attributes of a good clinical teacher.

임상 경험을 위한 시뮬레이션

모의실험용 환자, 마네킹, 모델과 컴퓨터 시뮬레이션은 실제 환자를 상대로 하는 임상적 경험을 보완해 주며 훈련 프로그램에서 중요한 부분을 차지한다.

임상 맥락에서의 학습에 대한 중요성은 앞 장에서 강조했다. 임상 교육의 핵심 요소는 환자이다. 모의적 환경을 통한 경험을 유용하게 활용하여 실제 환자와의 경험의 양을 증가시킬 수 있다는 것이 증명되었다. 모의 환자, 마네킹, 모델은 널리 사용되고 있고, 학부과정과 대학원 과정에서 실제 환자와의 경험을 보완해 줄 수 있는 유용한 도구라는 것이 밝혀졌다. 몇몇 교수자들은 그 도구의 유용성에 대해 회의적이었지만 결과적으로 이 도구가 유용하다는 것이 증명되었다. 모의적 경험은 실제 환자를 상대로 하는 실제적 경험 전의 예비적 경험이지 모의적 경험이 그 끝이 되어서는 안 된다. 이 장에서는 여러 종류의 시뮬레이션, 교육 전략, 임상술기센터의 개념에 대해 살펴볼 것이다.

시뮬레이션이 필요한 이유

교수자들은 시뮬레이션이 훈련 프로그램에서 수행하는 역할에 대해 잘 알고 있어야 한다. 시뮬레이션이 단순히 선택적 요소가 아니라 필수적 요소라는 것에 대한 많은 이유가 있다.

- 임상 교육에서 언제나 실제 환자를 활용할 수 있는 것은 아니다. 이제 병동 내의 환자들의 입원 기간은 짧아졌고 그나마 입원해 있는 동안에도 환자의

일정은 검사와 치료 과정으로 가득 차 있다. 환자들은 반복적으로 학생들과 마주하는 것을 싫어할 수 있다.

- 시뮬레이션을 활용하여 모든 학생들은 보장되고 표준적인 임상 경험을 할 수 있다. 시간을 학습 과정에 맞게 조정하기 힘든 실제 환자와의 경험과는 달리 시뮬레이션은 학생들의 학습 과정 중에 가장 적절한 시기에 적절한 경험을 제공해 줄 수 있다.
- 반복적인 연습은 임상 술기를 획득하는 데 있어 필수적 요소임이 인정되고 있다. 학습자들은 자신들이 학습하고자 하는 특정 기술을 능숙하게 사용할 수 있을 때까지 시뮬레이터를 활용하여 연습할 수 있다.
- 많은 교육과정에서 학생들은 과정 초기에 임상 경험을 하게 된다. 모의 환자 준비와 시뮬레이터는 학생들이 실제 환자와의 경험을 하기 전에 학생들을 준비시켜 줄 수 있다.
- 학생들은 일상적인 임상적 경험을 통해서는 경험하기 힘든 일반적이지 않은 임상 상황을 경험할 수 있다.
- 최악의 위기 상황을 관리하는 경험을 반복적으로 연습함으로써 학생들은 그 위기 상황이 실제로 발생하지 않도록 준비할 수 있다. 파일럿들은 위와 같은 방법으로 훈련을 받는다. 예를 들어 비행 중 엔진이 고장 나는 상황을 시뮬레이션을 통해 훈련한다.
- 위험성이 없는 상황에서 학생들은 치료 과정을 학습할 수 있다. 학생들은 환자들에게 해를 끼치지 않으면서도 과정 중 실수를 하고, 그 실수의 결과를 경험한다. 실제로 많은 영역에서 의사들은 학생들이 실제 환자에게 치료를 수행하기 전에 시뮬레이터를 통해 숙련된 치료 과정을 학생들에게 보여주도록 요구받는다. 학습할 때 환자에게 미치는 악영향을 환자로부터 분리시킴으로써 대중들에게 환자들은 학습을 위한 상품이 아니라는 것을 알려줄 수 있다.
- 의사들은 팀의 한 일원으로서 일할 수 있어야 한다. 시뮬레이션은 의사 각자의 술기적 능력을 획득하도록 도울 수 있을 뿐만 아니라 학습자들이 팀의 일원으로서 협조적이고 효과적인 태도를 가지고 일할 수 있도록 훈련시키

는 데 사용될 수 있다.

- 학습자들이 술기를 숙련했는지에 대한 평가는 매우 중요하다. 이 평가를 위해 모의 환자와 시뮬레이터를 사용하여 학생들의 숙련도를 검사할 수 있다.
- 시뮬레이션은 학생들에게 동기를 유발하고 흥미로운 학습 경험을 제공할 수 있다. 학생들에게 도전이 되는 경험을 해 볼 수 있도록 시뮬레이션을 설계하여 학생들이 숙고해 보도록 격려하고 수행에 대해 피드백을 제공한다. 학생들의 개별적 필요에 맞추어 경험을 만들 수 있다.

시뮬레이션을 활용하는 방법

실제 환자를 모의적으로 접근하는 세 가지 방법이 있다.

1. *모의 환자.* 이 환자는 환자의 역할을 수행하도록 훈련받은 사람이다.
2. *시뮬레이터 또는 마네킹.* 이들은 기기 또는 모델로서 신체의 기능이나 장기를 표현한다. 학생들은 이 기기 또는 모델과 상호적 경험을 할 수 있다.
3. *가상 환자.* 컴퓨터 시뮬레이션을 활용하여 만들어진 환자

환자들의 다양한 상황에 따라 위의 방법을 혼합적으로 활용할 수 있다. 예를 들어 골반 부분 모델 기기를 부착한 모의 환자를 활용할 수도 있다. 그렇게 하면 모의 환자와 치료 과정에 대해 대화를 나누면서도 골반을 활용한 치료를 연습해 볼 수 있다.

시뮬레이션 선택

어떤 시뮬레이션을 선택할지 생각할 때 여러 가지 점들을 고려해야 한다.

- **기대되는 학습 성과.** 대화 기술이 기대되는 학습 성과라면 당연히 모의 환자를 선택해야 할 것이다. 대화 기술을 목적으로 설계된 컴퓨터 프로그램도 활용할 수 있다. 청진기를 사용한 진료 술기를 익히기 위해서는 Harvey 심장 시뮬레이터와 같은 마네킹을 활용할 수 있다. 가상 환자는 의사 결정, 문제 해결, 환자 관리 기술을 익히는 데 활용할 수 있다.
- **실제를 얼마나 정확하게 모의해야 하는지에 대한 정도.** 시뮬레이터는 실제 상황을 얼마나 정확하게 모의해야 하는지에 따라 다양해진다. 높은 정확도를 가진 시뮬레이터는 불필요하게 복잡하고 가격이 비쌀 수 있다. 피부의 상처를 모의한 간단한 플라스틱 도구로도 봉합 기술을 익힐 수 있다. 높은 정확도를 가진 시뮬레이터는 중요한 검사나 시험을 수행할 때 필요할 수 있지만 훈련 상황에서 언제나 필요한 것은 아니다. 하지만 환자를 더 정확하게 모의한 기기를 활용할 때 학생들은 더 흥미를 가지고 연습에 참여하는 경향이 있다.
- **시뮬레이터 활용 가능성.** 이는 제한적 요소로 작용한다. 만약 학생들이 모든 종류의 시뮬레이터가 비치된 임상술기센터에 지금 즉시 갈 수 없다면, 근처에 있는 센터에 갈 수 있을 것이다. 모의 환자가 있는 시설을 사용할 수 없다면 프로그램의 필요에 맞추어 모의 환자를 훈련할 수도 있지만 시간이 많이 걸린다. 가상 환자는 온라인을 통해 각 교육기관들로부터 얻을 수 있으며, 각 상황에 맞추어 수정하여 사용할 수 있다.

모의 환자

모의 환자는 학생들을 가르치거나 평가하기 위해 특정한 신체적 증상을 연기하도록 다양한 훈련을 받은 사람이다. '표준화된 환자'라는 용어는 지속적으로 환자의 역할을 연기하도록 훈련을 받은 사람을 가리키는 데 사용되어 왔다. 학생들이 동일한 상황을 경험해 볼 수 있도록 높은 수준의 재연성이 요구되는 상황들이 있다. 이는 평가의 맥락에서 중요하다.

학생들은 마치 실제 환자의 증상 이력을 기록하고 검사하거나 상담을 하는 것처럼 하면서 모의 환자와 상호작용한다. 모의 환자는 다음과 같은 목적을 위해 활용할 수 있다.

- 학생들의 환자 병력 기록과 의사소통 기술을 교수하고 평가하는 목적
- 학생들에게 어렵고 민감할 수 있는 암에 걸린 실제 환자를 상대로 하는 경험을 제공하기가 어렵기 때문에 모의 환자를 상대로 상담을 해 보는 경험을 제공할 수 있다.
- 환자 신체검사를 교수하고 평가하는 목적
- 생식기 검사와 같은 은밀한 검사를 교수하고 평가하는 목적

Barrows(1993)와 다른 사람들은 모의 환자가 얼마나 다양한 범위의 증상을 연기할 수 있는지를 설명했다. 모의 환자는 학습자의 수준에 맞추어 다양한 난이도의 역할을 연기할 수 있다. 모의 환자는 학생들이 병력에 대해 질문할 때 간단하게 답해 줄 수 있다. 또한 모의 환자에게 병력에 대해 혼란스럽게 이야기하거나 공격적으로 이야기하도록 요청할 수도 있다. 모의 환자는 응급 상황과 일반 상황에 맞게 연기하도록 훈련을 받을 수 있다. 특히 남성과 여성의 생식기를 다루는 상황이나 디지털 직장 검사 그리고 여성의 유방 검사를 연습할 때 활용하기 위해서 특별 모의 환자 팀을 고용할 수도 있다. 모의 환자의 중요한 장점은 모의 환자들이 학생들의 수행에 대해 피드백을 제공해 줄 수 있다는 것이다.

모의 환자의 고용과 훈련

모의 환자는 전문적으로 훈련된 연기자, 자원봉사자 또는 의료계 종사자가 될 수 있다. 모의 환자를 훈련하는 일은 시간과 노력이 들며 처음 연기해 보는 사람을 훈련하여 좋은 모의 상황을 연기하게 하려면 약 2~3시간이 걸린다고 추정된다. 만약 연기해야 하는 상황이 복잡하거나 모의 환자가 학생들의 수행을 평가하고 피드백을 줘야 하는 경우라면 더 세부적인 훈련이 필요하다. 몇몇 임상술기센터는 모의 환자 인력풀을 개발하고 유지, 관리한다.

가르치고 평가하는 목적을 위해 모의 환자를 훈련하는 것과 같은 방식으로 실제 환자를 훈련하여 자신의 병력과 증상에 대해 말하게 할 수도 있다.

시뮬레이터(마네킹과 모델)

지난 20년간, 마네킹 또는 모델들은 실제적인 임상 술기를 교수하기 위해 필요한 실제 환자를 모의하는 데 점점 더 많이 사용되어 왔다. 그래서 지금은 주류 의학교육의 한 부분이 되었다. 시뮬레이터는 학습자들이 제어되고 안전한 환경에서 환자 치료를 실습할 수 있게 도와준다. 마네킹 또는 모델의 정교함의 수준은 다양하다. 가장 간단한 수준의 시뮬레이터는 학생들이 유방 검사, 전립선 검사, 상처 봉합, 도뇨관 설치, 주사기 사용 술기 등 많은 다양한 술기와 절차들을 실습할 수 있게 도와준다. 가장 정교한 수준의 시뮬레이터로는, 예를 들어 Harvey와 같이 실물 크기의 심혈관 환자 시뮬레이터가 있는데, 이를 이용하여 청진기, 촉각, 시각적으로 발견할 수 있는 다양한 심혈관계 질환의 특징들을 묘사할 수 있다(그림 25.1).

컴퓨터들은 모델의 생리를 조정하여 모니터에 그 결과를 나타내게 함으로 신

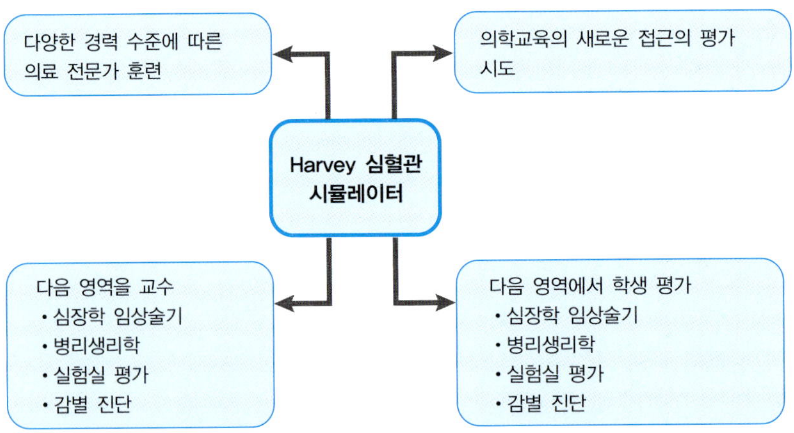

그림 25.1 Harvey 심혈관 시뮬레이터 활용의 예

체의 전체 또는 각 부위를 나타내는 마네킹으로 통합될 수 있다. 더 발전된 형태로는 학생들에게 촉각을 느낄 수 있게 도와주는 컴퓨터 기반 촉각 시스템을 사용하는 것이다.

시뮬레이터는 어떤 실제 상황을 묘사하는가, 시뮬레이터가 학습자에게 피드백을 제공하는지 여부, 임무의 범위, 묘사할 수 있는 기형적 특징에 따라 그 정교함이 다양해진다.

학생들이 시뮬레이터를 통해 얻은 술기를 실제 환자에게 잘 적용한다는 좋은 증거들이 있다. 시뮬레이터 사용에 대한 체계적 검토에서 Issenberg 등(2005)은 교육적 효과에 기여하는 시뮬레이터의 주요 특징을 다음과 같이 밝혔다.

- **피드백 제공.** 시뮬레이션 바탕 의학교육의 중요한 특징으로 정의되어도 놀랄 일이 아니다. ('FAIR'의 'F', 피드백은 2장에서 논의되었다.)
- **반복적 실습.** 시뮬레이터는 학습 성과가 분명히 정의된 상황에서 집중적, 반복적 실습을 해야 할 때 학습자들이 의도된 또는 계획된 실습에 참여할 수 있는 기회를 제공한다. ('FAIR'의 'A', 활동)
- **교육과정 통합.** 시뮬레이션 기반 학습은 교육과정에 잘 통합되어 있을 때 가장 효과적이다. 그렇게 함으로써 이 학습이 뭔가 특별한 학습으로 보이지 않게 할 수 있다.
- **난이도 범위.** 학습자들이 다양한 난이도 수준의 의학 술기를 실습할 수 있도록 기회를 제공할 때 학습의 효과가 향상된다. ('FAIR'의 'I', 개별화)
- **다양한 임상 상황 재연.** 임상 실습과 관련된 다양한 문제와 증상들을 재연한다. ('FAIR'의 'R', 관련성)
- **비위협적 환경.** 학습자들이 실습할 때 실수할 가능성이 있거나 그 실수로 인해 비판을 받을 수 있는 상황에서 시뮬레이션을 가장 유용하게 사용할 수 있다.
- **개별학습.** 시뮬레이터를 활용한 학습은 학습자들의 개별적 필요에 맞게 조정되어야 한다. 이는 몇몇 학생들은 다른 학생들에 비해 좀 더 오랜 시간 그리고 더 많은 연습을 해야 할 수도 있음을 의미한다. 또한 시뮬레이터의 난

이도 수준도 학생들의 필요에 맞게 조정되어야 한다.

- **정의된 성과들.** 시뮬레이터를 활용한 학습을 통해 기대되는 학습 성과는 반드시 정의되어야 하고, 교육과정의 전반적 학습 성과와 관련이 있어야 한다.

컴퓨터 시뮬레이션과 가상 환자

실제 환자는 전자식 형태의 가상 환자로 시뮬레이션될 수 있다. 이 가상 환자는 실제 의료 상황을 묘사하는 시나리오의 컴퓨터 시뮬레이션에서 사용될 수 있다. 가상 환자는 두 가지 요소로 구성되어 있다.

1. 병력, 신체적 증상, 실험실 검사와 그 외의 검사, 환자의 증상 진행 상황을 포함한 환자에 관한 정보
2. 환자 사례와 학습자의 상호작용

가상 환자의 이점

가상 환자는 필요할 때 쉽게 활용할 수 있는 이점이 있다. 모의 환자와 마네킹 시뮬레이션보다 더 쉽게 활용할 수 있기 때문에 교육적 도구로서 많은 이점을 가지고 있다.

- 가상 환자는 학생들에게 실제 환경에서 경험할 수 있는 것보다 더 다양한 범위의 환자 시나리오를 제공할 수 있다.
- 학습자는 의사의 역할을 연습해 볼 수 있고, 실수로 인한 어떤 손해도 발생하지 않는다.
- 환자 치료를 위해 총체적 접근을 하도록 학습자들을 격려한다. 학습자들은 환자와 상호작용하고, 숙고와 임상적 추리를 할 수 있으며, 동시에 전문적, 윤리적 문제를 인식할 수 있다.
- 가상 환자는 이론과 실습, 기초의학과 임상의학의 통합을 강조할 수 있다.

- 가상 환자는 교수 학습을 위해 그리고 피드백을 제공함으로써 학생들을 평가하기 위해 사용할 수 있다.
- 가상 환자는 각기 다른 맥락(일반 진료 상황과 병원 진료 상황)에 있는 동일한 환자의 장기적 치료 상황을 재연할 수 있다.

가상 환자의 활용

가상 환자는 다음과 같은 다양한 목적을 위해 활용할 수 있다.

- 전통적 교육과정 또는 학습 프로그램, 강의나 임상 경험을 보완할 수 있도록 지원하는 목적
- 문제바탕학습 교육과정에서 문제 제시를 위해 활용
- 학생들이 사례 시나리오에 대해 학습 활동을 하면서 개별적으로 독립학습을 할 수 있도록 지원하기 위한 목적
- 짝 또는 그룹별로 가상 환자 시나리오에 대해 학습 활동을 하면서 협동학습을 할 때

기술이 발전함에 따라 지금은 가상 환자를 인터넷 또는 상업적 자원에서 자유롭게 점점 더 많이 이용할 수 있게 되었다. 이전에는 다양한 범위의 교육 설계와 편집 지원 프로그램이 서로 다른 센터나 기관 간의 공유와 호환성에 부정적인 영향을 주었다. 한 맥락을 위해 만들어진 가상 환자는 다른 맥락에서는 사용할 수 없었고, 설사 사용하는 것이 가능하더라도 교수자가 환자에 대한 문제 제시와 검사를 자신이 목적한 맥락에 맞추기 위해 조정하는 것이 어려웠다. 공통 기준 명세표를 활용하여 더 많은 협동적 개발과 가상 환자의 공유를 위한 많은 움직임이 있어 왔다. 공통 기준 명세표의 한 예로 Medbiquitous Virtual Patient Standard가 있다.

기술이 발전함에 따라 교육과정 내 모든 단계에 있는 학생들의 평가와 훈련을 위해 가상 환자를 더 많이 사용할 것으로 보인다.

임상술기센터

교수와 학습 임상술기 환경 제공을 위한 임상술기센터의 역할에 대해 많은 관심이 기울여져 왔다. 임상술기센터는 학생들이 적절한 임상 술기를 숙련할 수 있도록 돕는 데 사용되는 시뮬레이터와 모의 환자와 같은 다양한 교육 자료를 확보하고 있는 중심적 구역을 말한다. 학생들이 센터에서 얻는 경험들은 다양한 임상 맥락에서 실제 환자를 진료해 보는 경험을 보완해 준다. 다양한 의료 전문가들을 위한 합동학습과 같은 합동적 전문가 교육이 이런 센터들의 '중립적 환경'에서 성공적으로 수행될 수 있다.

생각해 보기

1. 시뮬레이션은 의학교육에서 강력한 교수학습 도구이며, 현재는 다양한 범위의 시뮬레이터들을 이용할 수 있다. 몇몇 시뮬레이터는 학생들이 바로 바로 이용할 수도 있지만, 높은 정교성을 가지고 있는 마네킹과 같은 시뮬레이터는 임상 술기 유닛과 같은 중심 시설에서만 가능할 수도 있다. 당신의 학생들은 현재 어떤 시뮬레이터를 이용할 수 있는가?
2. 당신의 교육 프로그램에서 시뮬레이터, 모의 환자, 가상 환자를 더 많이 활용할 수 있는가? 당신의 상황에서 시뮬레이션을 활용하는 이유는 무엇인가?
3. 모의 경험을 하기 전에 학생들을 준비시킨다. 기대되는 학습 성과와 학생들이 수업 시간 동안 무엇을 해야 하는지를 설명해 준다. 수업 시간 전에 교수자 자신은 이미 그 시뮬레이터에 대해 잘 알고 있어야 한다.
4. 교수자들은 학생들이 시뮬레이터를 활용할 때 함께 작업한다. 시뮬레이터의 복잡성 정도와 학생들에게 요구되는 결과가 무엇인지에 따라 교수자가 함께 작업하는 정도도 달라지게 된다.
5. 시뮬레이션 학습 후 학생들이 무엇을 배웠는지에 대해 질문하고 답을 듣는다. 이는 시뮬레이션 교육과정의 필수적인 부분이다. 학생들의 답을 통해 학생들

이 무엇을 배웠는지를 파악하고 그에 맞추어 피드백을 제공한다.

읽을거리

Barrows, H.S., 1993. An overview of the uses of standardized patients for teaching and evaluating clinical skills. Acad. Med. 68, 443–453.

An early account of how simulated patients can be used in medical education.

Berman, N.B., Fall, L.H., Chessman, A.W., et al., 2011. A collaborative model for developing and maintaining virtual patients for medical education. Med. Teach. 33, 319–324.

A description of how virtual patients can be shared between centres.

Cleland, J.A., Abe, K., Rethans, J.J., 2009. The use of simulated patients in medical education. AMEE Guide No. 42 Med. Teach. 31, 477–486.

A useful practical guide.

Collins, J.P., Harden, R.M., 1998. The use of real patients, simulated patients and simulators in clinical examinations. AMEE Guide No. 13 Med. Teach. 20, 508–521.

A description of how patients can be represented for teaching and assessment purposes.

Huang, G., Reynolds, R., Candler, C., 2007. Virtual patient simulation at U.S. and Canadian medical schools. Acad. Med. 82, 446–451.

An exploration of the educational value of virtual patients.

Issenberg, S.B., McGaghie, W.C., Petrusa, E.R., et al., 2005. Features and uses of high-fidelity medical simulations that lead to effective learning. BEME Guide No. 4. Med. Teach. 27, 10–28.

A review of the use of simulators and a description of the features that can lead to effective learning.

Med. Teach. 2009. 31 (8), 683–770.

This issue of Medical Teacher has virtual patients as its theme.

26

이러닝

인터넷과 온라인상으로 이용 가능한 자료들은 의학교육에 혁신을 가져왔다. 이 자료들은 교육 프로그램에 의미 있는 도움을 줄 수 있다.

도입

강의, 소집단 교수, 임상 맥락과 독립학습에서의 교수는 교육 프로그램에서 모두 중요한 역할을 수행한다. 이러닝(e-learning) 또한 의학교육 프로그램에서 중요한 역할을 수행한다고 여겨지고 있다. 최신 과학기술 전문가 또는 컴퓨터 전문가, 소수의 혁신가들만이 사용하는 난해한 도구가 아님을 알아야 한다. 이러닝은 대부분의 교육 프로그램에서 한 부분을 차지하고 있다.

이러닝이 학생들의 학습에 좋은 영향을 미칠 수 있음이 증명되고 있다. 거의 모든 학생들과 교수들은 자신의 하루 중 일부분을 온라인에 사용한다. 그들은 구글을 사용하여 정보를 검색하거나 동료학생 또는 동료교수자들과 대화하며 교육기관에서 개발한 교육과정들을 학습할 수 있다.

이러닝이란 무엇인가?

이러닝은 컴퓨터와 인터넷을 활용한 학습을 포함하여 다양한 종류의 전자식 수단을 활용하여 교육을 수행하는 전자식 학습이라고 할 수 있다. 원격학습은 소셜 네트워킹과 같은 기능을 제공하는 기술에 불과한 것이 아님이 인식되고 있다.

이러닝의 예는 다음과 같다.

- 온라인에서 활용 가능한 학습 모듈을 사용하는 독립학습
- 온라인 학습 자료와 정보에 접근하여 활용
- 한 명의 교수자가 여러 명의 학생과 동시에 수업을 할 수 있는 웹 기반 동시적 프레젠테이션
- 학생들은 온라인에서 실시간으로 다른 학생들과 함께 학습할 수 있으며, 이 학습은 교수자가 촉진할 수 있다.
- 비동시적 토의 포럼 또는 채팅방, 게시판으로 활용
- 페이스북과 같은 소셜 네트워크로 활용
- 게임, 온라인 시뮬레이션, DVD 시뮬레이션과 같은 상호작용적 멀티미디어 학습 활동
- 학생들이 상호작용할 수 있는 가상 환자
- 강의의 비디오 또는 오디오 기록물을 휴대폰과 같은 휴대용 기기를 활용하여 온라인 스트리밍과 팟캐스트를 통해 학생들에게 제공

이러닝을 도입한 이유

이러닝은 의학교육에서 직면하게 되는 도전과 발전에 대응하기 위한 교육학적 접근 방법을 포함한다.

- 학생중심학습 강조, 학생 개개인에 맞는 맞춤형 개별학습, 적시(just-in-time)학습, 적소(just the right place)학습
- 각기 다른 장소에서 학습하는 학생에게 교육 제공
- 다양한 배경의 학생들에게 맞춤형 프로그램을 제공하여 다양한 문화와 언어 배경에서 온 학생들에게 의학교육 제공
- 수많은 정보가 쏟아지는 의학계 현실을 반영하여 교육 자료 제공
- 학부과정에서 시작하여 대학원 과정을 거쳐 평생 의료교육으로 이어지는 교육의 연속

- 전 세계에 있는 학생들에게도 교육을 확대, 제공함으로 의학교육의 국제화와 세계화
- 새로운 기술을 학습하고 새로운 능력을 획득해야 하는 현실적 필요에 맞추어 변화하는 의사의 역할
- 정보과학 사회에서 번영하기 위해 학습자들이 개발할 필요가 있는 도구와 기술의 획득
- 10,000시간 이상의 원격학습 경험을 가지고 의과대학에 입학하는 학습자들의 높은 기대감
- 소셜 미디어 네트워킹을 통해 상당히 촉진시킬 수 있는 협동 또는 동료학습
- 의사, 간호사와 이외 의료진 구성원이 모두 참여할 수 있는 비위협적인 온라인 학습 기회를 통한 전문가간 합동교육
- 풍부한 학습 자료를 공유함으로써 얻을 수 있는 잠재적인 경제적 이득

이러닝은 위에 열거한 모든 분야에서 중요한 기여를 한다. 또한 위의 분야에서 직면하게 되는 문제에 대한 부분적 해결책 또는 온전한 해결책의 역할을 할 수 있다.

교육적 특징

이러닝은 전통적 방법으로 성취할 수 있는 교육을 더 효과적, 효율적으로 성취할 수 있다. 또한 이러닝은 의학교육의 패러다임을 변화시키는 데 도움을 줄 수 있고, 위에 열거한 도전적 문제들에 대한 대응책의 역할을 할 수 있다. 마치 트로이 목마와 같이 이러닝은 이러닝 자체가 가지고 있는 특성뿐만 아니라 감추어져 있는 교육과정상의 변화까지도 가져올 목적으로 도입될 수 있다.

이러닝은 효과적인 평생교육을 위한 CRISIS 체계(표 26.1)에 명시된 기준을 만족시킨다.

편리성(**C**onvinience): 학생들과 훈련생들은 언제 어디서나 학습할 수 있다.

관련성(**R**elevance): 이론은 실제 작업 환경에서 학습하는 연습 그리고 학습자의 임상 경험을 확장시켜 주는 가상 환자의 사용을 통해 현실과 관련성을 갖게 된다.

개별성(**I**ndividualisation): 이러닝은 학습자들의 과거 경험과 학습 방식에 따라 각기 다른 개별적 요구에 맞추어 설계될 수 있다.

자기평가(**S**elf-assessment): 학생들은 질문과 이러닝 활동에 포함되어 있는 평가 기회를 통해 자신들의 능력을 평가하는 데 도움을 받을 수 있다.

흥미(**I**nterest): 이러닝은 적절하게 개발될 경우 역동적이고, 흥미를 끌며, 사용자 친화적인 학습이 될 수 있다.

체계성(**S**ystematic): 이러닝 프로그램은 체계적으로 주제를 다룰 수 있다. 또한 교육과정 지도는 학생의 학습을 위한 구조적 틀을 제공하기 위해 이러닝에 포함될 수 있다.

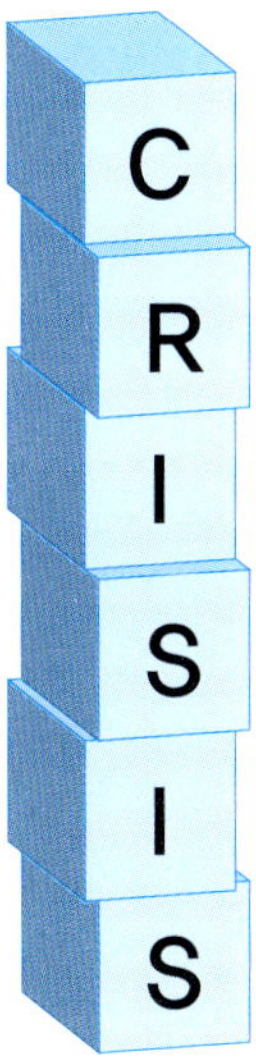

편리성: 자발적인 참여를 쉽게 만들어 준다.

관련성: 실제 의료 행위 시 수행해야 하는 학습자들의 역할을 반영한다.

개별성: 학습자들의 개별적 요구에 맞추어 프로그램을 조정할 수 있다.

자기평가: 의사들이 주제에 대한 자신들의 이해 정도를 평가하고 이해가 부족한 부분을 보완한다.

흥미: 관심을 일으키고 학습자들이 프로그램에 참여할 수 있도록 격려한다.

체계성: 주제의 전체 범위 또는 부분적 범위를 다루는 계획된 프로그램을 제공한다.

그림 26.1 효과적 학습의 CRISIS 체계

교수자의 역할

이러닝에서 교수자의 역할이 사라지는 것이 아니다. 이러닝 내용 구성 전문가, 교육학자, 기술 전문가의 협력이 필수적이다. 교수자들은 자신의 역할을 수행할 것이 요구된다. 다만 전통적 교육 상황에서 기대되는 역할과는 어느 정도 다를 수 있다.

정보 제공자

강의에서 제공되는 정보는 온라인 다운로드나 팟캐스트를 통해 학생들이 더 손쉽게 얻을 수 있다. 기존의 강의는 녹화 또는 녹음하거나 더 큰 수준의 학생 상호작용을 포함하기 위해 교정할 수 있다. 목적은 학습자들의 관심을 불러일으키고, 상호작용을 격려하며, 학생들이 개별적 요구에 맞추어 학습할 수 있는 방식으로 정보를 제공하는 것이다. 주제에 대해 발표하거나 과정을 보여 주는 전문가의 비디오 클립은 학습자에게 가장 적절한 시기에 제공하기 위해 제작될 수 있다.

교수자는 윔바와 같은 웹기반 플랫폼을 사용하여 전 세계의 학생들이 실시간으로 동시에 수업에 참석하게 할 수 있다.

교수자의 역할은 단지 학생들에게 정보를 제공하는 것이 아니다. 교수자의 책임은 학생들이 빠르게 확장되고 있는 많은 양의 정보를 얻을 수 있도록 돕는 것이다. 학생들은 위키피디아, 유튜브, 구글과 같은 도구를 사용할 때 필요한 안내 및 지도를 받아야 한다.

역할 모델

온라인 학습을 촉진하는 교수자는 학생들에게 역할 모델이 되며 학생들의 태도와 전문성을 틀 잡는 데 중요한 역할을 할 수 있다. 사무직원은 이러닝의 활용 또는 온라인에서 정보를 획득하는 방법에 있어 최고의 역할 모델이 될 수 없을 수 있다. Prensky(2006)는 학생들을 '디지털 원주민' 그리고 사무직원을 '디지털 이민자'로 묘사한다.

촉진자

이러닝에서 교수자는 정보 제공자의 역할에서 시작하여 학습자들을 지원하는 역할까지 다양한 역할을 수행한다. 이는 여러 방법을 통해 수행할 수 있다. 교수자들은 학생들이 자신들을 위한 정보를 찾는 기술을 획득하도록 격려할 수 있다. 또한 학생들이 정보 출처에 접근하고 정보 출처의 질을 평가할 수 있도록 안내자의 역할을 수행할 수 있다. 온라인 협동학습에서 교수자는 개인지도교수 또는 멘토로서 중요한 역할을 수행한다. 온라인에서 학습자들과 함께 작업할 때 교수자들은 특정한 능력을 가지고 있어야 하고 특정한 방법을 사용하도록 요구받는다.

평가자

컴퓨터와 정보 기술은 평가 구성 요소들이 학습 자료에 통합될 수 있도록 도움으로써 평가에서 중요한 역할을 한다. 학생들은 학습 결과에 있어 자신의 성취도를 평가하도록 격려받으며, 필요하다면 자신의 학습 속도와 방법을 조정할 수 있다. 평가는 더 이상 '학습의 평가'로 여겨져서는 안 되며 '학습을 위한 평가'로 여겨져야 한다. 이런 평가는 학생들에게 더 풍부한 학습 경험을 제공한다. 이 개념은 28장에서 강조된다.

학생들의 답안을 채점하고 학생들에게 피드백을 제공하는 전통적 방식으로 시험을 수행할 때 시험의 효과성과 효율성을 향상시키는 데 컴퓨터가 사용될 수 있다. 형성적 그리고 총괄적 온라인 평가에 발전이 이루어져 왔다. 이 방법이 잠재적 이점을 제공하는 것은 사실이지만 시험이 원활하게 진행될 수 있도록 주의 깊은 관리를 할 필요가 있다. 총괄적 평가를 수행하기 위해서는 적절한 하드웨어와 백업 시스템을 반드시 갖추어야 한다. AMEE Guide 39는 온라인 평가의 문제점을 다루고 있다(Dennick et al 2009).

더 나아가 개별 학생들의 답안에 기초한 적응적 평가와 더 정확한 의료 행위 평가에 있어 발전이 있을 것으로 보인다.

교육과정 설계자

의학교육과정에서 오직 이러닝으로만 이루어진 과정을 찾아보기는 힘들다. 최고의 이러닝과 최고의 면대면 교육이 혼합된 학습 환경이 점점 더 인기를 얻고 있다. 우리는 이 두 가지 다른 학습 환경 간의 집합점을 보고 있으며 이 추세는 현재 고등교육에서 인정을 못 받고 있다. 교수자와 학생이 해결해야 하는 문제는 이 두 가지 학습 환경을 포용하는 교육과정을 계획하는 것이다.

혼합적 방법을 계획하려면 강의의 역할을 재정의하고 독립학습을 더 강조하는 것이 필요하다. 이를 통해 교수들은 혼합적 방법을 사용하지 않으면 얻지 못하는 학습 경험과 학생이 중심이 되는 학습 방법을 학생들에게 제공하는 기회를 갖게 된다. 교육과정은 가상 실습을 중심으로 계획할 수 있다. 교육과정은 학생들의 개별적 요구에 맞는 개별화된 적응학습을 제공할 수 있다. 학생들이 지역적으로 또는 국제적으로 함께 작업하는 협동학습 일정을 통해 개별화된 적응학습의 기회를 제공할 수 있다. 문제바탕학습 토의 집단에서, 문제는 온라인 시뮬레이션의 형태로 학생들에게 제공될 수 있다. 토의 중에 더 많은 정보가 필요할 경우 학생들은 온라인에서 필요한 정보를 검색할 수 있다.

몇몇 의과대학과 대학원은 면대면 학습과 컴퓨터 기반 학습을 혼합하는 교육을 위한 조직적 협약을 맺었다. 하지만 몇몇 교육기관은 이 기회를 거절했다. 우리가 방문한 한 교육기관에서는 교수자들이 이러닝을 공식적 교육과정에 포함시키지 않음으로써 이 혼합적 교육을 거부했다. 우리는 학생들과의 대화를 통해 학생들이 자신들 스스로 방법을 찾고 있으며 온라인 네트워킹을 하고 이메일을 주고받고 인터넷상에서 개인적으로 검색한 자료를 공부하는 데 평균적으로 하루에 2시간 30분을 사용하고 있다는 것을 알게 되었다.

머지않아 이러닝은 의학교육과정에서 더 중요한 부분을 차지하게 될 것이기 때문에 교육과정 계획가나 과정 설계자들은 이 학습을 무시하지 않아야 한다.

자료 개발자

교육과 기술을 적절하게 결합하는 자료를 개발하는 것은 쉬운 일이 아니다. 이 일은 대부분의 교수자들이 갖고 있지 못한 전문적 기술을 필요로 한다. 콘텐트 전문가, 교육 설계자, 교육학자, 기술 전문가가 한 팀을 이루어 함께 작업하는 것이 필수적이다. 이와 관련하여 이러닝 프로그램 개발의 10단계를 AMEE Guide에서 기술하고 있다(Harden et al 2012).

대부분의 교수자들은 원격학습을 제작해 보겠다는 생각을 갖고 있지 않으며 할 수 있는 시간도 없다. 제작을 위한 간단한 방법이 있다. 팟캐스트 또는 녹화된 강의의 형태로 자료들을 만들 수 있다. 이 방법이 한계가 있는 것은 사실이지만 실제로는 유용하게 사용할 수 있다는 것이 증명되었다. 또 다른 방법은 이미 만들어진 자료를 사용하는 것이다. 저작권의 문제가 없다면 이 자료들의 전체나 부분을 자신의 교수 프로그램에 포함시킬 수 있다. 연속적 교육 장면을 담은 동영상 또는 모의 환자를 강의나 자기학습 프로그램에 통합시킬 수 있다.

MedEd 포털은 비디오 클립, 사진, 자기평가 연습을 포함하여 다양한 자료들을 제공한다.

학습 자료가 학생들에게 사용할 수 있는 자료임이 밝혀진다면 지역적 맥락의 관점을 그 자료에 넣기 위해 교수자는 특정 내용의 주석을 달아서 그 자료의 가치를 높일 수 있다. 주석이 달린 자료에 대한 정보는 학생의 학습 안내서에 통합하여 제공할 수 있다.

열정이 있는 교수자라면 저작가의 허락을 받아 출판된 자료를 시작점으로 활용하여 교수자 자신만의 자료를 만들 수 있다. 교수자들이 자신만의 이러닝 프로그램을 만드는 데 필요한 전문 기술이 부족할 때 도움이 되는 많은 웹사이트 구축 시스템을 이용할 수 있다.

생각해 보기

1. 미래에는 혼합 형태의 학습이 주를 이루게 될 것이다. 교수자로서 이것이 당신에게 무엇을 의미하는지 생각해 본다. 그리고 자신이 면대면 학습과 이러닝의 최적의 혼합교육을 실시하고 있는지 생각해 본다.
2. 교수자는 동시적 및 비동시적 온라인 학습, 팟캐스트, 소셜 미디어를 포함하여 활용 가능한 많은 도구들에 대해 알고 있어야 한다.
3. 이러닝에 있어서 교수자의 역할이 무엇인지 생각해 본다. 당신은 온라인에서

정보를 검색하고 학습 자료를 활용하는 데 있어 학생들에게 좋은 역할 모델이 되고 있는가?

4. 당신이 이러닝을 활용하는 목적은 당신의 교수가 더 효과적이고 효율적이 되게 하는 것인가? 아니면, 예를 들어 학생들의 개인적 필요에 맞춘 개별학습과 같이 학생들이 이러닝을 활용하지 않으면 얻기 힘든 학습의 이점을 얻게 하려는 것인가?

읽을거리

Cartwright, C.A., Korsen, N., Urbach, L.E., 2002. Teaching the teachers: helping faculty in a family practice residency improve their informatics skills. Acad. Med. 77, 385-391.
This article describes how teachers can become role models for their students in the area of informatics.

Dennick, R., Wilkinson, S., Purcell, N., 2009. Online eAssessment. AMEE Guide No. 39. Med. Teach. 31, 192-206.

Ellaway, R., Masters, K., 2008. e-Learning in Medical Education. AMEE Guide No. 32. AMEE, Dundee.
A description of how e-learning is now part of mainstream medical education.

Harden, et al., 2012. Ten steps in planning an e-learning course. AMEE Guide. In press.
A practical guide to the production of an e-learning programme.

Med. Teach. 2011. 33 (4), 265-333.
This themed issue includes a number of articles on the current situation and future development with regard to e-learning.

McKendree, J., 2010. E-learning. In: Swanwick, T. (Ed.), Understanding Medical Education: Evidence, Theory and Practice. Wiley-Blackwell, Chichester, pp. 151-163 (Chapter 11).
Effective e-learning should be viewed as a curriculum decision issue.

Ruiz, J.G., Mintzer, M.J., Leipzig, R.M., 2006. The impact of e-learning in medical education. Acad. Med. 81, 207-212.
A comprehensive introduction to e-learning.

Sandars, J.E., 2011. M-learning. In: Dent, J., for Medical Teachers. Elsevier, London (Chapter 32).
A description of how mobile devices can be used to create new possibilities for teaching and learning on the move.

추가 읽을거리

Clark, R.C., Mayer, R.E., 2007. E-learning and the Science of Instruction – Proven Guidelines for Consumers and Designers of Multimedia Learning, second ed. Jossey Bass, Chichester.

An introduction to some of the theory underpinning the use of e-learning.
Littlejohn, A., Pegler, C., 2007. Preparing for Blended E-learning. Routledge, London.
A description of the core skills required by teachers in blended learning.
Prensky, M., 2006. In: Don't Bother Me Mom – I'm Learning! How Computer and Video Games Are Preparing Your Kids For Twenty-first Century Success – and How You Can Help! Paragon House, Minnesota (Chapter 4).

27 동료학습과 협동학습

동료들 서로가 협력하여 이루어지는 학습은 효과적이다. 이 학습은 비공식적으로 실행할 수도 있고 정해진 학습 활동에 통합하여 실행할 수도 있다.

도입

나의 5살짜리 손자가 컴퓨터를 사용하는 법을 배우는 것을 보면서 알게 된 사실은 손자가 사용 설명서를 보고 배우는 것이 아니라 그의 부모 또는 학교 교육을 통해서 배운다는 것이다. 또한 손자는 7살짜리 누나로부터 배우기도 한다. 이것은 놀라운 일이 아니다. 우리가 일상생활에서 배우는 많은 것들은 친구나 동료들로부터 배우게 된다. 이와 마찬가지로 동료학습은 의과교육의 한 가지 주요한 특징이다. 오늘날 달라진 한 가지 점은 이런 방식의 학습의 가치가 인정받고 있으며, 교육과정에서 더 많은 역할을 부여받는다는 것이다. 동료(peer-to-peer, P2P) 학습과 협동학습에 참여하는 학생들은 기대되는 학습 경험에 있어서 더 큰 숙련도를 보이고, 더 높은 점수, 더 높은 자존감, 더 좋은 대인관계 기술, 학습한 내용에 대해 더 높은 이해를 보이는 경향이 있다.

정의

'P2P 학습', '협동학습', '협동학습'과 같은 용어들은 학생들이 공식적 및 비공식적 환경에서 어떻게 동료와 함께 배우고 동료들로부터 배우는지를 묘사하는 데 사용되어 왔다. 때때로 이 용어들 간에 차이를 둘 순 있지만 대체적으로 이 용어들은 동일한 의미를 지닌다.

동료학습

Topping(1996)은 동료학습을 "비슷한 사회적 집단에 속해 있으면서 전문적 교수가 아닌 사람들이 서로서로 학습을 돕고 서로서로 가르치면서 집단 스스로 학습하는 것"이라고 정의했다. 한 학생은 교수자 또는 개인교수자의 역할을 수행하고 다른 학생들은 학습자 또는 훈련생의 역할을 수행한다. 학생들은 교수자와 학생의 역할을 바꿔서 수행할 수 있다. 교수자의 역할을 하는 학생을 지도하기 위해 이 학생들에게 교수자는 기술에 대한 교육을 제공한다.

협동학습

협동학습에서 학생들은 교수자나 학생의 역할 분담 없이 서로를 통해 학습하게 된다. 학생들은 집단이나 팀의 구성원이 되어 문제를 해결하고, 임무를 완수하며 결과물을 창조하기 위해 함께 작업한다. 학생들은 함께 작업하며 학습하게 된다. 집단의 활동을 위해 학생들은 집단 내 권위를 공유하고 책임을 받아들인다. 집단은 집단 내 개별적 활동 또는 성과에 근거하여 평가받는 것이 아니라 집단의 학습 활동과 집단의 결과물을 근거로 평가받는다. 협동학습은 협동학습에 비해 더 구조적이고 조직적인 집단 활동을 가르치는 데 사용되지만 대체로 동일한 의미를 전달한다.

동료학습과 협동학습의 예

동료학습과 협동학습은 의학교육과정에서 다양한 방식으로 채택되고 있다.

- 학생들은 교육과정 내 정해진 일정 시간에 교수자의 역할을 수행한다.
- 학생들은 서로를 돕기 위해 비형식적인 동업 관계를 형성한다.
- 학생들은 문제바탕학습 또는 팀바탕학습 맥락의 집단 내에서 작업한다.
- 학생들은 짝을 지어 함께 작업하면서 서로의 학습을 촉진한다.
- 학생들은 해부실습과 같은 작업 또는 프로젝트를 수행하기 위해 협동한다.

- 학생들은 지역사회 기반 프로젝트의 전문직종간(interprofessional) 집단의 구성원으로서 활동한다.
- 학생들은 특정한 임무를 주제로 하는 공식적 토의 집단의 한 구성원으로서 온라인에서 작업한다.
- 학생들은 페이스북과 같은 소셜 네트워크를 통해 서로의 정보와 경험을 공유한다.
- 학생들은 다른 학생들과 공유하는 교육적 자료 또는 교과서의 개발을 위해 협동한다.
- 학생들은 전문성과 같은 영역에 있어서 자신들의 성취도를 평가할 책임이 있다.
- 더 높은 학년에 있는 학생이나 수련의가 낮은 학년의 학생들을 가르친다.

동료학습과 협동학습의 이점

협동학습이 교육과정에 통합될 경우, 의학교육 기관과 학습자는 많은 이점을 얻을 수 있다.

- 학생들은 서로를 통해 효과적으로 학습할 수 있다. 특히 복잡한 학습과 개념 조작과 관련된 문제가 있는 상황에서 협동학습을 통해 효과적인 학습을 할 수 있다.
- 다른 방법의 학습으로는 얻기 힘든 학습 결과를 얻을 수 있다. 대인관계 기술, 의사소통 기술, 고등 사고 기술, 비판적 평가와 팀 작업 기술 등과 같은 학습 결과를 포함한다.
- 학생들은 자신감과 자존감을 얻게 된다.
- 학생들은 학습 환경이 실제 직업 환경과 비슷하기 때문에 평생학습을 준비할 수 있다.
- 주제에 대한 긍정적인 태도를 발전시키게 됨으로써 학생들의 학습 경험을

통한 만족감이 향상된다.

- 학생들은 다양성을 존중하고 다른 학생들이 토의 시간에 발표한 다른 관점과 생각들을 고려해 보고 인정하도록 독려받는다.
- 서로 떨어진 지역에서 온라인을 통해 함께 작업하는 학습자들은 서로 지원하는 학습 환경에서 학습할 수 있다.
- 교수/학생수의 비율에 불균형이 생길 경우 학습자의 학습을 위해 추가적인 지원이 제공된다.
- 협동이 그 가치를 인정받는 기관에서는 좋은 교육 환경이 조성된다.
- 학생중심학습 방법은 학생들이 자신의 학습에 있어 더 많은 책임을 질 때 효과적이다.
- 가르치는 일은 강력한 학습 도구이다. (가르치는 것은 두 번 학습하는 것과 같다.)
- 졸업생들이 필수적으로 적절한 교수 기술을 수행할 수 있게 하는 승인받은 기관이 추천한 내용을 적용함으로써 학생들의 교수 기술은 개발된다.
- 학생들은 교육과정에 흥미를 느끼며, 교육과정에 대해 어느 정도의 소유권을 갖는다.
- 특히 태도나 전문성과 같은 영역에서 다른 학생의 평가자로서의 학생의 역할에 대한 개념이 지지된다.
- 학생들은 상당한 피드백을 받을 수 있는데 이 피드백은 대규모 학습과 같은 상황에서는 하기 힘든 학습 활동의 부분이다.
- 학생이 교수의 역할을 해 봄으로써 얻게 되는 경험은 학생들이 학자로서의 진로를 택하도록 도울 수 있다.

실행

동료학습과 협동학습을 성공적으로 실행하려면 일반적인 교육과정 개발 원칙을 적용할 필요가 있다. 기대하는 학습 결과를 분명히 하고 계획과 준비를 적절하게 하며 올바른 교육 환경을 활용하여 과정을 원활하게 진행하고, 평가와 교수와 학습을 연결시키는 것이 중요하다. 몇몇 추천 사항이 아래에 나와 있다.

동료학습

다음에 나오는 내용을 적용하면 성공적인 동료학습(P2P)을 할 수 있다.

- P2P 학습을 공식적으로 교육과정에 통합한다. 이 학습을 추가적 학습이라고 여겨서는 안 된다.
- P2P 학습을 위한 시간을 배정하고 학생들이 출석할 수 있도록 필요한 준비를 한다.
- 학생들의 P2P 학습 시간 출석이 의무인지 아니면 선택사항인지를 결정한다.
- P2P 학습이 교육과정의 학습 결과를 숙련하는 데 있어 어떻게 도움이 되는지 교수자 역할과 학생 역할을 하는 학생들이 인식하고 있어야 한다. 교수자 역할을 하는 학생들은 학생의 역할을 하는 학생들보다 더 많이 또는 비슷하게 학습한다고 한다. 이때 학습하는 내용은 교수 기술의 숙련을 포함한다.
- 교수자 역할을 하는 학생은 자신이 해야 하는 임무에 대해 잘 지도받아야 하며 필요한 기술을 가질 수 있도록 훈련받아야 한다. 학생들에게 학습을 지원하는 학습 자료를 제공해 줌으로써 도와줄 수 있다.
- 교수자는 P2P 교수자 역할을 하는 학생에게 멘토링과 코칭을 지속적으로 제공해야 한다.
- 상황에 맞는 가장 적절한 P2P 학습의 형태를 선택한다. 이는 같은 학년이나 더 높은 학년의 학생 또는 수련의 중 누가 교수자의 역할을 수행하게 할 것인지 선택하는 일을 포함한다.
- P2P 학습을 계획하고 조직할 때 교수자와 학생 모두가 참여하는 팀 방법이 유용하다.
- 다른 학습 경험과 마찬가지로 P2P 학습도 관찰과 평가가 이루어져야 한다.

협동학습

협동학습의 성공은 이 학습을 어떻게 실행하느냐에 달려 있다.

- 학생들에게 협동학습의 이점, 대인관계 기술 향상, 주제에 대한 숙련 등을 포함하여 기대되는 학습 성과를 설명해 준다. 학생들이 이 내용을 받아들이는 것은 매우 중요하다.
- 협동학습은 능력과 배경이 비슷한 학생들의 집단보다 다양한 능력과 배경을 가진 학생들의 집단이 수행할 때 가장 효과적이다.
- 학생들이 반드시 서로에게 의지해야만 임무를 완수할 수 있는 방식으로 학습 임무를 구조화한다. 이 학습 임무를 구조화할 때 집단 내 신뢰 형성, 분쟁 관리, 격려, 협상 등의 활동을 포함시킬 수 있다. 학생들 개개인은 자신이 맡은 임무 수행에 대해 책임을 져야 한다. 13장에서 언급한 한 전문가 집단은 활동을 순조롭게 진행했는데, 그 이유는 제시된 문제를 해결하려면 의과대 학생들의 이론적 지식과 산파들의 실제적 지식이 필요했기 때문이다.
- 협동학습에 충분한 시간을 배정하는 것은 중요하다. 학생들은 요구되는 임무를 완수하고 기대되는 학습 결과를 성취해야 한다. 이를 통해 집단 내에는 성취의 분위기가 조성된다. 이 학습을 통해 얻을 수 있는 몇몇 사회적 이점들은 학생 집단이 여러 주 동안 함께 작업한 후에야 명백하게 드러날 수 있다.
- 학생들은 자신이 속한 집단 내에서의 활동을 돌아보고 집단 구성원들이 제시하는 다양한 의견에 대해 응답해 보는 기회를 가져야 한다. 집단 내에서 의견을 교환하면 학생들이 현재 다루고 있는 문제와 개념에 대해 더 잘 이해할 수 있게 된다.
- 학생들이 소집단 내에서 함께 작업을 한다고 해서 반드시 협동학습이 원활히 진행되는 것은 아니다. 학생들이 자신의 학습과 다른 학생들의 학습과 관련하여 집단 내에서 서로 협력할 때 좋은 학습이 이루어진다.
- 집단의 각 구성원들은 학습 작업과 작업의 결과에 기여해야 한다. 그렇게 하면 최고의 학생 한 명이 독립적으로 작업하여 생산한 결과보다 더 나은 결과를 생산할 수 있다.

- 학생들이 개념과 이론을 집단 내 다른 학생들에게 설명하고 그 설명을 집단이 함께 토의하도록 격려한다. 이를 통해 집단의 구성원들을 위한 효과적인 학습을 이끌어 낼 수 있다.
- 집단 활동은 각 개별적 학생과 집단의 성공이 하나로 인정되는 방식으로 조직되어야 한다. 예를 들어 우리는 학습 주간의 마지막 날에 교수자가 무작위로 한 학생을 선정하여 자신이 속한 집단의 결과를 발표하게 하는 것을 보았다. 집단의 결과는 그 학생의 발표에 근거하여 평가받았다. 집단은 '죽든 살든' 함께해야 했다.
- 학생들의 집단 활동과 진행 상황을 관찰한다. 촉진자로서 교수자는 필요 발생 시 집단에게 도움을 베풀고 부연설명을 해 주어야 한다. 이때 교수자들은 학습 시간을 지배함으로써 협동학습 시간을 하나의 작은 강의 시간으로 바꾸는 일이 없어야 한다.

생각해 보기

1. 당신은 교수자로서 교수의 책임을 학생들에게 맡기는 것을 불편하게 생각할 수 있다. 하지만 이 방법이 효과적이라는 것이 증명되었다. 당신의 상황에서 이 방법을 어떻게 적용할 수 있는지 생각해 본다.
2. 위에서 언급한 동료학습 또는 협동학습의 어떤 이점이 당신의 상황에 적용될 수 있는가?
3. 교육과정 내 학습 결과를 살펴보고 팀워크와 같은 몇몇 학습 결과들이 동료학습과 협동학습을 통해 수월하게 성취될 수 있는지를 고려해 본다.

읽을거리

Ross, M.T., Cameron, H.S., 2007. Peer assisted learning: a planning and implementation

framework. AMEE Guide No. 30. Med. Teach. 29, 527–545.
A description of how P2P learning can be implemented based on experience at Edinburgh Medical School.

Topping, K.J., 1996. The effectiveness of peer tutoring in further and higher education: A typology and review of the literature. High. Educ. 32, 321–345.
A report from an expert in the field.

추가 읽을거리

Boud, D., Cohen, R., Sampson, J. (Eds.), 2001. Peer Learning in Higher Education: Learning from and with Each Other. Kogan Page, London.

McConnell, D., 2006. E-Learning Groups and Communities. The Society for Research into Higher Education and Open University Press, Maidenhead.

제 5 부

학습자의 과정 평가하기

교육 현장에서 수행의 관찰에 기초한 평가와 피드백의 부족은 현재 의학교육에서 가장 심각한 결점 중 하나이다.

_John Norcini and Vanessa Burch 2007

개요

학습자를 평가하는 것은 교수의 가장 중요한 업무이다. 학생은 나쁜 수업은 외면할 수 있지만, 나쁜 평가를 피할 수는 없다.

28장. 평가에 관한 질문 6가지

기본 개념과 접근법을 이해하는 것은 당신이 직무를 수행하는 데 도움이 될 것이다.

29장. 필기평가와 컴퓨터 바탕 평가

필기평가는 다른 평가 방법과 함께 주요한 역할을 한다.

30장. 임상과 수행바탕평가

학생들의 임상 역량의 평가는 의사로서의 실제 능력을 평가하는 핵심이다.

31장. 포트폴리오 평가

포트폴리오 평가는 전문직업성을 강조하고 학생들이 자신의 학습에 책임감을 갖도록 하는 의학교육의 변화를 반영한 것이다.

32장. 입학 전형과 졸업후교육 평가

여러 가지 평가 도구와 접근법은 주요 선발을 결정하도록 돕는 데 사용된다.

33장. 교육과정 평가

교육과정 평가는 교육의 과정에서 핵심적인 부분이다. 교육과정 평가에서 초점은 질 개선에 있다.

평가에 관한 질문 6가지

기본 개념과 접근법을 이해하는 것은 당신이 직무를 수행하는 데 도움이 될 것이다.

학생의 학습을 평가하는 것은 학생뿐만 아니라 교수, 과정 책임자, 공공의료의 소비자 입장에서도 중요하다. 중요한 결정은 그들이 시험에서 받은 점수의 결과로 이뤄진다. 교수와 이해당사자들은 학생들이 다음 단계의 프로그램으로 진급할 수준의 성취를 달성했는지를 알 필요가 있고, 학생들이 졸업하는 시점에서 의사로서 역할을 수행할 역량이 있는지를 알 필요가 있다.

비록 평가가 중요하다 할지라도, 평가는 의학교육에서 동의를 얻기가 가장 어려운 영역 중 하나이다. 공정한 평가는 무엇이고 학생들을 통과시키는 기준은 무엇인가? 평가는 '좋은 수업/실무(practice)'를 위해 개발해야 할 영역인데, 이 부분을 이 장에서 강조할 것이다.

평가 절차는 학생, 전문가 협회와 의학 분야 이외의 제3자에 의해 비판받아 왔다. 최근 판결 사례에서, 판결에서 간호사의 자격을 갖춘 후에 비전문가적 행동을 보이고 업무 능력이 매우 부족하다는 것이 입증된 것을 볼 때, 간호대학이 학생들의 평가 절차를 명확히 하는 데 실패했다고 비판했다. 학생에게 평가는 규칙이 사전에 분명하고 구체적으로 제시되지 않고 심판에 의해 지속적으로 변경이 되는 크리켓 경기와 비슷하다고 여겨질지 모른다. 학생들은 평가자를 위협적인 존재로 지각하고 그들의 목적은 자신들을 궁지에 몰아넣고 결점을 찾는 데 있다고 지각할지 모른다(그림 28.1과 28.2).

평가가 지닌 문제점은 심각하다: 학생은 나쁜 수업은 외면할 수 있지만 만약 그들이 추구하는 자격을 갖추려 한다면 평가는 무시할 수가 없다. 평가는 교육과정 개발의 핵심이고 필수 영역이지만 중요하게 인식되지 못하고 있다. 평가와 관

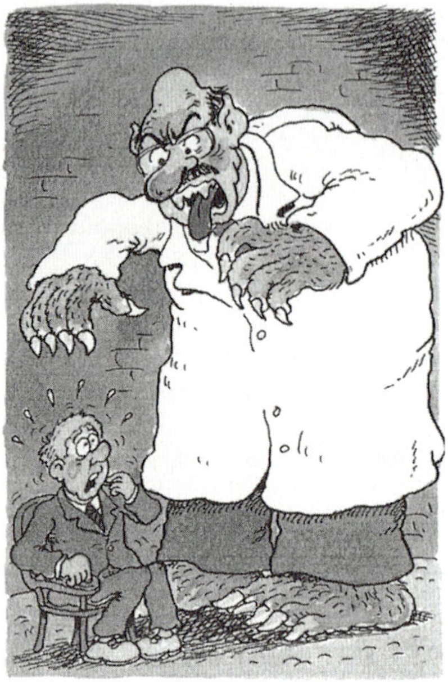

그림 28.1 학생은 평가자를 위협적인 존재로 인식한다.

련된 이슈는 시험 또는 측정의 문제뿐만 아니라 학습 성과와 수업 방법과도 서로 떼어 놓을 수 없는 관계이다. 과정 설계와 평가는 분리될 수 없다.

평가에 대해 생각할 때 다음의 6가지 질문에 대해 생각해 보는 것이 유용하다.

1. 누가 학생을 평가해야 하는가?
2. 왜 학생을 평가하는가?
3. 무엇을 평가해야 하는가?
4. 어떻게 학생을 평가해야 하는가?
5. 언제 학생을 평가해야 하는가?
6. 어디서 학생을 평가해야 하는가?

이것은 사용할 평가 도구와 어떻게 평가를 할 것인지를 포함한 전반적인 평가 프로그램을 생각할 때 중요하다. 그리고 평가 도구에서 심리측정적 특성과 같이 한 가지 측면을 강조하지 않고 평가하려 할 때 중요하다.

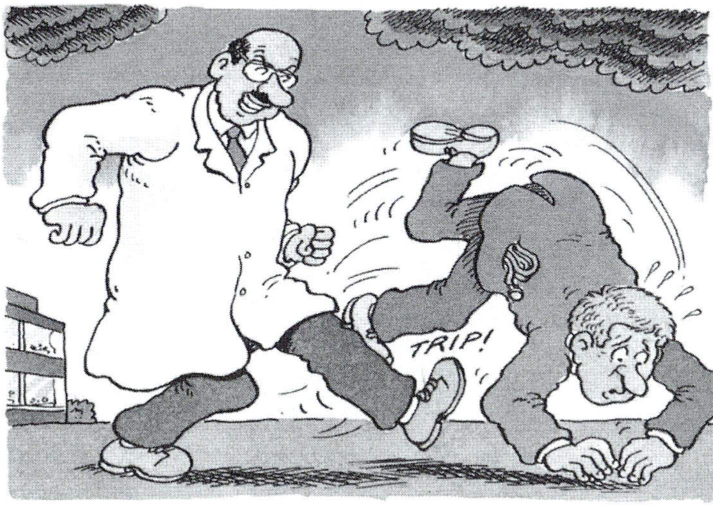

그림 28.2 학생은 평가자를 자신을 곤란하게 하거나 무지를 들춰내려는 존재로 인식한다.

누가 학생을 평가해야 하는가?

평가가 복잡하고 교수의 책임이 불분명한 이유 중 하나는 다음과 같은 다양한 이해관계자들이 관련되어 있기 때문이다.

- 국제 인증 단체
- 영국의 GMC(General Medical Council), 미국의 NBME(National Board of Medical Examiners)와 같은 국가별 인증 기구
- 영국의 Royal College와 미국의 Nation Board와 같은 전문가 단체
- 대중과 환자
- 의과대학
- 수업과 과목을 책임지고 있는 교실 또는 과정 위원회
- 교수
- 학생

영국의 의과대학에서, 평가 과정은 GMC가 관장하고 실행은 각 의과대학이 책임진다. 다른 대학의 교수가 외부 평가자의 역할을 하며, 대학의 평가 개발과 실행, 합격/불합격의 결정에 참여한다. 반대로, 북미와 다른 일부 나라에서는 학생들이 통과해야 하는 국가시험이 있다. 각각의 접근이 가치 있다. 국가시험은 국가의 기준이 있어, 개별 의과대학의 혁신을 억제할 수 있다(Harden 2009).

의사는 의사직을 수행하면서 자신의 수행을 평가하고 최신의 동향을 파악하여 자기 계발을 해야 할 책임이 있다. 모든 의사들이 필요한 기술을 가지고 있거나 책임감의 중요성을 인식하는 것은 아니다. 학생들은 학부교육에서 이것을 준비해야만 하고 졸업후수련을 통해 강화시켜야만 한다. 학생들의 자기평가의 비신뢰성 문제는 잘 알려져 있고, 학생들이 자신의 역량 평가에 대해 어떻게 반응하는가도 문제가 있다. 한번은 학생들에게 모범 답안과 자신의 시험지의 마킹 결과를 비교하면서 질문을 했다. 일부는 과정을 완수할 수 없을 정도로 정신적 충격을 받았고 결과적으로 상담을 요구하여 우리를 놀라게 했다. 자신의 역량을 탐색하고 만족하는 의사가 되도록 학생을 교육하는 것이 교육과정의 학습 성과여야 한다.

동료평가가 중요하게 부각되면서, 학습 성과에 대한 동료평가는 대학의 평가 전략 중 하나가 되었다. 동료평가는 학생이 교수보다도 다른 학생 개인의 강점과 약점을 더 잘 이해하기 때문에 특히 태도를 평가하는 데 가치 있다.

왜 학생을 평가하는가?

평가 프로그램 계획 초기 단계에서 평가의 목적을 고려하는 것이 중요하다. 학생이 의사직을 수행하는 데 필요한 역량을 갖추었는지를 증명하기 위해 계획된 평가는 학생들의 학습 과정을 점검하고 과정에서의 성취를 피드백하기 위해 사용하는 평가 방법과는 차이가 있을 것이다. 전통적으로, 평가에는 '형성평가'(이 평가의 주요 목적은 학습자에게 학습 과정에 대한 피드백을 제공하는 것이다) 또는 '총합평가'(이 평가의 주요 목적은 학습자가 과정 성과를 달성했는지를 결정하는 것이다)가 있다. 이러한 구분은 흐려지고 있다. 왜냐하면 총합평가가 학습자에게 피드백을 주는 데 사용될 수 있고 훈련 프로그램 동안 수집한 증거에 기반하여 총합된 결정이 이뤄지기 때문이다.

평가의 목적은 다음을 포함한다.

- **학습자가 합목적적인지에 대한 결정.** 학습자가 만족스럽게 훈련 프로그램을 이행하고 전공의학 분야에서 전문가로서 또는 수련의로서 의사직을 수행하기 위해 대중과 전문가 집단이 기대하는 기준을 성취했는가?
- **교육 또는 수련 프로그램 동안 학생들의 과정 평가.** 프로그램 초기에 결점을 확인하는 것이 중요하고 마지막 시험 때까지 기다리지 않고 해결되어야 하며 너무 늦지 않게 필요한 조치를 취해야 한다. 행동과 태도의 평가에 있어 특히 그러하다.
- **최고인 학생을 확인할 목적으로 학생을 등급 매기거나 순위 세우기.** 이러한 규준지향적 접근의 평가 방법은 선발해야 할 학생 수가 제한적일 때 적용되거나 의과대학 입학에서 사용될 수 있다. 이러한 평가 방법은 학습자의 성취가 기대하는 학습 성과와 설정된 준거에 도달했는지를 평가하는 준거지향적 접근과 혼동되어서는 안 된다.
- **학생들의 학습 강화.** 학습의 평가보다는 학습을 위한 평가가 강조되고 있다. 평가는 학습을 지원하고 향상시키기 위한 도구이다. 이것은 기준에 대한 평가(assessment-to-a-standard) 접근과 일치한다. 이것은 학습하는 데 걸리는 시간보다 학생들이 성취하는 기준이 더 중요하다는 것이다.
- **학생의 동기유발.** 평가는 학생에게 강력한 영향을 미치고 학습을 유도하는 주요한 요인이다. 한 의과대학에서, 창의적인 문제바탕 접근법으로 가르치는 이비인후과학 관련 주제였음에도 불구하고 전혀 시험을 보지 않아서 학생들이 이비인후과학을 홀대한 사례가 있다. 과목이 학기말 OSCE 스테이션에 포함되었을 때, 주제를 학습하는 학생들의 접근은 급격히 변화했다.
- **교수를 위한 피드백 제공.** 교수는 학생 평가로부터 유용한 정보를 얻을 수 있지만 이러한 정보들이 자주 활용되는 것 같지 않다. 선다형 시험에서 학

생들의 점수를 분석하면 학생들이 비만과 관련된 문제에 성취가 떨어지는 것이 드러날 수 있다. 이것은 프로그램에서 약점을 파악할 수 있는 기회가 된다.

무엇을 평가해야 하는가?

2부에서 논의된 바와 같이, 성과바탕교육의 주요 특징은 평가가 구체적인 학습 성과와 일치한다는 것이다. 이것은 역량바탕평가로 언급되기도 한다. 교육 프로그램에서 평가로 선택한 것들이 가치 있음이 입증되었고 평가에서 부딪히는 많은 문제는 무엇을 평가할지를 충분히 고려하지 않아서 발생한 것이었다. 앞에서 기술한 것처럼 평가는 학습을 유도한다. 학습 성과가 없을 때에 평가하는 것이 과정의 학습목표이다. 과거에는 평가에서 지식 영역을 강조했고 술기나 태도에는 관심을 기울이지 않았다. 여기에는 여러 가지 이유가 있다. 전통적으로 지식의 숙달을 태도보다 더 중요한 것으로 여겨 왔다. 지식은 다른 영역보다 평가하기가 쉽고, 무엇을 평가해야 할지도 분명하고, 평가에서 논쟁이 되거나 어려운 영역을 피하기 용이하다. 선다형 시험을 포함한 필기시험 평가는 지식 영역을 평가하는 흔한 평가 방법이다. 그러나 선다형 시험에서 올바르게 응답할 수 있는 학생이 반드시 좋은 의사라고는 할 수 없고, 보다 복잡한 성취, 고등 사고력, 임상 술기, 태도와 전문직업성을 평가하는 쪽으로 변화되고 있다.

OSCE의 도입은 심동적 영역과 술기와 관련된 다른 수행능력의 평가를 시도해 볼 수 있게 했고, 최근 포트폴리오 평가와 다중 자료원에 근거한 피드백(multi-source feedback)은 독립학습과 자기평가 기술, 태도, 전문직업성의 평가가 중요함을 인식하게 하고 있다.

의학교육에서 지지하는 많은 변화와 우리가 교육과정에서 학생들에게 가지는 여러 다른 기대에서 평가는 뒤처져 있다는 것이 중요하다. 우리가 평가하는 것이 학생들이 학습하기를 원하는 것과 근접하게 일치해야 한다.

어떻게 학생을 평가해야 하는가?

다양한 도구들이 학생들의 역량을 평가하는 데 사용되고 있다(그림 28.3). 이 중 일부는 다음 장에서 기술한다. 평가 도구를 선택하는 것만큼 중요한 것은 도구를 사용하는 방식이다. 좋은 도구가 잘못 사용되는 것은 부적절하거나 오해의 소지가 있는 결과를 가져온다. 우리는 여기서 좋은 평가가 갖춰야 할 요소가 무엇인지를 이해해야 한다.

- **평가는 신뢰롭고 일관성이 있어야 한다.** 이것은 학생들의 수행과 성취도를 시험 결과에 기초하여 결정하는 것과 관련이 있다. 신뢰로운 평가를 위해서 측정 도구는 안정적이어야 한다. 예를 들어 길이를 측정하기 위해 고무밴드를 사용하는 것은 적절하지 않다. 측정이 신뢰롭지 않기 때문이다.

  선다형 시험은 높은 신뢰도 때문에 널리 사용되어 왔다. 임상 역량의 평가와 관련하여 신뢰성이 문제인 경우는 동일한 임상 수행을 지켜보는 시험관이 피험자에게 서로 다른 점수를 줄 때이고, 몇 주 후에 학생들의 수행을 녹화한 비디오를 지켜본 후 그들이 준 점수가 일치하지 않다는 것을 알았다. 신뢰도의 문제는 OSCE를 개발하는 데 중요한 요인이다.

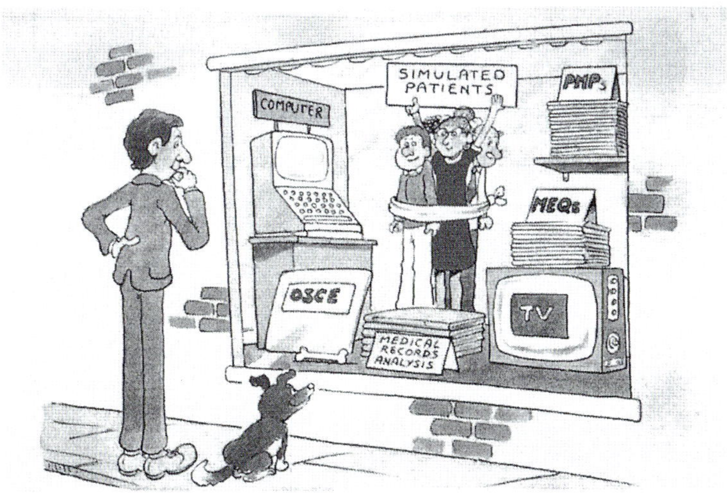

그림 28.3 다양한 측정 도구의 사용

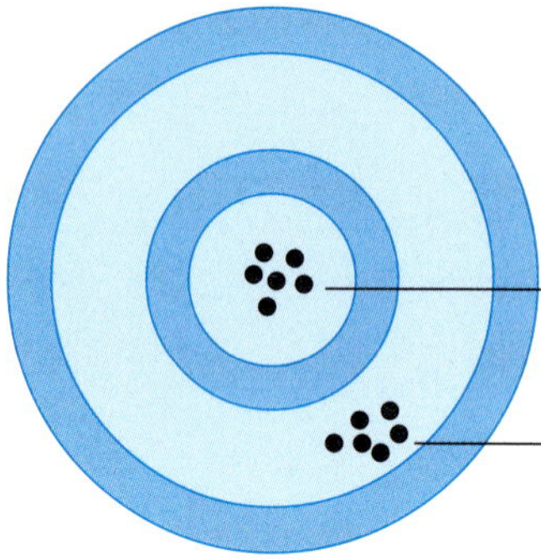

그림 28.4 시험은 신뢰롭고 타당해야 한다.

- **평가 방법은 타당해야 한다.** 다시 말해 평가 방법은 의도한 학습 성과를 측정해야 한다(그림 28.4). 시험은 정직해야 하는데, 즉 측정하고자 하는 내용을 측정하는 것이다. 신뢰도와 타당도 사이에는 적절한 균형이 있어야 한다. 밤에 가로수 아래에서 술 취한 남자가 바닥에 떨어뜨린 자동차 키를 찾고 있는 고전적인 이야기를 예로 들어 보자. 그에게 왜 자동차 키를 떨어뜨린 자리에서 조금 떨어진 곳에서 찾고 있느냐고 물었을 때, 그는 불빛 아래에서 땅 위에 떨어진 것을 보는 것이 더 쉽기 때문이라고 대답했다. 그의 찾기 전략은 그럴듯해 보이지만, 타당하지 않다.

  신뢰도는 과거에 타당도를 희생시켜 가며 강조되어 왔다. 시험이 필요로 하는 것은 타당도와 신뢰도이다. 시험은 신뢰로울 수 있지만 측정하고자 하는 것을 측정하지 않는다면 가치 없다. 불행하게도, 시험이 간단하면 할수록 신뢰도는 더 좋아지지만 타당도는 낮아진다. 의학은 복잡한 과목인데 전문직업성이나 의사소통 기술의 평가가 타당하려면 복잡할 필요가 있다.
- **평가 방법은 학생수와 이용 가능한 자원 측면에서 실현 가능해야 한다.** 평가 도식은 복잡해서는 안 되며 교수가 실제에서 사용하기에 용이해야 한다.
- **평가는 학생들의 학습에 긍정적인 영향을 미칠 것이다.** 우리가 처음에 학기말 시험에서 OSCE를 도입했을 때 가정의학과 의사를 평가자로 포함시켰다. 우리는 학생들이 이론적 지식을 복습하기 위해 도서관에서 공부하는 시간이 줄어들고 지역사회나 병동에서 더 많은 시간을 보내는 것을 알았다.

이것은 교육과정의 목적과 일치하는 것이다.

기준 설정

전략은 학생들이 시험에 통과하는 데 요구되는 기준에 도달했는지를 결정하는 기초 역할을 한다. 기준은 학생들의 평가 수행이 특정 목적을 위해 충분한가를 진술한 것이다. 상대적 또는 규준 참조 기준은 학습자의 수행을 동료와 비교하는 것이다: '학습자의 75%가 통과할 것이다'라는 예시로 들 수 있다. 반대로 절대적 기준은 준거에 따른 학습자의 수행을 의미한다: '선다형 문제에서 60%를 맞혔다'를 예시로 들 수 있다. 최근에는 시험에서 학생들에게 기대하는 기준을 알아내는 방법에 더 치중하고 있다. 통과가 60%여야 하는지, 55%여야 하는지, 65%여야 하는지에 대한 올바른 답이 있는가? 합격 기준의 설정은 복잡한 과제이고 이 책에서 다루는 범위를 넘어서는 것이다. 시험에서 기준 설정에 대해 소개한 책들은 이 장의 마지막에 제시한 읽을거리를 확인해 보기 바란다.

언제 학생을 평가해야 하는가?

전통적으로 학습자는 과정의 마지막에 치러지는 시험에서 과목의 숙달 정도를 평가받는다. 최근에는 학습 과정에서 기대하는 학습 성과의 성취도를 보여 줄 수 있는 증거들을 수집하는 것이 강조되고 있다. 여기에는 몇 가지 이유가 있다. 최종 시험에 대한 시간 압박 없이, 학생들의 성취도에 대한 광범위한 자료들로 여러 번 평가를 할 수 있고, 이것은 시험의 신뢰도를 높일 수 있다. 게다가, 평가는 더 타당화될 수 있다. 과정을 진행하면서 사용된 평가 도구로 과정의 마지막에 치르는 최종 시험에서 평가하기 어려운 학습 성과를 평가할 수 있다. 과정 중에 하는 평가의 중요한 장점은 학생과 교수에게 피드백을 제공하여 개선을 위한 시간을 준다는 것이다.

교육 프로그램의 시작 시점에는 학생들의 평가가 덜 이뤄진다. 수년 전에, 우리는 내분비학 과정을 시작하는 3학년 학생에게 과정 첫날에 과정 종료 시험을 시행했다. 그 결과는 놀라웠다. 어떤 학생들은 10% 이하의 점수를 받았고, 또 다른 학생들은 시험을 통과하는 점수인 50%의 점수를 받았다. 이것은 내분비학 과정을 서로 다른 능력을 가진 학생들에게 적합하게 계획하는 데 중요한 증거를 제공해 주었다. 독립학습(자기주도학습)은 강의를 대체하는 데 이용하기 위해 개발되었다. 우리의 첫 번째 학생 평가인 의과대학 신입생 선발이나, 졸업후수련의 선발도 논쟁이 될 수 있다(32장 참조).

어디서 학생을 평가해야 하는가?

학생들은 전통적으로 강의실 환경의 시험에서는 지필로 평가를 받아 왔고, 병동에서는 공식적인 임상 시험으로 평가를 받았다. 평가에서 실제성을 중요하게 여기는 쪽으로 변화하면서, 지속적인 평가를 강조하고, 실제 장소와 수업이 일어나는 맥락, 병원, 지역사회 환경에서의 평가에 초점이 맞춰지고 있다. 이것은 30장에서 더 다룰 것이다.

생각해 보기

1. 평가는 교육과정을 계획할 때 고려해야 할 마지막 단계 중 하나이다. 첫 번째 단계는 학습자를 생각하는 것이다. 당신은 학습자의 평가를 고려하는 데 충분한 시간을 할애하는가?
2. 앞서 주어진 평가의 목적 중에서, 당신의 프로그램에서 시험을 통해 얻고자 하는 목적은 무엇인가?
3. 좋은 평가의 기준과 비교하여 당신의 평가는 어떻게 평가되는가?
4. 어떤 학습 성과가 평가되어야 하는가?

읽을거리

Bandaranayake, R.C., 2010. Setting and Maintaining Standards in Multiple Choice Examinations. AMEE Guide No. 37. AMEE, Dundee,.

An account of the advantages and disadvantages of the more commonly used methods of setting standards in MCQ examinations.

Harden, R., 2009. Five myths and the case against a European or national licensing examination. Med. Teach. 31, 217-220.

Norcini, J., Anderson, B., Bollela, V., 2011. Criteria for good assessment: consensus statement and recommendations from the Ottawa 2010 conference. Med. Teach. 33, 206-214.

This article identifies the current issues in defining criteria for good assessment, makes recommendations on how to proceed and offers some guidance.

Norcini, J., McKinley, D.W., 2010. Standard setting. In: Dent, J.A., Harden, R.M. (Eds.), A Practical Guide for Medical Teachers. Elsevier, London (Chapter 41).

A review of some of the common methods for setting standards, and a framework for evaluating their credibility.

Shumway, J.M., Harden, R.M., 2003. AMEE Medical Education Guide No. 25. The assessment of learning outcomes for the competent and reflective physicians. Med. Teach. 25, 569-584.

A description of the assessment tools that can be used to assess the different outcome learning.

추가 읽을거리

Downing, S.M., Yudkowsky, R. (Eds.), 2009. Assessment in Health Professions Education. Routledge, New York.

A comprehensive text devoted specifically to assessment in the health professions.

Gronlund, N.E., Waugh, C.K., 2009. Assessment of Student Achievement, ninth ed. Pearson Education, Upper Saddle River, New Jersey.

A classic text worthwhile consulting, particularly Chapter 1.

Hodges, B.D., Ginsburg, S., Cruess, R., et al., 2011. Assessment of professionalism: recommendations from the Ottawa 2010 conference. Med. Teach. 33, 354-363.

Different ways of thinking about professionalism that can lead toward a multi-dimensional, multi-paradigmatic approach to assessing professionalism at different levels: individual, inter-personal and societal-institutional.

29

필기평가와 컴퓨터 바탕 평가

필기평가는 다른 평가 방법과 함께 주요한 역할을 한다.

필기평가는 역할을 가지고 있다

필기평가는 잘 설계되고 교육의 모든 측면에서 학생들의 역량을 평가하는 데 널리 사용되어 왔다. 수행평가가 강조됨에도 불구하고, 필기평가는 여전히 중요한 역할을 가지고 있다. 필기시험이 기대한 학습 성과와 일치하고 학습자의 행동에 어떤 영향을 미치는지에 관해 연구를 해 왔다. 이러한 연구의 해결방안으로 대안적인 필기평가 방법이 개발되었고 컴퓨터가 종이와 연필을 대체했다.

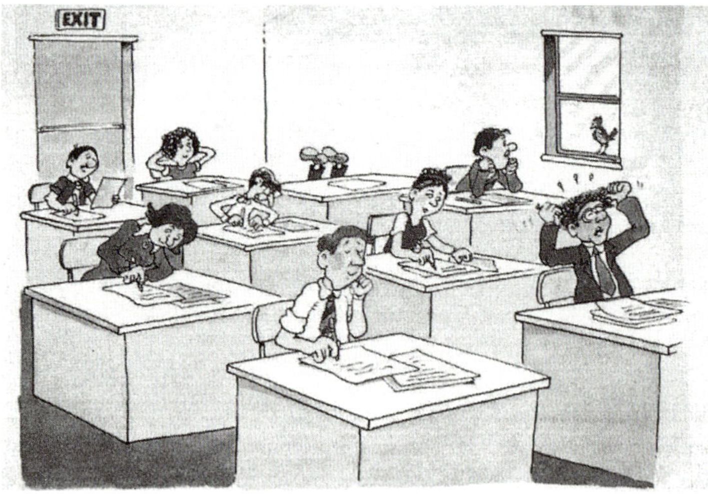

그림 29.1 필기평가

필기평가의 구성요소

학습자의 응답을 필요로 하는 자극 또는 과제 측면에서, 학습자에게 기대하는 응답 측면에서, 학습자의 응답을 평가하는 측면에서, 사용된 미디어 또는 테크놀러지 측면에서 필기평가를 생각하는 것이 도움이 된다.

자극

학습자의 응답을 자극하는 것은 다음과 같다.

- 짧은 진술 또는 질문. 예를 들어 '다음의 병리학 소견 중에서 환자의 체중이 줄고 식욕이 증가하는 경우는 어느 것인가?' 또는 '갑상선기능항진증 환자의 관리 방법을 3가지 적어라'
- 다이어그램이나 차트를 수반한 진술 또는 질문. 예를 들어 '다음의 다이어그램에서 A로 표시된 것은 어느 구조물인가?'
- 환자의 주소와 함께 간단한 임상 시니리오를 제시한 후 질문. 예를 들어, '35세 웨이트리스인 윌키씨는 피곤함과 긴장감을 주소로 …'
- 일정 기간을 거쳐 개발한 확장된 환자 관리 문제

학생의 응답

학습자에게 기대하는 응답은 다음과 같이 범주화할 수 있다.

- 학생들이 길게 또는 짧게 작성하는 구조화된 응답 질문이다. 여기에는 에세이, 간편 에세이와 단답형 질문이 포함된다.
- 제공되는 답가지에서 선택하는 선택형 응답 질문이다. 여기에는 최선의 답 하나를 고르는 선다형, 또는 진위형, 확장형이 포함된다.

학생 응답의 평가

학생들의 응답은 점수화할 수 있다.

- 선다형에서는 정답이 있으며, 자동적으로 정답과 오답으로 채점된다. 이것은 단답형 질문에서도 적용되며, 기대한 답은 몇 가지 단어로 제한된다. 이 경우, 정답으로 인정 가능한 단어와 철자에 관해 합의가 있어야 한다.
- 구조화된 질문에서, 학습자의 응답에 대한 전반적인 인상에 기초하여 채점하거나 구조화된 채점표를 가지고 채점한다.
- 질문에 대한 정답의 배경은 전문가 패널의 구성원에 의해 제공된다. 이것은 아래에 기술한 것처럼 스크립트 용어색인 시험에서 사용되었다.

기준 설정

기준 설정의 목적은 앞 장에서 소개했다. 필기평가에서 학생들이 어느 점수 이상이면 시험에 통과하고 어느 점수 이하이면 시험에 실패하는지를 결정하기 위해 여러 가지 방법이 사용되어 왔다. 선다형 시험에서 통과의 기준을 60~70%로 설정하는 것은 흔한 일이다. 그러나 이것은 학생들이 다루는 영역의 2/3만 알고 1/3은 몰라도 문제가 없다는 것을 암시한다. 비록 기준이 실제적이지는 않더라도 꼭 알아야 할 핵심 지식을 평가하는 시험이거나, 90% 이상이 통과하기를 기대하는 시험인 경우에는 이 기준을 고려할 필요가 있다.

필기평가의 유형

에세이

에세이는 여러 분야에서 일반적인 평가 도구이지만, 의학에서는 잘 사용하지 않는다. 제공된 질문 또는 자극이 적절하다면, 에세이로 다음을 테스트할 수 있다.

- 주제에 대한 학습자의 일반적 이해 정도
- 통합, 정보의 조직화, 분석, 문제 해결과 평가를 포함한 고등 사고 기술
- 필기로 평가하는 의사소통 기술, 다른 필기평가 방법으로 테스트할 수 없는

역량(이러한 목적을 위해 포트폴리오 평가가 사용되고 있다.)

- 태도, 의료 윤리와 관련된 영역

에세이는 평가 도구로서 많은 단점도 있다.

- 표집된 내용 영역이 선다형과 비교하여 적다.
- 점수 채점이 주관적이고 시간이 많이 걸린다.

단답형 에세이

단답형 에세이는 에세이보다 다양한 내용을 문제 출제로 시도하기 위해 계획된 방법이다. 학생들은 30분짜리 4문제 또는 1시간짜리 2문제 에세이보다는 10분짜리 12문제를 풀어야 한다. 단답형 에세이는 많은 장점을 가지고 있지만, 단점도 가지고 있다.

단답형

선다형보다 단답형은, 학생들이 하나 또는 두 개의 제한된 단어로 질문에 응답한다. 선다형의 장점을 가지고 있으며, 다양한 내용을 문제로 출제할 수 있지만, 선다형처럼 정해진 답가지에서 정답을 선택하는 시험은 아니다. 단답형은 답가지를 가지고 학생에게 단서를 제공하지 않고 핵심 또는 기본 지식을 평가하는 질문을 쉽게 만들 수 있다. 선다형은 자동적으로 정답을 채점할 수 있는 장점을 제공하지만, 단답형도 이러한 장점이 있다. 어느 정도까지를 정답으로 받아들일 수 있는지에 대한 동의가 필요하지만, 적절한 컴퓨터 프로그램을 사용하여 단답형의 채점이 가능하다. 단답형은 던디 의과대학에서 과정 평가와 같은 시험에서 통상적으로 사용되고 있고 선다형의 대안으로 고려하거나 적용할 가치가 있다.

선다형

선다형은 학생들의 지식과 이해력을 평가할 목적으로 시도할 수 있다. 평가자에게 불리한 점은 정답의 채점이 아니라 문제의 출제이다. 의학 분야에는 여러 개의 문제 은행이 구축되어 있어 대학들이 문제를 공유한다.

많은 선다형 시험은 주로 지식의 깊이 있는 이해나 적용이 아니라 지식의 암기를 테스트한다. 이것은 학생들이 공부하는 방법에 해로운 영향을 미친다. 이에 대응하기 위해, 임상 시나리오를 사용하여 선다형을 출제함으로써 실제성을 살리려는 노력을 하고 있다.

많은 형식들이 있지만 두 가지 접근이 일반적이다.

- 4개 또는 5개의 답가지에서 가장 옳은 한 개의 답을 선택하도록 한다.
- 복합 진위형 질문(결합형)은 문항 줄기와 관련된 답가지 각각에 대해 진위를 범주화하여 가장 옳은 조합으로 이뤄진 답가지 중 하나를 선택하는 것이다. 이러한 질문 유형에서는 정답의 추측이 가장 중요한 고려사항이며, 정답의 조합을 고려하여 답을 체크하는 과정이 훨씬 복잡할지 모른다. 이러한 방법이 다양한 지식을 테스트하고 5지 선다형처럼 선택지가 필요 없이 쉽게 질문을 만들 수 있다고 해도 점차 이러한 방법의 사용은 줄고 있다.

확장형

확장형은 선다형의 대안으로 제공된 필기시험의 한 유형이다. 확장형은 주제와 관련된 20개의 답가지로 구성된다. 이것은 약물, 질병, 검사 결과, 증상, 판독, 병리학적 소견으로 목록화된다. 답가지에 이어 환자 시나리오 형식의 문항 줄기가 있고, 학생들은 제시된 답가지 중에서 가장 적절한 답을 선택한다. 동일한 답가지를 가지고 1개 또는 2개 이상의 질문을 한다. 확장형의 장점은 선다형에서 발견되는 우연이나 단서에 의해 정답을 맞힐 확률이 제거되었다는 것이다. 동일한 답가지를 사용하여 여러 가지 시나리오를 만들 수 있어 문제 출제에 시간이 더 소요된다. 선다형과 마찬가지로 컴퓨터로 정답을 채점할 수 있다.

수정된 에세이

수정된 에세이 평가는 오랜 시간에 걸쳐 개발된 환자 시나리오에 기반한 문제이다. 첫 질문에 답을 한 후에, 환자에 대한 추가 정보가 주어지고 또 다른 질문이 주어진다. 전형적인 수정된 에세이 평가는 단답형과 선다형이 둘 다 사용된 6문항 이상의 질문으로 구성되어 있다. 이러한 형식은 채점에 어려움이 있어 요즈음에는 거의 사용되지 않는다.

스크립트 용어색인 시험

이것은 새로운 필기평가 방법이다. 학생들에게 간단한 환자 시나리오를 주고 가능한 진단과 치료 방법을 판단하도록 질문한다. 의학적 실제가 반영된 결정을 하도록 학생들에게 충분한 임상적 세부 내용을 제공하지만, 실제 임상 상황을 시뮬레이션하기 위해 약간의 불확실성, 부정확성, 불완정성을 가미했다. 학생과 전문가 패널의 일치 정도에 기반하여 점수를 매긴다. 이러한 평가는 학생들의 임상 추론을 평가하기 위해 사용된다.

테크놀러지

응답이 기록되고 시험이 종이 또는 컴퓨터로 점수화되는 것에 의문이 제기될 수 있다. 지금은 MCQ에서 컴퓨터가 널리 사용되고 있다; 학생들이 컴퓨터에 답을 하면 응답이 자동적으로 채점이 된다. 컴퓨터로 학생들에게 제시한 질문이 이전 질문에 대한 응답으로 결정되는 적응시험에 관심이 있다. 잘못된 답은 학생들의 이해가 부족하거나 또는 더 공부해야 할 것으로 일반화한다. 이를 통해 학생들의 이해가 의심되는 영역에 사용할 질문의 수를 증가시킴으로써 시험의 신뢰도를 증가시킬 수 있다.

생각해 보기

1. 평가할 학습 성과가 주어지고 자료들을 이용한다면, 어떤 형태의 필기평가가 당신의 상황에서 적절한가?

2. 당신이 담당하는 과정 평가의 필기평가에서 암기형 문제는 어느 정도 출제되는가?
3. 당신은 필기평가로 학생들의 수행에 대해 피드백을 잘 제공할 수 있는 방법을 생각해 보라. 예를 들어 성취도가 62%라고 하는 것만으로는 충분하지 않다.

읽을거리

Amin, Z., Boulet, J.R., Cook, D.A., et al., 2011. Technology-enabled assessment of health professions education: consensus statement and recommendations from the Ottawa 2010 Conference. Med. Teach. 33, 364-369.
This paper highlights the changing nature of ICT in assessment and the challenges that need to be addressed when technology is incorporated into assessment.

Bandaranayake, R.C., 2008. Setting and maintaining standards in multiple choice examinations. AMEE Guide No. 37. Med. Teach. 30, 836-845.
An account of the advantages and disadvantages of the more commonly used methods of setting standards in MCQ examinations.

Case, S.M., Swanson D.B., 2002. Constructing Written Test Questions for the Basic and Clinical Sciences, third ed. (revised). National Board of Medical Examiners, Philadelphia.
A classic description of how to prepare MCQs.

추가 읽을거리

Schuwirth, L.W.T., Van der Vlueten, C.P.M., 2010. Written assessment. In: Cantillon, P., Wood, D., (Eds.), ABC of Learning and Teaching in Medicine. second ed. (Chapter 9). John Wiley and Sons, Chichester.
A useful overview of the use of written examinations in medicine.

임상과 수행바탕평가

학생들이 임상 역량의 평가는 의사로서의 실제 능력을 평가하는 핵심이다.

임상수행평가의 중요성

필기평가 도구는 학생들이 무엇을 알고 있으며 이러한 지식을 종이로 출제된 문제에 어떻게 적용하는지를 평가한다. 임상수행평가와 직무바탕평가 도구는 피평가자의 임상과 실무 기술을 평가하고 지식을 임상 상황에 어떻게 적용하는지를 평가한다. 임상수행평가는 임상수행을 할 수 있는 학생들의 역량의 평가에 중요성을 두며, 많은 학교에서 시험 자격을 주는 기초 자료로 활용하고 있다.

역량평가는 수행평가와 구분될 수 있다. OSCE와 같은 역량평가 시험은 통제된 상황에서 학생들이 무엇을 할 수 있는지를 평가한다. 기록 분석 또는 다면적 자료원에 의한 피드백과 같은 수행평가는 개인이 실제(실무)에서 무엇을 할 수 있는지를 평가한다. Miller의 피라미드는 가장 밑바닥에 위치한 지식의 평가에서부터 가장 위쪽에 위치한 고등 수준의 수행평가까지 평가의 체계를 제공하고 있다 (그림 30.1).

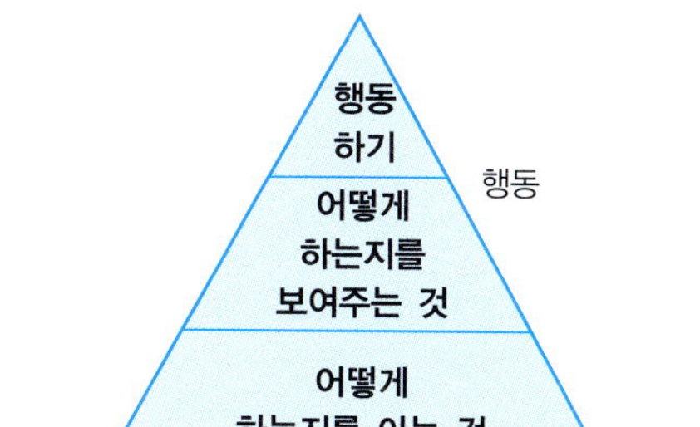

그림 30.1 Miller의 피라미드

임상수행평가 시 고려사항

환자

임상수행평가의 핵심은 피평가자와 환자 사이의 상호작용이다. 환자의 역할은 피평가자와 환자 사이에 기대하는 상호작용의 유형에 따라 다양하다. 평가의 목적을 위해, 환자는 실제 환자일 수도 있고, 모의 환자 또는 환자 대체용으로 사용하는 컴퓨터 모형일 수도 있다.

임상수행평가에서 다양한 환자 모형의 사용으로 얻는 장점이 있다. 환자 모형의 선택은 평가의 목적, 표준화의 수준, 실제성 또는 고성능을 요구하는 수준, 실제 환자나 훈련받은 표준화 환자의 사용과 비교하여 상대적인 비용 등에 의해 영향을 받는다(Collins and Harden 1998).

'실제' 환자

전통적인 임상수행평가는 실제 환자를 기본으로 하며 직무바탕평가에서 만나는 환자를 기초로 한다. 비록 북미에서는 덜 일반적이긴 하지만, 실제 환자는 OSCE 스테이션에서 널리 활용된다. 평가 설계자는 갑상선암이나 류마티스 관절염 환자와 같은 다양한 질병의 환자 은행에 접근해야 한다.

모의 환자

실제 환자는 표준화하는 어려움이 있고, 실제 환자를 이용하기가 충분하지 않아 모의 환자 또는 표준화 환자를 개발하고 있다. 이들은 평가뿐만 아니라 수업에서도 사용할 수 있다. 25장에서 언급된 것처럼, 모의 환자는 일관된 임상 시나리오를 제공하기 위해 여러 가지 훈련을 받은 사람이다. 피험자는 마치 그들이 실제 환자를 병력청취하고 신체진찰하고 상담하는 것처럼 모의 환자와 상호작용한다. 모의 환자는 어떤 임상적 이상이 발견되지 않은 정상 환자를 대상으로 병력청취와 의사소통 기술 또는 신체진찰을 평가하는 데 가장 흔히 활용된다. 모의 환자는 다른 신경학적 표현을 보이는 환자에게 다양한 신체검사를 시연하기 위해 활용되기도 한다. 표준화 환자라는 용어는 특정 평가 준거에 따라 일정하게 환자의 역할을 하도록 훈련된 사람을 나타낼 때 사용된다.

시뮬레이터와 모형

피부 봉합과 같은 술기를 평가하기 위해 사용하는 기본 모형부터 훨씬 복잡한 상호작용을 하는 심맨(SimMan)과 같은 전신 모형까지, 시뮬레이터는 25장에서 기술한 것처럼 의학교육에서 사용이 증가하고 있다. 이것은 평가에서 중요한 역할을 한다. 예를 들어, 하비(Harvey) 심장 모형은 OSCE 스테이션에서 심음 청진을 평가하는 데 사용되어 왔다. 시뮬레이터는 혈관 주사, 폴리카테터 삽입, 내시경을 포함한 술기 절차와 실제적 술기를 평가하는 데 가치 있다. 시뮬레이터는 예를 들어 항공기 조종사 훈련에서와 같이 다른 분야에서 역량을 평가하는 데 주요한 역할을 해 온 반면, 의학분야에서는 평가에 천천히 영향을 미쳤다. 시뮬레이터는 급격하게 변화해 왔으며 이러한 장비들이 지금은 임상수행평가에서 지배적인 역할을 한다. 이제는 외과의사를 대신하여 임상 수행 절차의 일부를 수행하기도 한다.

컴퓨터 바탕 시뮬레이터

가상 환자의 개발은 급격하게 발전하고 있는 또 다른 분야이다. 컴퓨터 바탕 시뮬레이션 초기에는 컴퓨터를 통해 환자 관리에 관한 문제 그 이상을 전달할 수는 없었다. 그러나 오늘날 컴퓨터 시뮬레이션은 환자 진료 환경을 표현하는 고성능 모형이 있어 피평가자의 관리와 치료 효과에 반응을 한다.

채점관

임상수행평가에서 학생과 환자 다음에 세 번째로 주요한 요소는 채점관이다. 채점관의 역할은 평가 상황에서 피평가자의 행동과 관련된 증거를 수집하고 피평가자의 역량 또는 수행에 대한 판단을 하는 것이다. 임상의, 보건의료 전문가 또는 모의 환자가 채점관이 될 수 있다. 어떤 경우에는, 특히 북미의 경우에, 모의 환자가 적절하게 훈련을 받은 후에, OSCE에서 학생 수행을 평가하곤 한다. 보건의료 팀의 다른 구성원들이 종종 아래에서 기술한 것처럼 피드백 평가에 기여한다.

어떤 평가 방법을 사용하든 채점관의 수가 중요하다. 전통적인 임상수행평가에서는 긴 사례의 평가를 1~2명의 채점관에게 지나치게 의존한다. 반대로, OSCE는 많은 채점관을 투입하는데, 이것이 주요 장점이다.

학생의 프로파일

임상수행평가는 임상 술기, 임상 절차, 의사결정과 문제해결, 협력과 팀으로 일하기, 전문직업성을 포함한 광범위한 학습 성과와 역량을 평가한다. 각각의 평가 요소에 대해 비율로 점수를 할당하는데, 예를 들어 62%와 같이 종합점수를 합산하는 등 간단하게 해결할 문제가 아니다. 시험 또는 실제 절차의 수행이 우수하다고 해서 비전문가적 행동 또는 부적절한 태도가 보상되는 것은 아니다. 역량별 상대적 중요도와 각 요소별 비율 할당을 고민하는 것이 아니라 피평가자를 위한 역량 프로파일을 만드는 것이 답이다. 그림 30.2에서처럼, 학생들의 수행이 만족스럽거나 우수한 영역 또는 기대에 미치지 못한 영역을 표시하는 것이다.

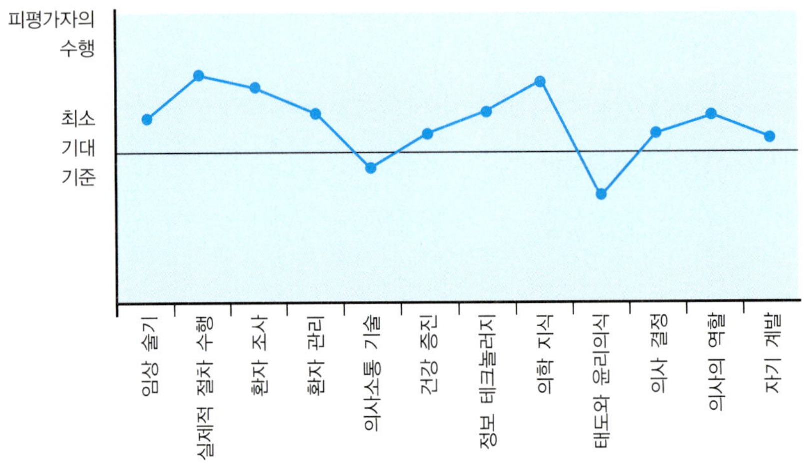

그림 30.2 피평가자의 역량 프로파일

피드백

피평가자에게 피드백을 제공하는 것은 임상수행평가에서 중요한 부분이다. 2장에서 논의된 바와 같이, 피드백은 구체적이며 평가적이지 않고, 시의적절해야 한다. 이것은 '학습을 위한 평가'의 본질적 요소이다. 평가 과정을 계획할 때 피드백 시간을 할애하는 것은 중요하다. OSCE에서 여러 다른 접근법을 적용해 볼 수 있다.

- OSCE 이후에, 각 스테이션별 체크리스트와 평점표에 채점관의 코멘트를 추가하여 피평가자에게 되돌려줄 수 있다.
- OSCE 이후에, 교수와 미팅 일정을 정하여 시험에 대해 개별 또는 학년 전체가 토의를 할 수 있다.
- OSCE 중에, 각 스테이션 종료 후에 피드백 시간을 할당하여 채점관이 피평가자에게 바로 피드백한다.
- 스테이션 종료 후에, 피평가자는 이전 스테이션의 수행을 다음 스테이션에서 리뷰하는 것이다. 모범 수행 답안과 녹화된 자신의 수행을 비교하여 채점관의 체크리스트에 직접 기록해 본다.

임상수행평가 접근법

통제된 임상 환경에서 학생들의 역량을 평가하고 실습 또는 실제 임상 상황에서 어떻게 수행하는지를 평가하는 데 다양한 방법들을 사용해 왔다.

객관적 구조화 장기 시험 기록(OSLER)

전통적으로 긴 사례에서, 피평가자는 채점관이 관찰하지 않는 시간까지 환자를 병력청취하고 신체진찰한다. 그 다음에 채점관은 학생을 만나 20~30분 이상 환자와 채점관의 결과와 결론을 논의한다. 임상수행평가가 '긴 사례'로 대체됨에 따라,

OSLER는 학생들의 임상 능력을 평가하는 객관적이고 타당한 방법으로 제안되었다(Gleeson 1997).

채점관은 환자와 함께 다음의 영역에서 학생들의 수행을 평가하기 위해 30분 이상 구조화된 점수표를 사용한다.

- 병력청취를 채점한다. 환자의 주소를 이해하고 의사소통하는 기술과 체계적으로 접근하는 것과 관련된 것이다.
- 신체진찰을 채점한다. 체계적으로 접근하고 진찰 테크닉이 있고, 올바른 결과를 이끌어 내는 것과 관련된 것이다.
- 환자에게 적합한 검사를 결정하는 능력
- 환자의 관리에 대한 피평가자의 관점
- 임상적 감각과 환자의 문제를 두고 고심하여 만족스런 접근법을 확인하는 능력

채점관은 각 영역에서 피험자의 수행을 평가한다. 사례의 어려움을 고려하여, '매우 우수함', '우수함', '통과', '간신히 통과', 또는 '통과 미달' 또는 '매우 심각한 통과 미달'로 점수화한다. 채점관은 또한 수행에 대해 전반적인 등급을 매긴다.

객관적 구조화 임상수행평가(OSCE)

OSCE는 1975년에 전통적인 임상수행평가의 신뢰도와 타당도에 대한 비판으로 도입되었다. 전 세계적으로 적용되고 있고, 오늘날에는 임상수행평가의 표준으로 인식되고 있다. 학생들은 미리 결정된 시간 간격으로 일련의 스테이션을 순환한다. 각 스테이션은 병력청취, 신체진찰, 절차 수행 등 하나 또는 그 이상의 역량을 평가한다.

전형적인 OSCE는 2시간 동안 진행되고 각 스테이션마다 5분씩 할당하여 24개 스테이션을 순환한다. 이를 통해 다양한 역량을 평가하게 된다. 어떤 스테이션은 스테이션에 할당한 시간을 길게 하고 스테이션 수는 더 적게 하기도 한다. 그러나, 일반적으로 스테이션에 할당된 시간이 길더라도 스테이션 수를 더 적게

하는 것을 선호한다. 5분씩 24개의 OSCE 스테이션보다 10분씩 12개 스테이션으로 하는 것을 더 선호한다. 다음 세 가지 경우 과제가 5분 동안 완료되지 않을 수 있다.

1. 과제가 구체적이어야 5분 안에 완료할 수 있다.
2. 첫 번째 과제와 두 번째 과제가 연결된 스테이션일 수 있다. 예를 들어 첫 번째 스테이션에서 환자의 기록을 평가하고, 이어 두 번째 스테이션에서 환자 상담 과제를 평가할 수 있다.
3. 스테이션을 복제하여 학생들이 스테이션에서 정해진 시간의 두 배의 시간을 보낸다. 이것은 병력청취에 유용하다.

OSCE에서, 채점자에 의한 주관적 편차는 학생이 시험 과정에서 여러 명의 채점자에게 평가를 받으면서 감소된다. 각 스테이션에서 평가하는 것은 사전에 합의된 것이며, 채점 일정에 따라 채점자에 의해 평가가 진행된다. 채점자는 사전에 충분히 훈련을 받는다.

OSCE에는 '실제' 환자, 모의 환자 또는 표준화 환자, 마네킹과 시뮬레이터(모형)가 이용된다. 각각은 장점을 가지고 있고 평가를 위해 제공될 수 있다. 이것이 항상 가능한 것은 아니며, OSCE에서는 '실제' 환자 또는 모의 환자가 지배적이다.

평가 내용과 평가할 역량은 OSCE 이전에 주의깊게 계획된다. 이것은 평가가 의학 실무의 여러 다른 측면과 관련하여 역량을 평가하는지를 확인할 수 있다. OSCE 스테이션 유형의 예시는 부록 5에 제시했다.

OSCE는 임상 능력을 평가하는 신뢰롭고 타당한 평가 방법으로 각광받고 있다. 주요한 장점은 시험 형식을 여러 다른 환경에서 다양한 방식으로 쉽게 적용할 수 있다는 것이다.

MINI–CEX

Mini-CEX에서 피평가자는 환자를 진료하는 실제 현장에 참여한다. 이것은 입원 환자, 외래 환자, 응급실 등이다. 채점자는 피평가자가 병력청취, 신체진찰,

진단과 치료 계획을 세우는 수행 과정을 집중적으로 지켜본다. 만남이 약 15~20분간 이뤄지고, 채점자는 5분간 피평가자에게 피드백을 준다. 수행은 최저에서 기대 이하, 기대 충족, 충족 이상의 범위로 구분된 6 또는 9점 척도로 평가한다. 피평가자는 환자를 만나는 시기와 환자를 선택할 책임이 있다. Mini-CEX는 수많은 임상 상황에서 여러 평가자와 여러 환자에 의해 반복적으로 평가하는 것이 가능하다.

Mini-CEX는 졸업후교육 상황에서 사용하기 위해 개발되었지만, 학부교육에서도 사용할 수 있다. 학부교육 상황에서는 환자와의 만남이 20~40분까지 길어질 수 있다.

Mini-CEX는 병원 상황에서 임상의 학생 또는 수련의의 임상 술기를 관찰하고 학습자에게 피드백하는 것을 확인하는 장점이 있다. 채점자와 피평가자의 브리핑이 중요하다.

술기의 직접 관찰(DOPS)

이것은 학생 또는 수련의의 수행 술기에 대해 평가하고 피드백을 주기 위해 계획된 Mini-CEX의 변형 중 하나이다. Mini-CEX에서처럼, 학생 또는 수련의가 직무 상황에서 '실제' 환자에게 수행하는 술기 절차를 관찰한다. 수련의는, 예를 들면 중심 정맥 주사, 동맥혈 채혈, 심초음파, 기관삽관과 같은 미리 정해진 목록에서 평가할 시기와 술기 절차를 선택한다. 채점은 임상가 또는 의료팀의 다른 구성원이 할 수 있다. DOPS는 Mini-CEX처럼 졸업후교육을 위해 계획되었지만, 학부교육에서도 적용되고 있다.

사례 기반 토론(CbD)

CbD는 원칙적으로는 졸업후교육에서 사용된다. 수련의는 최근에 진찰했던 환자와 관련된 목록에서 사례를 선택한다. 채점자는 환자 기록을 선택하고 수련의와 함께 기록들을 조사한다. 평가에서는 의학 기록 보관뿐만 아니라 지식의 적용, 의사결정과 윤리적 이슈를 평가한다. 평가되는 차원은 환자에 대한 수련의의 임상적 평가, 조사와 리퍼럴(진찰 후 환자를 전문의 등에게 보내기), 치료, 추적검사,

향후 치료계획, 전문직업성과 전반적인 임상적 판단을 포함한다. 각 차원은 6점 척도로 채점한다. 시험은 15분 동안 치러진 후 5분 동안 피드백을 한다.

다자료원 피드백 또는 360도 평가

MSF(multi-source feedback)는 수년 동안 산업 현장에서 사용되어 왔으며 최근에는 의학에서 적용되고 있다. 의사의 직무 능력을 평가하기 위해 졸업 후 교육과 평생교육에서 사용되고 있다. 의사의 수행에 대해 판단하는 합법적 위치에 있는 많은 사람들로부터 체계적으로 증거를 수집한다. 즉, 선배 또는 후배 의사, 의료팀의 다른 구성원, 환자 또는 학생이 여기에 속한다. 이러한 방식으로, 여러 다른 관점에서 의사의 평가를 확인한다. 이들에게 의사의 수행에 대해 구조화된 질문지를 작성하도록 요구한다. 5점 척도 또는 7점 척도를 사용하여 의견을 작성할 수 있다. 질문지는 동일하거나 응답자 그룹에 따라 다양하다. 정보를 대조하여 점수 매긴 사람은 익명으로 처리하여 결과를 의사들에게 돌려준다. 목적은 특히 의사소통 능력, 리더십, 팀과 협력, 꼼꼼함, 신뢰성과 같은 영역에서 의사의 행동과 능력을 공평하고 균형적인 관점에서 제공하기 위한 것이다.

MSF는 학부교육에서는 드물게 사용되지만 가끔 학생들의 포트폴리오에서 평가 목적으로 사용된다. 이것은 전문직업성에 대한 동료평가를 포함한다.

MSF는 특히 실제 의학 상황에서 의사를 평가하는 데 많은 장점이 있다. 그러나 손해를 끼치거나 지나치게 가혹한 피드백의 위험이 잠재하는 단점도 있다.

생각해 보기

1. 임상수행능력 평가는 의학교육에서 핵심 이슈이며 교수로서 당신의 역할이 무엇이든 간에, 여러 다른 접근법과 사용 가능한 도구에 대해 알고 있어야 한다.
2. 당신은 OSCE의 사용을 고려할 책임이 있다. OSCE는 융통성 있는 도구이다. 당신의 요구에 적합하도록 계획해 보라.

3. 당신은 OSCE에서 채점자로 참여하거나 학생들의 수행에 피드백을 제공해 보아야 한다. 당신의 역할은 OSCE를 치르려고 하는 학생 또는 수련의에게 어떻게 하면 잘 준비할 수 있는지를 조언하는 것이다.
4. 직무 상황에서 수행평가는 특히 도전적인 과제이다. 채점자와 피평가자 모두 그것의 성공에 전념해야 할 필요가 있다. 당신이 학생 또는 수련의의 역량과 수행을 어떻게 구별할 것인지에 대해 생각해 보라.

읽을거리

Boursicot, K., Etheridge, L., Setna, Z., et al., 2011. Performance in assessment: consensus statement and recommendations from the Ottawa conference. Med. Teach. 33, 370-383.
The conclusions of a group of experts in the area.

Boursicot, K.A.M., Roberts, T.E., Burdick, W.P., 2010. Structured assessments of clinical competence. In: Swanwick, T. (Eds.), Understanding Medical Education: Evidence, Theory and Practice. Wiley-Blackwell, chichester, pp. 246-258.
Practical advice on planning, running and scoring an OSCE.

Collins, J.P., Harden, R.M., 1998. The use of real patients, simulated patients and simulators in clinical examinations. AMEE Medical Education Guide No. 13. Med. Teach. 202, 508-521.
Patients are a key element in a clinical examination. This is a description of the different ways patients can be represented.

Gleeson, F., 1997. Assessment of clinical competence using the Objective Structured Long Examination Record (OSLER). AMEE Medical Education Guide No. 9. Med. Teach. 18, 7-14.
A description of how the long case can be improved in a clinical examination.

Harden, R.M., Gleeson, F.A., 1979. ASME Medical Education Guide No. 8. Assessment of Medical Competence Using an Objective Structured Clinical Examination (OSCE). ASME, Edinburgh.
An early description of the OSCE but still with much relevance today.

Hill, F., Kendall, K., 2007. Adopting and adapting the mini-CEX as an undergraduate assessment and learning tool. The Clinical Teacher 4, 244-248.
How the Mini-CEX can be used in undergraduate education.

Norcini, J., Burch, V., 2007. Work-place Based Assessment as an Educational Tool. AMEE Medical Education Guide No. 31. AMEE, Dundee.
A description of the range of tools used in work place based assessment.

추가 읽을거리

Gronlund, N.E., Waugh, C.K., 2009. Assessment of Student Achievement. Pearson, Upper Saddle River, New Jersey.

Chapter 9 in this classic text provides an overview of performance assessment.

Holmboe, E.S., Hawkins, R.E., 2008. Practical Guide to the Evaluation of Clinical Competence. Mosby, St Louis.

A more detailed account of assessment of clinical competence.

Norcini, J., Holmboe, E., 2010. Work-based assessment. In: Cantillon, P., Wood, D. (Eds.), ABC of Learning and Teaching in Medicine. second ed. Wiley-Blackwell, Chichester (Chapter 11).

An introduction to work-based assessment.

Tekian, A., McGuire, C.H., McGaghie, W.C., 1999. Innovative Simulations for Assessing Professional Competence: From Paper-and-Pencil to Virtual Reality. University of Illinois at Chicago Department of Medical Education.

A collection of essays describing innovative applications of simulation technology in assessment and certification in different disciplines.

31

포트폴리오 평가

포트폴리오 평가는 전문직업성을 강조하고 학생들이 자신의 학습에 책임감을 갖도록 하는 의학교육의 변화를 반영한 것이다.

포트폴리오 평가란 무엇인가?

포트폴리오는 학습을 수행한 증거의 모음이다. 이것은 어떤 점에서는 전통적인 시험에서 획득한 단편적인 점수라기보다 오랜 시간 수집된 과업들이 누적된 것이다. 포트폴리오는 평가가 중요하다는 점에서 업무일지와 다르다. 포트폴리오에는 학습자의 경험을 기록할 뿐만 아니라 경험을 성찰하고 그 결과를 토대로 더 나은 학습을 위해 어떻게 할 것인지를 기술한다.

포트폴리오는 양적으로 평가한 성적뿐만 아니라 질적인 평가 결과도 모두 포함한다. 학생들은 채점자(평가자)가 학습의 증거로 제공할 포트폴리오 자료들을 능동적으로 수집하고 선택한다. 포트폴리오에는 학생이 수행한 실제적인 술기 절차와 관련된 증거, 임상 경험에 대한 비디오테이프, 필기시험 결과, 임상에서 학생 수행에 대한 의사들의 보고서 등이 포함된다. 간호사, 의료팀의 다른 구성원과 환자의 피드백 등 다양한 자료원이 포함될 수 있다. 학생들은 개인적 경험과 관련된 정보를 선별함으로써 자신만의 포트폴리오로 개별화한다. 포트폴리오에 포함되는 증거들은 설계자의 창의성 정도에 따라 제한될 뿐 무한하다.

왜 포트폴리오인가?

앞 장에서 기술한 것처럼, 1970년에 학생들의 지식의 평가에서는 병력청취, 신체진찰과 술기 절차의 평가가 강조되었다. 이러한 목적을 위해 객관적 구조화 임상수행평가(OSCE)와 같은 평가 도구가 개발되었다. 최근에는 태도, 전문직업성, 성찰과 같은 학습 성과를 강조하는 성과바탕교육으로 변화하고 있고, 자기평가가 이러한 영역에서 훨씬 타당한 평가를 제공하는 도구로 만들어졌다. 평가에 대한 환원주의자의 접근에 대항하며 학생들의 역량을 보다 전체적이고 전반적으로 평가해 주는 평가 도구 역시 필요하다.

나의 딸은 2개 과정에서 우수 등급을 받았다. 하나는 수학과 컴퓨터이고 다른 하나는 패션디자인이다. 그녀는 패션 과정에서 사용된 평가 방법인 포트폴리오 평가에 의심의 여지가 없었고, 전문적인 영역에서 훨씬 더 많은 검색을 하고, 신중하고 꼼꼼하게 준비를 했고, 수학이나 컴퓨터 과정에서 사용한 전통적인 시험보다 역량 평가에서 더 공평했다고 생각했다. 그녀의 패션 포트폴리오에는 그녀가 공부하는 동안 수행한 과제들의 증거물과 이것에 대한 자신의 성찰이 포함되어 있다. 그녀가 과정을 이수하는 동안 습득했던 테크닉과 대인관계 기술에 대한 증거가 포함되어 있고, 과제들을 뒷받침하는 이론에 대해 이해한 것을 기술하고 있다. 그녀와 이야기하면서, 의학에서 포트폴리오가 평가 도구로서 잠재적 가치가 있다는 것이 명백해졌다.

포트폴리오는 수년 동안 예술분야에서 사용되어 왔지만, 이제는 의학에서 평가 도구로서 중요한 영향을 미치고 있다. 학습과 평가에서 포트폴리오의 사용은 의학과 보건의료분야에서 널리 보급되고 있다. 포트폴리오는 실제적인 학습과 평가 도구이며, 의사의 직무와 관련이 있고 의사의 직무에 대한 총체적이고 통합적인 접근을 반영하는 것이다.

이점

포트폴리오는 평가 도구로서 많은 이점이 있다.

- 다른 도구들은 성과와 역량을 평가하는 데 어려움이 있다. 자기평가, 성찰, 적절한 학습 전략의 적용과 같은 평생학습 능력을 위해 필요한 기술들이 있다. 포트폴리오는 이러한 태도와 전문직업성을 평가하는 도구이다.
- 포트폴리오는 많은 시간 동안 수집된 증거를 포함하고 전반적이고 총체적인 학생 역량의 관점을 제공한다.

- 포트폴리오는 양적 증거와 질적 증거를 포함하고 여러 다른 증거로부터 수집된 정보를 가지고, 학생 성취도에 대해 포괄적이고 신뢰로운 해석을 제공한다.
- 포트폴리오는 평가에 대한 개별적 접근을 하며, OSCE와 같은 도구를 가지고 표준화된 접근을 하는 것과는 대조적으로 개별 학생이 무엇을 성취했느냐에 초점을 둔다.
- 학생들이 과정을 이수함에 따라 포트폴리오는 학습과 평가를 통합하고 기대한 학습 성과에 도달하기 위해 학생들이 몰두한 정도에 초점을 둔다. 기초의학에 대한 학생들의 성찰은 환자를 만나는 상황에서 이론과 실제를 연결하는 데 도움을 준다.
- 포트폴리오는 학생중심적 접근을 강화시키고, 학생들이 자신의 학습과 평가에 대해 책임감을 갖도록 하는 데 도움이 된다.

실제에서 포트폴리오 평가 시행하기

포트폴리오 평가를 계획하고 시행하기를 희망하는 기관에 도움을 주기 위해 Miriam Friedman Ben David가 제안한 포트폴리오 평가 10단계를 제시하면 다음과 같다.

1. *목적을 정의하기.* 포트폴리오가 총합평가 또는 형성평가에 사용될지를 분명히 해야 하고 평가 과정에서 다른 요소들과 어떻게 관련되는지를 분명히 해야 한다.
2. *평가할 역량을 결정하기.* 포트폴리오로 평가할 역량을 정의하는 것이 체계적인 평가의 일부분이며, 이를 통해 기대했던 학습 성과의 전체가 평가되었는지를 확인할 수 있다. 특히 포트폴리오는 태도와 전문직업성, 그리고 Miller의 피라미드의 상위 수준에서 보이는 학습 성과를 평가하는 데 가치가 있다.

3. *포트폴리오 내용을 정의하기.* 포트폴리오에 포함할 증거를 정하고, 평가할 학습 성과에 대한 학생들의 성취도를 기술해야 한다. 학생들에게 증거의 유형별로 어떤 가이드라인을 제공해야 하지만, 학생들이 선택할 자유는 있다. 증거 유형별로 학생들의 의견을 포함하고, 학생들의 이해도를 측정하여 학생들의 역량을 평가해야 한다. 증거 유형별로 포함되어야 하는 것에 대해 예시를 제시하면:
   - 학생에 의해 수행된 절차의 기록
   - 환자와의 만남에서 환자들이 학생들의 학습 성과의 달성에 어떻게 기여했는지를 주석 달기
   - 간호사와 환자를 포함한 의료팀의 구성원이 임상 술기 동안 학생들을 평가한 것
   - 학생이 환자와 상호작용한 것을 촬영한 비디오테이프
4. *채점 시스템을 개발하기.* 포트폴리오에서 평가하는 각각의 학습 성과에 대해 구체적인 평가 기준을 설정해야 한다. 그리고 각 성과의 성취도 여부를 평가하는 데 사용할 전체적인 채점 기준을 다음과 같이 할 수 있다.

   4-우수함, 우수한, 우위에 있는

   3-만족함, 적절한, 충분한

   2-최소 기준의 경계선에 있는 또는 최저 기준선에 있는

   1-불만족함 또는 부적절함

   몇몇 평가자들은 최종 결정을 위해 평가 위원회를 두고 포트폴리오를 검토하기도 한다.
5. *평가자를 선정하고 훈련시키기.* 평가의 목적과 평가할 학습 성과에 따라 평가자를 선택한다. 평가자는 기초의학과 임상의학 교수를 포함한다. 경험이 적은 평가자는 평가 경험이 훨씬 많은 선배 평가자와 팀을 이뤄야 한다. 평가자 훈련은 프로그램 성공의 필수 요인이다. 교수들은 포트폴리오 평가에 참여한 결과를 평가받아야 한다.
6. *평가 과정과 일정을 계획하기.* 포트폴리오 제출 기한을 정할 필요가 있다. 제출 기한을 지키지 못한 것 자체가 전문직업성 부족의 증거이다.

평가자가 각각의 포트폴리오를 읽고 그것을 논의하기 위해 일정을 잡는 것은 중요하다. 가능하면 교수와 학생이 짝이 되어, 학생들이 자신의 포트폴리오를 옹호하고 부족한 부분을 보완할 기회를 주어야 한다. 마지막에, 학생들이 기대하는 학습 성과를 달성했는지를 최종 결정하기 위해 평가자들이 학생들의 수행에 대해 서로 논의할 시간을 따로 둘 필요가 있다.

7. *학생 오리엔테이션.* 학생들에게 포트폴리오 평가 과정에서 작성법에 대해 정보를 주어야 하며 그들에게 기대하는 것이 무엇인지를 알려 주어야 한다. 대개 학생에게 제공하는 정보가 많을수록 학생들은 포트폴리오에 대해 더 긍정적이다.
8. *결정을 위한 가이드라인을 개발하기.* 만약 포트폴리오를 총합적인 통과/실패 결정을 위해 사용한다면, 기준이 구체적이어야 하며 통과/실패를 결정하기에 의심의 여지가 없어야 한다. 한 개의 성과와 관련하여 서툰 수행인지를 결정할 때 다른 영역에서 우수하거나 탁월한 수행을 보인다면 보완될 수 있는지 아니면 다른 영역의 수행에 의해 보완될 수 없는지를 결정해야 한다. 던디 의과대학에서 학생들은 한 영역에서 보인 결함이 다른 영역에서 보완될 수 없는 접근을 적용했다. 학생들은 각 영역에서 기대하는 최소의 기준을 성취해야만 한다.
9. *신뢰성과 타당성 증거를 확립하기.* 신뢰로운 증거의 구성은 포트폴리오의 시행 이전에 동의되어야 하는 부분이다. 신뢰성의 정도는 파일럿 연구로 결정할 수 있다. 예를 들어, 각 포트폴리오에 대해 두 명의 평가자가 있어야 하는가? 아니면 한 명의 평가자가 있어야 하는가? 여러 다른 정보에 근거한 포트폴리오는 결정의 타당도를 증가시키고 교수들에게 포트폴리오 사용을 가이드하는 데 도움이 된다.
10. *포트폴리오 평가를 평가하기.* 포트폴리오의 강점과 약점에 대해 학생과 평가자의 의견을 평가하는 도구를 찾아야 한다. 포트폴리오 평가에서 학생들의 수행은 OSCE 또는 필기시험 그리고 궁극적으로 그들의 의사로서의 수행과 비교해야 한다. 예를 들어 전문직업성 또는 의사 실무의 수행과

관련하여 문제가 확인되었을 때, 학생 때의 포트폴리오에도 동일한 문제가 확인되었었는가?

생각해 보기

1. 학생 평가 도구로서 포트폴리오의 가치를 검토하라. 장점들 중에서 프로그램에 적용할 수 있는 것이 있는가?
2. 학생의 포트폴리오에 포함시킬 수 있는 것이 있는가? 기대하는 학습 성과의 성취도를 증명해 줄 증거를 제공하는 것이 있는가?
3. 만약 당신이 포트폴리오의 평가자라면 당신은 평가 과정과 사용된 채점 도식을 완전히 이해하는 것이 중요하다.

읽을거리

Davis, M.H., Friedman Ben-David, M., Garden, R.M., et al., 2001. Portfolio assessment in medical students' final examinations. Med. Teach. 23, 357-366.
A description of how portfolios can be used as the basis for a final examination in a medical school.

Driessen, E., van Tartwijk, J., van der Vleuten, C., Wass, V., 2007. Portfolios in medical education: why do they meet with mixed success? A systematic review. Med. Educ. 41, 1224-1233.
A description of how portfolios can be used for summative and formative purposes.

Friedman Ben-David, M., Davis, M.H., Harden, R.M., et al., 2001. Portfolios as a Method of Student Assessment. AMEE Medical Education Guide No. 24. AMEE, Dundee.
Practical advice on the use of portfolios for the purpose of assessment.

van Tartwijk, J., Driessen, E.W., 2010. Portfolios for Assessment and Learning. AMEE Guide No. 45. AMEE, Dundee.
Practical advice on the use of portfolios.

추가 읽을거리

Buckley, S., Coleman, J., Davidson, I., et al., 2009. The Educational Effects of Portfolios on Undergraduate Student Learning: a Best Evidence Medical Education (BEME) systematic review. AMEE, Dundee.

A summary of the evidence for the educational effects of the use of portfolios in undergraduate education.

Gronlund, N.E., Waugh C.K., 2009. Assessment of Student Achievement, ninth ed. Pearson, Upper Saddle River, New Jersey.

Chapter 11 describes the value of portfolios as a means of assessment and how they can be scored.

Tochel, C., Haig, A., Hesketh, A., Cadzow, A., et al., 2009. The effectiveness of portfolios for post-graduate assessment and education. BEME Guide No. 12. Med. Teach. 31, 299-318.

A systematic review of the evidence on the effectiveness of portfolios across postgraduate healthcare.

32

입학 전형과 졸업후교육 평가

여러 가지 평가 도구와 접근법은 주요 선발의 결정을 돕는 데 사용된다.

선발의 중요성

최근 수많은 지원자 중 의과대학 입학생 선발에 적용하는 방법에 관심이 집중되고 있다. 이러한 이유에는 몇 가지가 있다.

- 낮은 이탈률 때문에, 의과대학 입학자 수와 졸업자 수가 동일하다. 학생이 의과대학에 입학하면 거의 대부분 의과대학을 졸업하고 의사가 된다.
- 의과대학 입학 자격이나 방법을 다양화하는 정책과 압력이 있고, 의사들은 그들이 일하는 지역사회의 요구와 일치해야 한다는 인식이 있다. 일부 인종과 사회적 계층은 선발 과정에서 불리하게 작용할 수 있음을 입학 과정에서 고려할 필요가 있다.
- 학생이 졸업을 하면, 학생들은 그들이 살았던 지역 또는 지역사회에서 일을 하는 것 같다.
- 선발 기준은 전통적으로 학업적 자질을 기본으로 본다. 만약 학생들이 학업에서 최고 성적을 받는다면, 이들은 자동적으로 기대했던 역량을 갖춘 좋은 의사가 되는 것이다. 이것이 반드시 진실인 것은 아니며, 학업적 자질뿐만 아니라 잠재적 의사의 개인적 자질이 중요하게 인식된다.
- 예를 들어 시골에서 의사를 하려는 책임감을 가진 학생처럼 학생들의 진로 목적과 의과대학의 미션이 일치하는 학생을 선택하는 것이 장점이 된다.

의과대학 학생 선발 접근

학부 졸업 후 또는 고등학교 졸업 후 입학

1910년 플렉스너 보고서에 따르면, 북미에서는 학부과정을 이수한 졸업생이 의과대학에 입학하도록 허용했다. 다른 나라에서는 학생들이 고등학교 졸업 후 바로 의과대학에 입학한다. 영국, 호주 등 여러 나라들에서 몇몇 의과대학들은 학부 졸업생(의전원생)만을 선발하는 쪽으로 바뀌고 있다. 또 다른 의과대학들은 학부 졸업생과 고등학교 졸업생 둘 다를 선발하는 병행체제를 유지하기도 한다. 이것은 논쟁거리의 하나이고, 복잡하고 어려운 문제이기도 하다. 둘 중 하나의 체제가 다른 체제보다 완벽하다는 증거는 없다. 하지만 고등학교 졸업생이 학비 부담에 있어 재정적 이점이 있고, 학생들의 자질이 학부 졸업생보다 덜 만족스럽다는 어떤 증거도 없다.

선발 방법의 범위

의과대학 선발에서 여러 가지 방법이 장려되어 왔다. 최근까지는 학업 능력과 지적 능력을 강조해 왔다. 역량 있는 좋은 의사가 될 수 있는 자질을 갖춘 학생을 선발하기보다는 의과대학 시험에서 잘 할 수 있는 학생을 선발하는 데 집중되어 왔다. 시험을 잘 치르는 능력은 입학 후 성적을 예언할 수는 있지만 의사로서의 수행을 예언하지는 않는다. MCQ에 정확하게 응답하는 능력은 학생들이 좋은 의사가 되는 데 반드시 필요한 능력인 것은 아니다. 이것은 학업 성적이 우수한 학생과 좋은 의사가 될 학생을 선택하라는 의미는 아니다. 상호 양립할 수 없는 것이 아니다.

28장에서 논의되었던 좋은 평가의 기준은 학생 선발 과정에도 적용된다. 선발 과정은 공평하고 신뢰롭고 타당해야 한다. 이를 위해 다양한 자료를 통해 전형이 이뤄져야 하며, 의과대학 지원 동기도 고려되어야 한다. 전형 방법이 무엇이든지 간에 학업 능력, 개인 자질, 인종과 같은 요인들은 중요하다. 그리고 각 요인의 반영 비율도 명확해야 한다. 입학 자격이 충분하다면, 의과대학의 졸업 성과를 주목해야 한다. 입학 전형 자료들을 통해 의과대학에 입학하기 이전의 각 졸업 성과와 관련된 최소한의 자격 요건을 충족하는지를 보는 것이 바람직하다. 예를 들어, 의사소통 또는 태도 영역과 관련된 역량의 요구 수준이 입학 전에 갖춰져 있는지를 보아야 한다. 학습 성과와 관련된 내용은 8장에서 다루었다.

학교에서의 수행

영국의 A-레벨, 미국의 평점평균(GPA)과 같은 학업 성취도는 선발을 결정하는 데 중요한 요인이다. 의과대학에 입학한 후의 학업 성취도와 그 이전의 학업 성취도는 상관관계가 있다는 것이 밝혀졌다.

적성검사

학생들의 술기와 지식을 습득하는 능력을 측정하기 위해 다양한 적성검사들이 개발되어 왔다. 대부분은 지적 요소를 평가한다. 예를 들면, MCAT(미국 대학 입학시험), GAMAT(호주 학부졸업생 의과대학 입학시험)과 UKCAT(영국 임상 적성 시험) 등이다.

자기소개서

지원자에 대한 유용한 정보가 담긴 지원서 양식은 입학 결정에 필요한 정보를 제공한다. 학생들에게 자기소개서에 의과대학 지원 동기를 피력하도록 요구할지도 모른다. 그러나 이러한 양식은 허위이거나 제3자에 의해 쓰였을 위험이 있다.

추가자료

추가자료는 학생의 학교나 학생과 관련된 다른 사람들로부터 얻은 것들이다. 즉, 추천서를 말하며, 정직성과 같은 개인적 자질을 확인할 수 있다. 이러한 추가자료들은 편견의 여지가 있고 덜 신뢰롭고 비효과적인 경향이 있다.

면접

면접은 학생 성취도와 적성을 평가하는 데 널리 사용되고 있다. 신뢰도에 의문을 불러일으키는 반면, 학생들이 미래 의사로서 기대하는 속성을 가지고 있는지에 대한 증거를 제공해 주는 데 사용한다. 구조화 또는 반구조화된 면접은 지원자들에게 표준화된 질문을 하고 채점 척도를 사용하기 때문에 훨씬 신뢰롭다. 그러나 면접은 노동 강도가 있고 주관적 편차가 있다. 한 학교에서, 학생회에서 주점을 재개장할 대책을 강구했을 때 의과대학에 입학했던 학생들의 키가 평균보다 더 컸던 것으로 밝혀졌다. 그 당시에 면접 전형 과정을 담당했던 개인에게 주어진 설명시간은 6분 6초였다. 면접을 할 때는 면접자 훈련이 중요하다.

다중미니면접(MMI)

최근에 선발 목적으로 OSCE 방식을 사용하여 훨씬 더 객관적인 평가를 강조하고 있다. 다중미니면접은 5~8분의 면접 스테이션으로 구성되어 있다. 각 스테이션에서 평가자가 윤리성, 의사소통, 공감, 손재주, 보건의료체계에 대한 지식, 비판적 사고능력과 같은 다양한 영역에 대한 학생들의 수행을 평가한다. MMI에서는 전통적인 면접 형태보다 면접위원이 소비하는 시간이 더 적다. MMI가 예언 타당도가 더 높다는 결과들이 있다. MMI는 어떤 자질을 갖춘 학생을 뽑겠다는 것이 훨씬 더 명확하기 때문에 면접위원회를 설득시키기에 효과적이다.

전공의 선발

의과대학 학생 선발과 관련된 많은 이슈들은 졸업 후 전공의 선발 시에도 해당되는 것들이다. 학부에서의 성취도와 면접은 선발 과정에서 중요한 부분이다. 학장의 추천서와 다른 추가자료들이 사용되지만 역시 신뢰도가 의심된다. 자신에게 가장 적합한 진로와 졸업 후 의사에게 필요한 역량을 일치시키는 데 주목하지 않는다. 외과의사에게 기대하는 술기는 공공의료를 위해 일하는 의사에게 기대하는 능력이나 특성과는 다를 것이다.

생각해 보기

1. 당신 학교의 학생 선발 절차에 익숙해져야만 한다. 미래 의사로서 기대하는 속성을 어느 정도까지 반영하고 있는가?
2. 당신 학교의 선발 과정에는 28장에서 기술한 좋은 평가의 원칙이 어느 정도까지 적용되고 있는가?
3. 만약 당신이 학생선발위원회 위원, 또는 면접위원 또는 MMI 채점위원이라면, 당신은 면접 규칙을 익히고, 필요한 훈련을 이수해야만 한다.
4. 대학의 사회적 책무성이 선발 과정에 어떻게 반영되어야 하는지 고려하라.

읽을거리

Eva, K.W., Rosenfield, J., Reiter, H.I., et al., 2004. An admissions OSCE: the multiple mini-interview. Med. Educ. 38, 314-326.

A description of this relatively new approach.

Harris, S. Owen, C., 2007. Discerning quality: using the multiple mini-interview in student selection for the Australian National University Medical School. Med. Educ. 41, 234-241.

A description of the use of the MM1 in the selection of students in one school.

McGaghie, W.C., 2002. Student selection. In: Norman, G.R., van der Vleuten, ,C.P.M., Newble, D.I. (Eds.), International Handbook of Research in Medical Education. Kluwer Academic Publishers, London (Chapter 10).

A useful summary of medical student selection criteria and some of the methods adopted.

Prideaux, D., Roberts, C., Eva, K., et al., 2011. Assessment for selection for the health care professions and specialty training: consensus statement and recommendations from the Ottawa 2010 conference. Med. Teach. 33, 215-223.

Recommendations from an expert group on assessment for selection in medicine.

33

교육과정 평가

교육과정 평가는 교육의 과정에서 핵심적인 부분이다. 교육과정 평가에서 초점은 질 개선에 있다.

평가의 중요성

앞 장에서 다룬 내용은 학생 평가와 관련이 있다. 이 장에서 우리는 의과대학 또는 교육조직 그리고 교육과정의 평가에 대해 살펴본다. 이것은 여러 가지 이유에서 중요하다.

- 근래에 질 보장이 강조되는 상황에서 교육과정과 수업(티칭)이 목적에 부합하는지를 확인하는 것은 중요하다.
- 교육과정 개발은 지속적인 상호작용 과정이며, 실제적인 피드백을 가지고 평가함으로써 문제를 확인하는 것이 필요하다.
- 의과대학에서 연구의 수월성뿐 아니라 교육의 수월성을 확인하는 쪽으로 변화하고 있다.

평가의 수준

교육 프로그램의 평가는 여러 수준으로 개념화될 수 있다.

- 거시적 수준에서 의과대학의 미션과 대학이 도달하려는 정도를 평가해야 한다.

- 미시적 관점에서 교육과정의 구성요소를 평가해야 한다. 여기에는 학습 성과, 수업, 학습, 평가 방법, 교육 전략, 교육 환경, 교육과정의 관리, 학생과 교수의 참여 등이 포함된다.

의과대학의 평가

아래에 기술한 것처럼 의과대학의 교육 프로그램과 관리 구조를 평가해야 한다. 학교에 대해 더 넓게 살펴보고 학교가 성취를 이루었는지를 살펴보는 것이 중요하다. 학교의 미션을 나타내는 목적이 있고 그것이 달성되었는가?

대학의 미션

의과대학의 미션은 사회적 책무성이며 대학의 의무이다. 대학은 단순한 상아탑이 아니라 사회적 책무성에 주목하고 지역사회와 어떻게 관련을 맺느냐에 따라 우수한 것으로 간주된다. Boelen과 Woollard(2009)는 시민과 사회의 건강증진 요구에 최우선적으로 반응할 책임이 있다는 대학의 사회적 책무성을 주장해 왔다. 사회와 공익에 끼치는 교육 기관의 영향은 교육 기관의 성공을 평가하는 일부가 되어야 한다. 대부분의 연구 활동 중심 의과대학은 사회적 책무성에서 약점을 나타내었다. 그래서 일부 대학은 미래 리더 또는 연구자 양성을 미션으로 보여주고 있다.

졸업생

의과대학을 평가하는 또 다른 요소는 의학교육 컨소시엄과 졸업생 중 전문가 개발을 고려하는 것이다. 의과대학은 환자와 의사를 채용할 의료 서비스 기관과 같은 이해관계자들과 함께 협력하여 교육과정을 개발하고 있는가?

국제 차원

의학과 의료의 세계화 추세에 따라, 의과대학은 졸업생들이 세계 시민으로서 갖추어야 할 것들을 충분히 평가해야 한다. 졸업생들은 세계적 이슈에 대해 정통한 지식을 가지고 있고, 국제적 맥락에서 일하는 데 필요한 술기와 세계 시민으로서의 가치관을 가지고 있어야 한다.

교육과정 평가

정의

교육과정 평가는 교육 행사와 관련된 사람들이 엄격하고 정보에 기반한 판단과 결정을 해서 적절한 교육과정 개발을 촉진하게 하려는 의도를 가지고 시작하는 의도된 행위이다(Coles and Grant 1985).

교육과정 평가의 목적

교육과정의 평가는 여러 가지 목적이 있다.

- 영국의 GMC, 미국의 LCME, 호주의 AMC와 같은 평가인증 기구에서 기대하는 최소한의 기준을 달성하기 위해 학부교육, 졸업후교육, 평생교육 수준에서 교육 프로그램에 대한 최소한의 기준을 설정하고 있다.
- 프로그램으로 계획된 것(계획된 교육과정)은 실제로 일어난다(시행된 교육과정). 종이에 적힌 것과 실제에서 일어난 것은 종종 괴리가 있다.
- 교육과정 개발을 위한 필수요소이다. 교육과정의 평가 없이 교육과정의 개발이란 있을 수 없다. 교육과정 평가는 단순히 교육적 시도의 성과 또는 실패의 측정이 아니라 교육에 대한 폭넓은 이해를 제공하는 보다 복잡한 과정이다. Parlett와 Hamilton(1975)은 이것을 '조명적 평가'라고 했다.
- 교육과정 변화의 평가. 추구하는 교육과정과 그것이 효과적으로 측정되어야 변화를 더 잘 이해할 수 있다. 가끔씩 교육과정 평가와 연구 사이의 차이점에 의문이 들기도 한다. Kelly(2004)에 의하면, 교육과정 평가는 교육과정

연구의 일부라고 했다. 연구의 맥락에서, 평가의 결과는 일반화된 관점에서 평가되어야만 한다. 교육과정 계획과 평가는 가설에 따라 검증되어야 한다.

- 다른 나라, 다른 의과대학의 교육 프로그램 또는 접근법과 입학 정책 사이의 비교. 이러한 정보는 의학교육 연구뿐만 아니라 학생 유동성의 맥락에서 유용하다.
- 잠재적 학생을 위한 정보의 제공. 교육과정 평가는 의과대학에서 교육 프로그램의 우수성뿐만 아니라 교육과정 특성에 대한 정보를 제공할 수 있는데, 이것은 학생들이 의과대학을 선택하는 데 정보가 되기도 한다. 영국의 고등교육기금협회에서 출간한 의과대학 교육 프로그램은 학생들의 입학 지원에서 학교 선택이 어떻게 변화하는지를 보여 주었다.

교육과정 평가 방법

교육과정을 평가하는 데 많은 평가틀이 있다. 여기에서는 '10가지 질문'과 Kirkpatrick의 평가의 4단계를 기술했다.

10가지 질문

11장에서 언급한 것처럼, 교육과정 계획에서 강조하는 10가지 질문은 교육과정 평가를 위한 틀로도 사용할 수 있다. 각 질문과 관련한 이슈에 해당하는 예시를 들어 보면 다음과 같다.

1. *의과대학 목적의 충족을 요구.* 의과대학의 미션 평가는 앞에서 논의되었다.
2. *학습 성과*
   - 의과대학에서 성과바탕교육(OBE)으로의 변화를 어떻게 해석하고 어떻게 이행하는가? 교수는 학습 성과의 중요성에 대해 서로 다르게 인식하고 있으며 이것은 교육 프로그램의 다양성에 영향을 미친다.
   - 의과대학에서 OBE의 이행을 평가하는 틀은 9장에서 다루었다.

3. *교육과정 내용*
   - 교육과정에서 다루는 내용은 무엇이며 이것이 학습 성과와 어떻게 관련되는가? 유전학과 같은 새로운 과목은 기존 과목과 어떻게 병행하여 다루어지는가?
   - 핵심교육과정을 구성하는 것은 무엇인가?
   - 정보 과부하의 위험이 있는데 이것을 어떻게 다루는가?
4. *연계와 조직*
   - 교육과정 내에서 내용의 연계와 조직을 위해 고려한 것은 무엇인가?
   - 프로그램에서 조기 임상 노출은 어느 정도까지인가?
5. *교육 전략*

   11장에서 언급한 SPICES 모델은 교육과정을 분석하는 유용한 도구이고, 다음의 교육 전략을 채택했다.
   - 학습자 중심/교수자 중심
   - 문제바탕/정보바탕
   - 통합된/과목 중심
   - 지역사회 중심/병원 지향적
   - 선택적/핵심과 동일한
   - 체계적/우연적

   각 차원은 연속선상에 있으며 대학은 양 극단의 어느 곳에 위치할 것이다.
6. *교수학습 방법과 기회 제공*
   - 교육과정에서 과정별 학습 성과와 관련된 계획 또는 청사진이 있고, 학습 기회를 제공하는가?
   - '실제 학습' 경험으로 이어지는 것은 어느 정도까지인가?
   - 테크놀러지 바탕 학습과 전통적 학습 접근 사이에 균형을 이루고 있는가?
   - 협동학습이나 동료학습을 어느 정도까지 권장하거나 개발하는가?
   - 학습에 국제적 차원을 어느 정도까지 포함시키는가?

7. *평가*

- 학습 성과에 따른 평가는 어느 정도까지 계획되어 있는가?
- 학생들의 역량을 평가하기 위해 지금 사용할 수 있는 도구는 어느 정도 있는가?
- 학생들의 교육과정 진행 과정을 측정하고 있는가?
- 학생과 교수에게 충분한 피드백이 제공되는가?

8. *교육 환경*

- 의과대학 교육 환경을 어떻게 특징지을 수 있으며, 기대한 학습 성과와 어떻게 연결시킬 수 있는가?
- 18장에 기술한 교육 환경 측정 도구를 사용해 보았는가?

9. *교육과정에 대한 의사소통*

- 의과대학 교육과정에 대한 정보를 얻기 위해 교수, 학생, 다른 이해당사자들과 어떻게 의사소통하는가?
- 교육과정 배치도(map)가 준비되어 있는가?

10. *관리*

- 관리 조직이 있어서 교육과정의 실행을 지원하는가?
- 교수의 역할이 정의되어 있고, 그들의 능력과 매칭하고 있는가?
- 의과대학 내에 수업(teaching)을 평가하고 보상하는 방법이 있는가?
- 교수 개발 프로그램을 운영하고 있고 교수는 의학교육의 최신 동향을 어떻게 업데이트하고 있는가?
- 어떤 질 보장 과정이 준비되어 있는가?

Kirkpatrick의 평가의 4단계

Kirkpatrick은 훈련의 효과성을 평가하는 4단계를 기술했다. 이 모델은 경영학에서 사용하려고 개발되었지만, 의학교육에서도 폭넓게 사용되고 있다.

모델에서 각 연속적 단계는 교육 프로그램의 효과성을 보다 정확하게 측정하게 해 주지만, 훨씬 더 엄격하고 시간 소모가 많은 분석을 요구한다. Kirkpatrick은 평가는 첫 단계에서 시작할 수 있고, 시간과 자원이 허락하는 정도에 따라 더 높은 단계로 이동할 수 있다고 제안했다(그림 33.1).

1단계: 의견/반응. 이 단계에서 평가는 교육 프로그램 참여자가 어떻게 반응하는지를 평가하는 것이다. 프로그램에 만족하는가? 그들이 프로그램을 좋아하는가, 아니면 싫어하는가? 그들의 요구를 충족하는가?

2단계: 유능감/학습. 이 단계에서는 학습자의 만족도를 넘어서서, 학습자의 지식, 술기, 태도가 어느 정도 차이가 있는지를 평가하는 것이다. 필기 또는 임상 수행 능력을 평가하여 교육 프로그래의 효과를 분석한다.

3단계: 수행/행동 변화. 학습자의 행동 변화는 이 단계에서 연구된다. 교육 프로그램의 연구 결과, 학생들은 매일 만나는 환자들과 훨씬 더 효율적으로 의사소통할 수 있게 되었는가? 학생들은 그들의 기초의학 지식을 그들이 만나는 환자의 병태생리를 이해하는 데 적용하는가?

4단계: 성과/결과. Kirkpatrick은 이 단계에서 경영 결과의 측면에서 훈련 프로그램의 성공을 측정한다. 훈련 프로그램 이후에 판매가 증가했는가? 의학교육에 적용하면, 의학교육 프로그램이 의학 실제에 영향을 미치는지를 평가한다. 예를 들면, 심음 청진과 심잡음의 판독이 환자의 검사 필요성을 감소시키는가? 고혈압 교육이 혈압 상승을 보이는 환자의 부작용 발생정도를 감소시키는가?

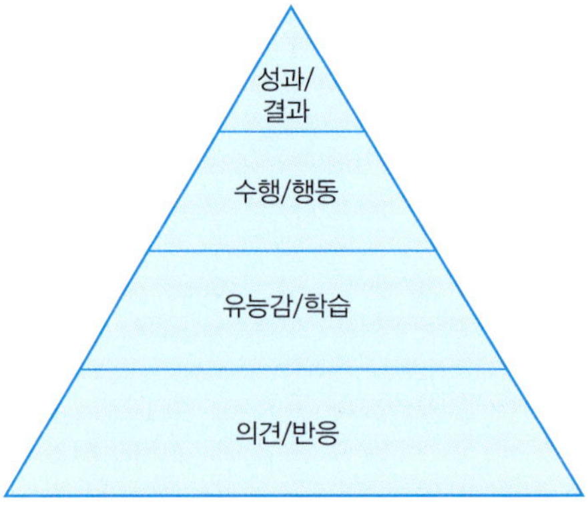

그림 33.1 Kirkpatrick의 4단계

교육과정 평가 착수하기

교육과정 평가를 착수할 때 다음을 참고한다.

- 평가의 목적을 분명히 하라. 이 장의 앞부분에서 여러 가지 목적을 언급했다.
- 적용하려는 접근법을 결정하라. 앞에서 '10가지 질문' 모델과 Kirkpatrick 4단계 접근법을 기술했다.
- 이해당사자를 참여시켜라. 여기에는 교육과정 위원회, 교수, 학생, 보건의료 전문가, 미래 고용인과 대중을 포함한다.
- 사용할 방법을 계획하라. 질적 분석과 양적 분석을 포함한다.
- 평가의 실행 책임을 할당하고 실행에 필요한 자료를 할당하라.
- 결과를 어떻게 의사소통하고 평가 결과를 어떻게 조치할 것인지를 계획하라.

생각해 보기

1. 당신의 학교 미션을 알고 있는가? 그것을 어떻게 성공적으로 달성할 것인가?
2. 교육과정 평가를 위해 기술된 목적 중 당신의 상황과 관련된 것은 어느 것인가?
3. 당신의 교육과정 평가는 어느 단계에 있으며, 평가에는 모든 이해당사자가 포함되어 있는가? 교육과정 결과를 효율적으로 사용하는가?

읽을거리

Boelen, C., Woollard, B., 2009. Social accountability and accreditation: a new frontier for educational institutions. Med. Educ. 43, 887–894.

Coles, C.R., Grant, J.G., 1985. Curriculum evaluation in medical and healthcare education. Med. Educ. 19, 405–422.

A description of what is meant by curriculum evaluation in medical education.

Harden, R.M., 1986. Ten questions to ask when planning a course or curriculum. Med. Educ. 20, 356–365.

A description of the ten questions to be asked when planning a curriculum.

추가 읽을거리

Berk, R.A., 2006. Thirteen Strategies to Measure College Teaching. A Consumer's Guide to Rating Scale Construction, Assessment, and Decision Making for Faculty, Administrators, and Clinicians. Stylus Publishing, Sterling, Virginia.
An amusingly written account of how to assess the effectiveness of teaching.

Kelly, A.V., 2004. The Curriculum: Theory and Practice. Fifth ed. SAGE Publications, London.
A useful account of the purpose, approaches and theory underpinning curriculum evaluation.

Kirkpatrick, D., Kirkpatrick, J., 2006. Evaluating Training Programs: The Four Levels, third ed. Berrett-Koehler, San Francisco.
A description of the Kirkpatrick four levels of evaluation.

Parlett, M., Hamilton, D., 1975. Evaluation as illumination. In: Tawney, D. (Ed.), Curriculum Evaluation Today: Trends and Implications. Schools Council Research Studies, Macmillan, London.
A classic description of illuminative education.

제 6 부

오늘날의 교수와 내일의 의사

자신의 교육 경험을 기억하는 모든 사람들은 교육 방법이나 기술이 아니라 교수를 기억한다. 교수는 교육 상황에서 중심 인물이다.

_Sidney Hook

개요

34장. 변화하는 교수의 역할

- 교수는 미래의 의사를 위한 교육에서 핵심 요인이다.
- 좋은 교수는 능력의 범위를 구체화한다.
- 교수는 의학교육의 변화에 적응해야 한다.
- 교수에게 요구되는 능력은 배울 수 있다.
- 이 책은 교수에게 필요한 기술을 개발하는 데 도움을 준다.

변화하는 교수의 역할

교수는 미래의 의사를 위한 교육에서 핵심 요인이다

이 책은 미래의 의사를 교육하는 데 중요한 역할을 하는 교수에 관한 것이다. 학생들의 학습 성과의 성취와 학생들이 되려고 하는 의사의 유형은 학생들의 학부 교육과 졸업후교육을 책임지며 역할 모델을 제공하는 교수에서 비롯된다. 서문과 1장에서 논의한 바와 같이, 교수는 의과대학의 가장 중요한 자산이다.

좋은 교수는 능력의 범위를 구체화한다

수업(티칭)은 복잡한 활동이고 2장에서 기술한 교수의 능력 범위를 요구한다. 이것은 가르치는 내용의 숙달뿐만 아니라 정보 제공자, 역할 모델, 학습 조력자, 교육과정 계획자, 평가자, 학습 자료 개발자로서 필요한 역량을 포함한다. 전문가로서, 교수는 교육 원칙을 이해하고 교수로서의 적절한 태도를 갖추고 열정이 있어야 한다. 교수는 자신의 분야에서 최신 동향을 업그레이드하고 자신의 역량을 강화할 수 있어야 한다. 이것은 다음의 공식으로 요약된다.

$$\text{우수한 교수(ET)} = (Ieq + Req + Feq + Aeq + Ceq + Leq) \times (S \times E \times D \times T) \times (P)$$

여기서 I는 정보 제공자, R은 역할 모델, F는 촉진자(조력자), A는 평가자, C는 교육과정 계획자, L은 학습 자료 개발자, e는 정도이고 q는 질이다. S는 과학적 원칙, E는 윤리와 태도, D는 의사결정, T는 팀워킹이고 P는 개인 개발이다.

수업은 기술이 필요하며, 단순한 허드렛일이 아니다; 수업은 즐거운 경험이고,

보상받을 수 있고 재미있는 경험이다. 좋은 교수는 수업에 대한 열정이 있어야 하고, 열정은 학생들을 동기유발하고 격려하는 데 도움을 준다.

교수는 의학교육의 변화에 적응해야 한다

중요한 변화는 의학 실제뿐만 아니라 미래의 의사를 어떻게 훈련시켜야 할지에도 일어난다. 이러한 변화는 표 34.1에 제시되어 있다. 의과대학 입학생에게 있어서의 변화, 교육적 사고와 학습 테크놀러지에 있어서의 변화, 그리고 대중의 기대에 있어서의 변화를 반영한다. 이러한 변화는 교수에게 정보 제공자에서 학습 촉진자로의 변화라는 새로운 요구를 강요한다. 교수는 학습 성과의 측면에서 기대하는 변화에 반응해야 한다. 교수는 새로운 테크놀러지를 교육에 적용하는 데 익숙해져야 한다.

표 34.1 의학교육에서의 변화

과거	현재와 미래
교수와 학습의 과정과 방법 강조	학습 성과와 결과 강조
학습은 기초의학과 임상의학 이론 숙달이 지배적	실제 생활 상황이나 문제와 관련된 이론을 가지고 실제적 학습을 하는것
과정을 배운 후에 임상 경험에 노출	조기 임상 노출
강의와 병원 중심의 임상 실습	이러닝, 모형, 침상 옆 교육과 지역사회 중심의 환경
교수가 교육에 대한 책임이 있다.	학생이 적극적으로 학습에 참여한다.
동일하거나 표준화된 교육 프로그램	개별 학생의 요구에 맞춘 개별화된 수업
교육과정 내용이 구분되고 과목 중심임	교육과정 내용이 통합됨
의학전문가에 의한 교육	여러 전문가가 팀으로 교육
경쟁적인 학습 환경	협력적인 학습 환경
사실의 숙달을 최우선에 두는 평가	술기와 태도를 보상하는 평가
실수와 오류를 거부하고, 정확한 것을 강조	실수와 오류로부터 학습
교수의 편견과 개인적 경험에 의한 교육적 결정	가장 최선의 가능한 근거에 의한 교육적 결정

교수에게 요구되는 능력은 배울 수 있다

의학전문가 또는 내용전문가에게는 학생에게 과목을 가르칠 때 요구되는 기술이 반드시 필요한 것이 아니다. 반면 좋은 교수에게는 다른 사람을 가르치는 기술과 열정이 필요하며, 요구되는 기술 중 일부는 배울 수 있다. 누구나 교수가 되기 위해 학습할 수 있다. 적절한 훈련으로, 좋은 교수는 우수한 교수가 될 수 있고 미숙한 교수는 좋은 교수가 될 수 있다.

이 책은 교수에게 필요한 기술을 개발하는 데 도움을 준다

교육 개발로 최신 동향을 업데이트하는 데 실패한 교수는 더 이상 학생 교육에서 의미 있는 역할을 할 수 없다.

이 책은 교수들에게 실제적 가이드를 제공함으로써 양질의 교육 프로그램을 제공하는 데 필요한 역량을 업데이트하도록 돕는다. 이 책에서는 교수에게 교육과정 계획, 교수와 학습 프로그램 실행, 학생 평가에 책임이 있다는 것을 소개하고 필요한 이론적 토대를 제공한다.

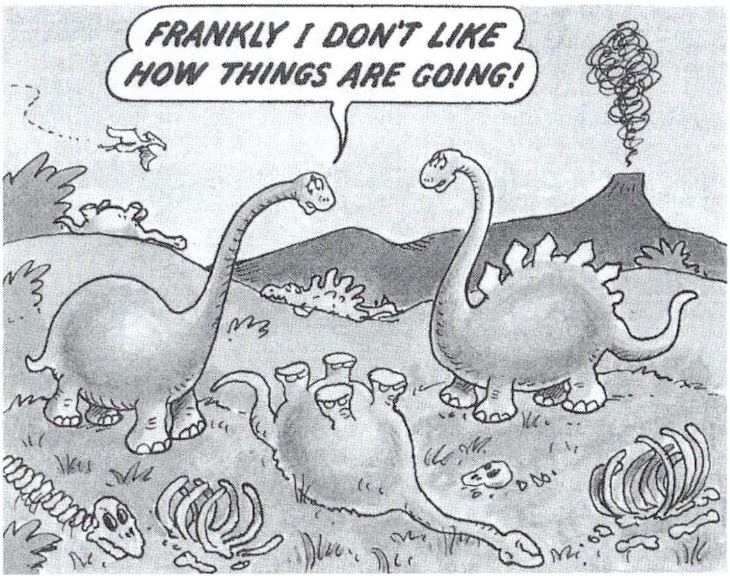

그림 34.1 의과대학 교수는 변화에 적응할 필요가 있다.

읽을거리

의학교육 관련 서적

Calman, K.C., 2006. Medical Education: Past, Present and Future. Elsevier, Edinburgh.

Carter, Y., Jackson, N. (Eds.), 2009. Medical Education and Training: From Theory to Delivery. Oxford University Press, Oxford.

Cooke, M., Irby, D.M., O'Brien, B.C., 2010. Educating Physicians: A Call for Reform of Medical School and Residency. Jossey-Bass, San Francisco.

Dent, J.A., Harden, R.M., (Eds.), 2009. A Practical Guide for Medical Teachers, third ed. Elsevier, Edinburgh.

Dornan, T., Mann, K., Scherpbier, A., Spencer, J. (Eds.), 2011. Medical Education Theory and Practice. Elsevier, Edinburgh.

McKimm, J., Swanwick, T., 2010. Clinical Teaching Made Easy. Quay Books Ltd, London.

Norman, G.R., Van der Vleuten, C.P.M., Newble, D.I. (Eds.), 2002. International Handbook of Research in Medical Education Part One and Two. Kluwer Academic Publishers, Dordrecht.

Shields, H.M., 2011. A Medical Teacher's Manual for Success: Five Simple Steps. The Johns Hopkins University Press, Baltimore.

Swanwick, T. (Ed.), 2010. Understanding Medical Education: Evidence, Theory and Practice. ASME/Wiley-Blackwell, Chichester.

일반 서적

Bransford, J.D., Brow, A.L., Cocking, R.R. (Eds.), 2000. How People Learn: Brain, Mind, Experience and School. National Academy Press, Washington DC.

Fink, L.D., 2003. Creating Significant Learning Experiences. Jossey-Bass, San Francisco.

Marzano, R. (Ed.), 2010. On Excellence in Teaching. Solution Tree Press, Bloomington, Indiana.

Pratt D D and Associates, 2005. Five Perspectives on Teaching in Adult and Higher Education. Kreiger Publishing Company, Malabar, Florida.

Sotto, E., 2007. When Teaching becomes Learning, second ed. Continuum International Publishing Group, London.

부록

1. AMEE 의대 교육자의 특성
2. 학습 가이드 구성요소
3. 직무바탕학습에서 교육과정의 틀로 제공되는 임상 표현
4. 학습 가이드의 한 페이지 '소아과학 학습: 수련의(senior house officers)를 위한 훈련 가이드'
5. OSCE 스테이션 사례
6. 삼원 모델에 근거한 유능한 의사를 위한 학습 성과
7. 교수의 12가지 역할 인식 평가지
8. 교수의 역량과 역할
9. 문제바탕 접근과 정보지향 접근 사이의 연속선상의 다양한 지점에 대한 요약
10. 학생 진보의 네 가지 차원
11. 학습 성과의 첫 두 섹션/치의학 직업교육을 위한 직무숙달표
12. 던디 의학교육 환경척도(DREEM)
13. 강의평가서 양식

부록 1

AMEE 의대 교육자의 특성

(오스트리아 교육과정 연구 협회가 발표한 교수의 특성을 수정한 것임)

1. 의대 교수는 학부와 졸업후교육 그리고 평생교육으로 이어지는 의학교육의 힘이 의학의 실제와 전 세계 의료에 영향을 미친다는 것을 믿는다.
2. 교수로서 우리는 학생과 수련의에게 의료전문가로서 살아가기 위해 만족하고, 성취감을 느끼고 성과를 이룰 수 있는 최상의 교육을 제공할 임무가 있다.
3. 의대 교수는 모든 학생들에 대해 높은 기준을 설정하고 개별 학생의 요구에 반응해야 한다. 우리는 학생들이 의사가 되기 위해 스스로 부족한 목표를 설정하고 의료팀의 구성원으로 일하는 데 필요한 모든 것에 직면하도록 해야 한다.
4. 우리는 교수와 학습에 있어 전문가여야 하고 학생들이 자신이 기대했던 학습 성과에 도달하도록 도와야 한다.
5. 우리는 격려할 수 있고 지지적인 학습 환경을 제공해야 한다. 우리는 학생과 수련의가 환영하는 의과대학과 졸업후교육 환경을 만드는 것을 도와야 하고 적절한 태도와 전문직업성을 포함한 학습 성과에 도달하도록 도와야 한다.
6. 우리는 학생들이 학습의 즐거움을 발견하도록 격려하고, 학생들을 지식, 술기, 아이디어와 창의성의 세계로 이끌어야 한다. 우리의 포부는 평생학습자가 되게 하는 것이다.
7. 교수로서 우리의 교수법은 현재 가장 최신의 교수법과 새롭게 개발되는 최신 교수법 사이에 균형을 이루는 것이 필수적이다. 이렇게 하기 위해서는 우리는 동료나 다른 전문가들과 협력해야 한다.
8. 우리는 우리의 판단과 실제의 좋은 사례를 통한 근거에 기초하여 교수법을 결정하고 실행한다.
9. 우리는 의학교육에 대한 전문성과 학술적 관점을 향상시킬 책임이 있다.
10. 의학교육 전문가는 자체적으로 부족한 기준을 보완, 설정한다. 우리는 대중, 정부, 의료전문가와 학습자를 포함한 모든 이해관계자의 신뢰를 얻을 수 있는 판단과 진실성이 무엇인지를 생각하며 행동한다.

부록 2

학습 가이드 구성요소

(Harden, Laidlaw & Heswketh, 1999, AMEE Guide No. 16 Study Guides: Their use and preparation의 허가하에 게재)

	필수	선택 가능	생략
A 학습 관리			
1. 주제 또는 과정의 개요	☐	☐	☐
2. 학습 성과	☐	☐	☐
3. 선수학습(prerequisites)	☐	☐	☐
4. 시간표	☐	☐	☐
5. 학습 전략	☐	☐	☐
6. 학습 기회	☐	☐	☐
7. 평가	☐	☐	☐
8. 교수 면담(staff contacts)	☐	☐	☐
9. 전문가의 개인 소견	☐	☐	☐
B 활동			
1. 강의나 자료원 사용(interaction with lectures and resource material)	☐	☐	☐
2. 임상 실제에 이론 적용	☐	☐	☐
3. 자기-평가 연습	☐	☐	☐
4. 성취 기록 또는 포트폴리오	☐	☐	☐
5. 개인적 정보 뱅크	☐	☐	☐
6. 가이드에 대한 학생 의견	☐	☐	☐
C 정보			
a) 이미 제작된 자료			
1. 교재와 저널 참고자료	☐	☐	☐
2. 교재와 저널 인용문	☐	☐	☐
3. 교재와 저널의 긴 발췌문	☐	☐	☐
4. 교재 또는 기사의 전문	☐	☐	☐
b) 새로운 정보			
1. 주제에 대한 짧은 의견	☐	☐	☐
2. 짧은 메모	☐	☐	☐
3. 주요한 핵심 정보	☐	☐	☐
4. 주제의 더 확장된 설명	☐	☐	☐
5. 용어사전, 정의, 또는 사용된 용어 목록	☐	☐	☐

부록 3

직무바탕학습에서 교육과정의 틀로 제공되는 임상 표현

(Harden et al, 2000, Medical Education 34: 391–397의 허가하에 게재)

1. 통증 Pain

걸을 때 다리 통증 Pain in the leg on walking

급성 복통 Acute abdominal pain

허리통증과 배뇨 곤란 Loin pain and dysuria

관절통증 Joint pain

등과 목 통증 Back and neck pain

소화불량 Indigestion

두통 Headache

암성 통증 Cancer pain

이통 Earache

2. 출혈과 멍 Bleeding and bruising

쉽게 멍듦 Bruising easily

창백함 Pallor

객혈 Haemoptysis

토혈 Vomiting blood

직장출혈 Rectal bleeding

혈뇨 Blood in urine

빈혈 Anaemia

수술 후 출혈 Post-operative bleeding

3. **열과 감염 Fever and infection**

흉부 감염 Chest infection

발진과 열 Rash and fever

요도 분비물 Urethral discharge

원인불명열 Pyrexia of unknown origin

면역 Immunisation

발한 Sweating

저체온증 Hypothermia

패혈증 Sepsis

4. **의식장애 Altered conciousness**

부동상태 Immobility

낙상 Falls

허탈 Collapse

혼동 Confusion

어지러움 Dizziness

간질 Fits

5. **마비와 운동성 저하 Paralysis and impaired mobility**

한쪽 힘 소실 Loss of power on one side

떨림 Tremor

말초신경병증 Peripheral neuropathy

근육저하 Muscle weakness

부동상태 Immobility

넘어짐 falling over

6. **덩이, 부딪힘, 종창 lumps, bumps and swelling**

목 덩이 Lump in the neck

서혜부 덩이 Lump in groin

유방 덩이 Lump in breast

음낭 부종 Swollen scrotum

관절 종창 Joint swelling

발목 부종 Swollen ankles

피부 덩이 Skin lump

7. 영양과 체중 Nutrition/Weight

목마름과 체중감소 Thirsty and losing weight

연하 곤란 Difficulty swallowing

체중감소 Weight loss

심각한 과체중 Seriously overweight

8. 신체기능 이상 Change in body function

천명 Wheezing

흉수 Pleural effusion

숨가쁨 Shortness of breath

기침 Cough

배변 변화 Change in bowel habit

소변 배출이 안 되는 Cannot pass urine

요실금 Incontinence

혈압 상승 Raised blood pressure

두근거림 Palpitations

9. 피부 문제 Skin problem

피부 발진 skin rash

가려움 Itching

건선 Psoriasis

붓고/ 피나는 More growing bigger/bleeding

물집 Blistering

광선민감도 Photosensitivity

욕창 Bedsore

황달 Jaundice

화상 Burn

상처 Wound

10. 생명을 위협하는/사고와 위급상황 Life threatening/Accident and Emergency

쇼크 Shock

사고 당함 Involvement in accident

골절 Fracture

11. 눈 Eyes

시력 상실 Loss of vision

고통스러운 충혈 Painful red eyes

어린이 사시 Squinting in child

어린이 이물 Foreign body in child

12. 귀, 코, 목 Ear, nose and throat

이명 Ringing in ear

귀가 먼 Going deaf

이통 Earache

목통증 Sore throat

쉰 목소리 Hoarseness

콧물 Stuff nose

13. 행동 Behaviour

화 Anger

불안 Anxiety

공포 Phobias

약물 중독 Drug addiction

자살 Suicide

수면 문제 Sleep problem

사별 Bereaverment

알콜 의존 Alchohol dependence

조현병(정신분열증) Schizophrenia

피로 Tiredness

우울 Depression

사춘기 Adolescence

14. 생식 문제 Reproductive problem

월경 전 증후군 Pre-menstrual syndrome

불임 Infertility

정상 임신 Normal pregnancy

월경 문제 Menstrual problems

피임 Contraception

불임수술 Sterilisation

도말표본 결과 Smear results

고통스러운 성교 Painful intercourse

15. 아동 The child

아동 학대 Child abuse

다운 증후군 Down's syndrome

미숙아 Prematurity

급식 부족 Poor feeding

성장 장애 Failure to thrive

호흡부전증후군 Respiratory distress syndrome

발달 지체 Developmental delay

유아급사 증후군/위기일발 Sudden infant death syndrome/near miss

16. 우선상황, 의사결정과 평가 priority setting, decision making and audit

죽어가는 환자 Dying patient

집단 선별검사 Population screening

대기자 명단 Waiting lists

부상자 분류 Triage

급성 대 만성 Acute vs chronic

부록 4

학습 가이드의 한 페이지 '소아과학 학습: 수련의(senior house officers)를 위한 훈련 가이드'

(Harden, Laidlaw & Hesketh 1999 AMEE Guide No. 16 Study Guides: Their use and preparation의 허가하에 게재)

치료

경구 섭취의 엄격한 스케줄 관리는 도움이 되지 않는다.
유동물(oral fluids)이나 식이를 증가 또는 다시 하고자 할 때는 간호사나 의사와 논의하라

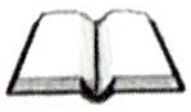

*Black's Paediatric Emergencies*에는 유용한 부분이 있다
- 부록 3, p 766-769(물과 전해액 필요사항)
- 부록 5, p 773-755(유동물 유지에 필요한 조언)

설사시 가정용 경구 수분 보충 개요
Almroth & Lathham, Mar 1995; 345(8951) 709-711.

A Meyes, 어린이의 심한 설사와 탈수의 현대적 관리법. Am Fam Phs, Apr 1995: 57(5): 1103-1118, 또한 주요한 아이디어를 제공함

팀워크

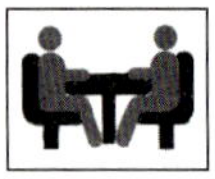

지역 보건 부서(Public Health Department)에 있는 동료들에게 말하라.
감염 관리 정책과 질병 고지에 대해 논의하라.

경험 있는 간호사가 탈수증 완화의 최고의 방법을 결정하는 데 도움을 줄 수 있다.
몇 시간 후에 원인을 재평가하고 자신의 결정을 검토하는 것을 잊지 마라.

전문성 발달

교차오염을 방지하는 방법을 알고 있는가?
각 사례마다 혼자 손을 씻거나 장갑, 마스크, 가운 등을 추가하는 것이 필요할지를 고려해 보라.

왜 어린이가 간호의 벽(barrier)에 있는지 생각해 보라. 환자 또는 의사/다른 환자/ 환경으로부터 보호되는가?

참고로 지역 감염 관리 정책을 살펴보라.

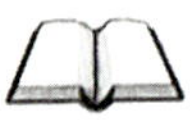

Clinical Practice(p602-607)의 미생물학에는 격리 절차의 제시와 함께 격리의 서로 다른 기준에 대한 짧은 섹션이 포함되어 있다.

부록 5

OSCE 스테이이션 사례

- 문제를 보이는 환자로부터 병력 수집하기, 예) 복통
- 진단을 설명하기 위한 병력 수집하기, 예) 갑상선 기능 저하증
- 관리를 위한 환자 교육하기, 예) 흡입기와 천식
- 환자와 그의 부인에게 조언하기, 예) 심근경색으로 퇴원하는 경우
- 보건의료팀의 다른 팀원과 의사소통하기, 예) 간호사에게 말기 환자에 대한 브리핑
- 친척과 의사소통하기, 예) 부인에게 남편이 기관지암이라는 사실 전하기
- 기관 혹은 몸의 한 부분 신체 검사, 예) 손 검사
- 찾아낸 문제의 확인을 위한 신체 검사, 예) 울혈성 심부전
- 진단을 확증하거나 논박하기 위한 신체 검사, 예) 갑상선 중독증
- 진단 절차, 예) 검안경검사
- 문자로 하는 의사소통, 예) 의뢰서 또는 이행 문서
- 결과의 해석과 추수 활동, 예) 차트, 실험실 리포트, 환자 기록이 기술된 결과물
- 관리, 예) 처방전에 처방과 소견 쓰기
- 비판적 검토, 예) 게재된 논문 또는 제약회사 광고의 검토
- 에러 관리, 예) 자신의 몸무게가 정확하게 기록되지 않았다고 불평하는 환자로부터 받은 항의서에 대한 후속 조치를 하기 위해 선배 병원 행정가를 만나고 해야 할 행동을 개시하라.

부록 6

삼원 모델에 근거한 유능한 의사를 위한 학습 성과

(Harden et al, 1999, AMEE Guide No. 14: Outcome based education Part 5 허가하에 게재)

A 의사가 할 수 있는 것—'해야 할 일을 하는가'						
기술적 지능						
임상 술기	실행 절차	환자 조사	환자 관리	건강 증진과 질병 예방	의사소통	적절한 정보 다루는 기술
병력 신체 검사 결과 해석 활동 계획 세우기	심장병학 피부과학 내분비학 소화기병학 근골격 신경계 안과학 이비인후과 의학	일반 원칙 의료 영상 생화학 의학 혈액학 면역학	일반 원칙 약 수술 심리적 물리치료 방사선치료 사회적 영양 응급의학 급성환자 치료	건강을 위협하고 개인을 위험에 빠뜨리는 원인 인식 적절한 기본 예방법 이행 건강 증진과 질병 예방에 대해 다른 보건 전문가들과 협력	환자와 가족과 동료들과 기관과 미디어나 언론과 교육 관리 환자 변호 약물치료와 협상 전화로 글로	환자 기록 접근 가능한 데이터 자료 컴퓨터 사용 전문가 가이드라인의 실행 개인적 기록(로그 북, 포트폴리오)

B 의사가 자신의 일에 어떻게 접근하는가 – '그 일을 바르게 하는가'		
지적 지능	*정서적 지능*	*분석적, 창의적 지능*
사회, 기초, 임상과학의 이해와 근본 원칙	적절한 태도, 윤리적 이해와 법적 책임감	적절한 의사결정 기술, 임상적 추론과 판단
정상 구조와 기능	태도	임상적 추론
정상 행동	윤리적 원칙에 대한 이해	근거바탕의학
생애주기	윤리적 기준	비판적 사고
병리생리학	법적 책임감	연구 방법
질병의 심리사회적 모델	인권 문제	통계적 이해
약리학과 임상 약학	동료에 대한 존경심	창의성/지략
공중 보건학	다문화 사회에서의 의학	불확실성 처리
역학	심리사회적 문제에 대한 인식	우선순위 매기기
예방 의학과 건강 예방	의학의 발전에 기여하기 위한 책임감 수용	
교육		
보건 경제학	전문 기관과 보건 서비스 기관에 대한 적절한 태도	

C 전문가로서 의사 – '그 일을 할 적당한 사람인가'	
개인적 지능	
보건 서비스 내에서 의사의 역할	개인적 발달
보건의료 시스템의 이해	자기-학습자
임상적 책임감과 의사의 역할 이해	자기 인식
행동 강령과 필요한 개인적 태도의 수용	자신의 역량 조사
연구자로서의 의사 인정	정서적 인식
멘토 또는 가르치는 사람으로서의 의사 인정	자신감
질 관리를 포함하는 관리자로서의 의사 인정	자기 조절
다양한 전문가 팀의 멤버로서의 의사와 다른 보건 전문가들의 역할 인정	자기 관리
	변화에 적응
	개인적 시간 관리
	동기
	성취 동기
	헌신
	적극성
	진로 선택

부록 7

교수의 12가지 역할 인식 평가지

(Harden & Crosby 2000, AMEE Guide No. 20 The good teacher is more than a lecturer: the 12 rolesof the teacher)

교수의 역할	의대 교육에서 중요한 정도					현재 개인의 역할					미래 선호하는 역할				
	전혀 아니다 1	아니다 2	보통 3	그렇다 4	매우 그렇다 5	전혀 아니다 1	아니다 2	보통 3	그렇다 4	매우 그렇다 5	전혀 아니다 1	아니다 2	보통 3	그렇다 4	매우 그렇다 5
정보 제공자															
1. 강의자 2. 임상 실습 교수															
역할 모델															
3. 직업 관련 역할 모델 4. 교수법 역할 모델															
촉진자															
5. 멘토, 조언자, 학생 또는 학생 그룹의 튜터 6. 학습 촉진자(예를 들면, 문제바탕학습이나 실험실, 실습 또는 임상 실습 상황에서 학습자의 학습을 지원)															
평가자															
7. 학생의 공식적인 평가계획을 세우거나 실행 8. 교육과정 평가자-교육 프로그램과 교수를 평가															
계획자															
9. 교육과정 계획, 교육과정위원회를 통해 교육과정 계획 전반에 참여 10. 과정 책임교수, 예를 들면, 통합교육의 과정 책임자															
자료 개발자															
11. 과정에서 학생들의 학습을 지원하는 가이드를 개발 12. 강의나 다른 과정에서 연계하여 사용할 수 있는 컴퓨터 프로그램이나 비디오테이프 형태의 학습 자료 개발															

부록 8

교수의 역량과 역할

교수 역할	테크니컬한 역량			과학적 원리			윤리의식과 태도			의사결정			전문직업성		
	?	+	+++	?	+	+++	?	+	+++	?	+	+++	?	+	+++
정보 제공자															
역할 모델															
촉진자															
평가자															
교육과정 계획자															
자료 개발자															

부록 9

문제바탕 접근과 정보지향 접근 사이의 연속선상의 다양한 지점에 대한 요약

'Rul'은 학습해야 할 규칙이나 원칙이다. 'Eg'는 학생들이 설명해야 할 문제 또는 임상적 사례이다(Harden & Davis, Medical Teacher, 1998, 20: 317–322의 허가하에 게재).

	용어	설명	예
1. Rul (Th)	이론적 학습	그 이론에 대한 정보가 제공됨	전통적 강의. 표준 교과서
2. Rul PT	문제-지향 학습 (Problem-oriented learning)	실제적 정보가 제공됨	실제적 정보로 강의 프로토콜 또는 가이드라인
3. Rul → Eg	문제-보조 학습 (Problem-assisted learning)	정보를 실제적 사례에 적용할 기회를 제공함	실제적 혹은 임상적 경험에 의한 강의. 문제 또는 경험이 포함된 책
4. Eg	문제-해결 학습 (Problem-solving leaning)	구체적 사례에 대한 문제-해결	실습 수업에서 사례 토론과 어떤 활동
5. Rul → Eg → Rul	문제-중점 학습 (Problem-focused learning)	한 문제에 대한 정보가 제공됨. 그 주제에 대한 이론은 뒤에 배움	도입부 또는 기초 과정이나 강의. 학습 가이드의 정보
6. Rul → Eg Eg → Rul	문제-바탕 혼합 접근 (Problem-based mixed approach)	문제-바탕과 정보-바탕 학습의 혼합	학생들이 정보 지향과 문제-바탕 접근을 선택
7. Eg → Rul	문제로 시작되는 학습(Problem-initiated learning)	학습 초기에 문제가 촉발제로 사용됨	하나의 주제에서 환자 관리 문제가 학생들의 관심을 끌기 위해 사용됨
8. Eg → Rul (Sp)	문제-중심적 학습 (Problem-centered learning)	문제를 공부하는 것이 학생들이 그 문제와 관련된 이론과 규칙을 배우게 함	교재는 일련의 문제들을 제공하고 있으며, 그 뒤에 그 문제를 다루는 데 필요한 정보가 수반됨

	용어	설명	예
9. Eg → Rul (Sp)	문제-중심적 발견 학습(Problem-centered discovery learning)	문제에 대한 발표 뒤에 학생들은 이론과 규칙을 끌어낼 기회가 있음	학생들은 문헌이나 수행된 연구에서 이론을 도출함
10. Eg → Rul (G)	문제-바탕 학습 (Problem-based learning)	학습의 일반화 단계를 포함하는 이론의 성장	병리를 가진 환자를 조사하는 것이 일반적인 갑상선 기능 검사를 이해하는 것으로 확장됨
11. Eg (T) → Rul	직무-바탕 학습 (Task-based learning)	문제가 실제 상황임	보건 의료 전문가에 의해 수행되는 일련의 직무가 학생들에게 제공되는 '문제'의 기본이 됨

부록 10

학생 진보의 네 가지 차원

(Harden, 2007, Medical Teacher 29: 678-682의 허가하에 게재)

증대된 영역	
깊이의 증대 A → A + B + C	*난이도의 증대* A → A
• 더 많거나 새로운 주제로 확장 • 다른 실제 상황으로 확장 • 기존 지식 또는 술기를 새로운 지식 혹은 술기에 적용	• 더 깊이 있거나 진보된 고려 • 더 복잡한 상황에 적용 - 하나의 차원의 전진적 상황에서 다양한 문제 혹은 시스템을 포함하는 것으로 이동 - 다른 요인들(예, 사회적, 경제적, 의료적)을 포함하는 다원적인 문제로 이동 - 복잡성(예, 치료와 관련된) • 덜 명확하고 더 미묘한 상황들 - 단서가 거의 없음 - 명확하지 않은 단서 - 이례적 단서

증대된 유용성	증대된 숙련도
적용(의료적 상황) A → A	*성취의 증대* A → A
• 일반적 상황에서 특수한 의료 상황으로 이동 • 이론에서 진료 상황으로 이동 • 통합적 의사의 역할로 이동 - 진료의 전인적 접근과 의사에게 기대되는 능력들을 모두 가지는 것을 포함하는 통합적 레퍼토리 - 치료와 예방과 같은 경쟁적 요구를 다루고 조화시킴	• 더 효율적인 수행 - 더 나은 조직 - 더 많은 자신감 - 수행에 시간이 덜 걸림 - 더 잘 이해하는 - 불필요하거나 장황한 행동이 감소함 - 높은 기준 - 적은 에러 • 감독이 덜 필요함 • 솔선해서 하며 사건이 예측됨 • 행동을 더 잘 변호하고 정당화함 • 진료의 일부로 일상적으로 적응함

부록 11

학습 성과의 첫 두 섹션/치의학 직업교육을 위한 직무숙달표

(Mitchell, Harden & Laidlaw, 1999, Medical Teacher 20: 91–98에서 게재)

	훈련생이 수행할 과제들*					
	충치와 보철 (caries and restorations)	치주 환자 (periodontal patient)	극심한 치통 (acute dental pain)	치내요법 문제 (endodontic problem)	부분적/ 전체 틀니 (partial/ complete denture)	가벼운 수술 절차 (minor surgical procedure)
일반적						
비판적으로 자신의 업무를 살펴보고 평가함	+	+	+	+	+	+
최신의 상태로 스스로 교육을 계속함	+	+	+	+	+	+
무엇을 하고 있는지뿐만 아니라 왜 그렇게 됐는지도 이해함	+	+	+	+	+	+
환자와의 의사소통						
병력 청취	+	+	+	+	+	+
임상적 상황 설명	+	+	+	+	+	+
추천하는 치료 계획과 대안 설명	+	+	+	+	+	+
비용 설명과 지불 동의 승낙	+	+	±	+	+	+
환자의 문제에 대한 예방적 관점 설명	+	+	±	–	–	–
치료와 관련되어 인식된 합병증 설명	+	+	+	+	+	+
기기의 불편함 또는 실패 설명	–	–	–	–	+	–
필요한 기기 설명	–	–	–	–	+	–

*적용 +; 적용할 수 있음 ±; 적용하지 않음 –.

부록 12

던디 의학교육 환경척도(DREEM)

(McALEER & Roff, 2001, AMEE Guide No.23 Curriculum, Climate, Quality and Change in Medical Education: A Unifying Perspective. Part 3 Appendix Ⅰ)

DUNDEE READY EDUCATION ENVIRONMENT MEASURE(DREEM)

연령 [ ] 학년 [ ] 성별(남학생, 여학생)

의과대학명 [ ]

문 항	매우 그렇다	그렇다	보통	아니다	전혀 아니다
1. 나는 수업에 참여하도록 격려 받고 있다.	4	3	2	1	0
2. 교수님들은 풍부한 지식을 갖고 있다.	4	3	2	1	0
3. 스트레스 받는 학생을 위한 지원 체계가 잘 갖춰져 있다.	4	3	2	1	0
4. 나는 너무 힘들어서 수업을 즐길 수가 없다.	4	3	2	1	0
5. 과거에 내가 공부할 때 사용했던 학습 전략(방법)이 지금 의대 공부를 하는 데도 효과적이다.	4	3	2	1	0
6. 교수님들은 환자를 관대하게 대하시는 편이다.	4	3	2	1	0
7. 수업은 학습에 대한 흥미를 불러일으켜주는 편이다.	4	3	2	1	0
8. 교수님들은 학생을 무시하는 편이다.	4	3	2	1	0
9. 교수님들은 권위적인 편이다.	4	3	2	1	0
10. 나는 올해 진급할 수 있으리라고 확신한다.	4	3	2	1	0
11. 병동 실습을 할 때 분위기가 편안하다.	4	3	2	1	0
12. 우리 학교의 학년별 학기별 시간표(학사일정과 교육과정)는 잘 짜여 있다.	4	3	2	1	0
13. 수업은 학생중심적이다.	4	3	2	1	0
14. 나는 이번 학기가 별로 지루하지 않다.	4	3	2	1	0
15. 나는 학교에 친한 친구들이 있다.	4	3	2	1	0
16. 수업은 나의 역량을 개발시키는 데 도움이 된다.	4	3	2	1	0
17. 우리 학교에서는 시험 때 커닝이 문제가 된다.	4	3	2	1	0
18. 교수님들은 환자와 의사소통을 잘 하는 편이다.	4	3	2	1	0
19. 나의 의대/의전원에서의 생활(동료 관계)은 원만하다.	4	3	2	1	0
20. 수업의 초점이 명확하다.	4	3	2	1	0
21. 나는 의사로서의 전문성을 갖추기 위해 잘 준비되고 있다고 생각한다.	4	3	2	1	0
22. 수업은 나의 자신감을 증진시키는 데 도움이 된다.	4	3	2	1	0
23. 수업시간의 분위기는 편안하다.	4	3	2	1	0
24. 수업시간은 유용하게 잘 짜여져(구성되어) 있다.	4	3	2	1	0
25. 수업은 사실 자체의 단순암기학습(단순 지식 전달)을 지나치게 강조한다.	4	3	2	1	0
26. 지난 해 공부한 내용이 올해 공부를 하는 데 유용했다.	4	3	2	1	0
27. 나는 내가 필요로 하는 모든 것을 기억할 수 있다.	4	3	2	1	0
28. 나는 좀처럼 외로움을 느끼지 않는다.	4	3	2	1	0
29. 교수님은 학생들에게 피드백을 잘 해 주신다.	4	3	2	1	0
30. 의대/의전원 생활 중에 대인관계 기술을 향상시킬 기회가 있다.	4	3	2	1	0
31. 나는 의사로서의 전문성에 있어 공감할 수 있는 많은 것을 배우고 있다.	4	3	2	1	0
32. 교수님들은 건설적인 조언을 해 주시는 편이다.	4	3	2	1	0
33. 나는 교실 내에서 허물없이 편안함을 느낀다.	4	3	2	1	0
34. 세미나나 소그룹수업의 분위기는 편안하다.	4	3	2	1	0
35. 나는 의대/의전원에서 실망스러운 경험을 하곤 한다	4	3	2	1	0
36. 의대/의전원 분위기가 내가 잘 집중할 수 있는 분위기이다.	4	3	2	1	0
37. 교수님은 분명한 예시를 보여 주신다.	4	3	2	1	0
38. 나는 수업의 학습목표를 명확하게 이해하고 있다.	4	3	2	1	0
39. 교수님들은 수업 중에 화를 내기도한다.	4	3	2	1	0
40. 교수님은 수업준비를 잘 하시고 수업에 들어오신다.	4	3	2	1	0
41. 의대/의전원에서 나의 문제 해결 능력은 향상되고 있다	4	3	2	1	0
42. 나는 학업에 대해 스트레스를 받기보다는 즐기는 편이다.	4	3	2	1	0
43. 학교/교실의 분위기는 내가 학습하고자 하는 동기를 불러일으켜 준다.	4	3	2	1	0
44 수업은 내가 능동적인 학습자가 되도록 북돋아준다.	4	3	2	1	0
45. 내가 학습해 온 많은 내용들은 앞으로 의사직을 수행하는 것과 관련이 있는 것 같다.	4	3	2	1	0
46. 나의 학교 편의시설(기숙사 등)은 쾌적하고 좋다.	4	3	2	1	0
47. 장기기억의 학습이 단기기억의 학습보다 강조된다.	4	3	2	1	0
48. 수업이 너무 교수중심적이다.	4	3	2	1	0
49. 내가 원한다면 언제든지 질문을 할 수 있는 분위기다.	4	3	2	1	0
50. 학생들은 교수님들을 힘들게 하는 편이다.	4	3	2	1	0

부록 13

강의평가서 양식

교수명: ______________________

날짜: __________

	매우 그렇다	그렇다	보통	아니다	전혀 아니다
1. 강의내용이 과정학습 성과를 전달하고 있다	☐	☐	☐	☐	☐
2. 분명하고 적절한 속도로 강의했다	☐	☐	☐	☐	☐
3. 시각매체를 효율적으로 사용했다	☐	☐	☐	☐	☐
4. 강의가 흥미를 불러일으켰다	☐	☐	☐	☐	☐
5. 강의에서 학생들의 참여를 유도했다	☐	☐	☐	☐	☐
6. 질문할 기회를 제공했다	☐	☐	☐	☐	☐
7. 강의자료가 유용했다	☐	☐	☐	☐	☐
8. 가치 있는 학습 경험을 했다	☐	☐	☐	☐	☐
9. 강의 수준이 적절했다	☐	☐	☐	☐	☐
10. 전체 강의시간을 적절히 배분하여 강의했다	☐	☐	☐	☐	☐
11. 강의 준비가 잘 되었다	☐	☐	☐	☐	☐

12. 강의에서 좋았던 점

13. 강의에서 개선되길 바라는 점

14. 기타 건의사항

찾아보기

역자 소개

박귀화
중앙대학교 교육학 박사
현 가천대학교 의과대학 의학교육학과 교수
관심분야: 의학교육, 교육심리, 교수개발, 학습, 진로

박이병
고려대학교 의학박사
현 가천대학교 의과대학 기획부원장 및 내분비내과 교수
관심분야: 의학교육평가, 교수법

유효현
홍익대학교 교육학 박사
현 전북대학교 의과대학 의학교육학교실 교수
관심분야: 의학교육, 교수개발, 교육과정 및 평가

윤소정
부산대학교 교육학 박사
현 부산대학교 의과대학 의학교육학교실 교수
관심분야: 의학교육, 교육심리, 교수개발, 학습컨설팅

이상엽
부산대학교 의학 박사
현 부산대학교 의과대학 의학교육학교실 및
양산부산대학교 병원 가정의학과 교수
관심분야: 인간, 질병, 배움과 가르침

의학, 가르침과 배움의 기술

발행일 2017년 2월 1일 초판 발행
저자 Ronald M. Harden, Jennifer M. Laidlaw | **역자** 박귀화, 박이병, 유효현, 윤소정, 이상엽
발행인 홍진기 | **발행처** 아카데미프레스 | **주소** 413-756 경기도 파주시 문발동 출판정보산업단지 507-9
전화 031-947-7389 | **팩스** 031-947-7698 | **이메일** info@academypress.co.kr
웹사이트 www.academypress.co.kr | **출판등록** 2003. 6. 18 제406-2011-000131호
ISBN 978-89-97544-83-7 93510

값 18,000원